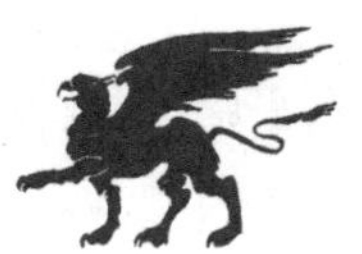

AF523504

Leben Lernen

Die Reihe »Leben Lernen« stellt auf wissenschaftlicher Grundlage Ansätze und Erfahrungen moderner Psychotherapien und Beratungsformen vor; sie wendet sich an die Fachleute aus den helfenden Berufen, an psychologisch Interessierte und an alle nach Lösung ihrer Probleme Suchenden.

Alle Bücher aus der Reihe ›Leben Lernen‹ finden Sie unter: www.klett-cotta.de/lebenlernen

Sigmund Freud konzipierte das »Ich« noch als geschlossene Gestalt, als monolithische Einheit. Doch die intensive Beschäftigung mit den psychischen Folgen einer Traumatisierung brachte *zahlreiche* Ansätze hervor, welche diesen zentralen Gegenstand der Psychotherapie völlig neu verstanden: Wir alle verfügen über Ego-States, Anteile, Seiten, Parts und können mit dieser Vielheit gut umgehen. Doch nach einer Traumatisierung kann es zur Abspaltung von Teilen kommen, ein Part weiß dann oft vom anderen nichts. Aus den diversen Ideen, wie dieses multiple Ich zu verstehen und – im Falle eines Traumas – zu behandeln ist, gingen die zahlreichen Konzepte der Teiletherapien hervor, die der Autor hier sichtet, vergleicht und hinsichtlich eines möglichen gemeinsamen Grundkonzeptes zur Behandlung von Trauma-bezogenen Störungen befragt.

Jochen Peichl

Ego-States, Seiten, Parts & Co

Modelle der Teiletherapien

Mit einem E-Mail-Dialog mit Susanne Leutner

Klett-Cotta

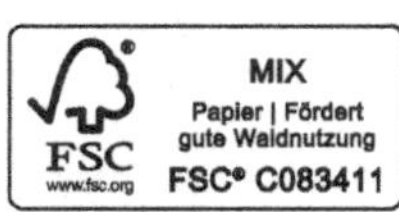

Klett-Cotta www.klett-cotta.de

Cover: Jutta Herden, Stuttgart
unter Verwendung einer Abbildung von sutlafk/Adobe Stock
Gesetzt von Eberl & Koesel Studio, Kempten
Gedruckt und gebunden von CPI – Clausen & Bosse, Leck
ISBN 978-3-608-89311-3
E-Book ISBN 978-3-608-11998-5
PDF-E-Book ISBN 978-3-608-20606-7

Bibliografische Information der Deutschen Nationalbibliothek
Die Deutsche Nationalbibliothek verzeichnet diese Publikation in der
Deutschen Nationalbibliografie; detaillierte bibliografische Daten
sind im Internet über <http://dnb.d-nb.de> abrufbar.

Inhalt

Einleitung: die Außenwelt der Innenwelt

Mit meinem ersten Buch »Die Inneren Trauma-Landschaften« versuchte ich 2006 zu beschreiben, wie ich mir die Todeslandschaften der Seele nach Missbrauch und Gewalt vorstelle. Jetzt, 17 Jahre später, möchte ich mit Ihnen in die Außenwelt der Innenwelt eines traumatisierten Menschen während eines Therapieprozesses reisen, in die Landschaften der unterschiedlichsten Therapiemodelle und ihrer Versuche, das oft schwer verwüstete innere Szenario des Opfers im therapeutischen Verstehen und Handeln im Hier-und-Jetzt in einem Modell abzubilden. Auf meinem Weg durch dieses weite Feld habe ich vieles intellektuell verstanden und in ein Konzept gebracht, habe mich in Theorie-Dschungel verlaufen, bin falsch abgebogen, habe dann aber wieder die Richtung gefunden, habe die Last der Gefühle meiner Patienten mitgetragen und war auch öfters verzagt. Heute schaue ich mit diesem Buch zurück auf die zentralen Ideen im Traumafeld, die mich viele Jahre gedanklich herausgefordert und mir geholfen haben, mir ein inneres Bild vom dem zu machen, was man Trauma und Traumafolgen nennt.

Beginnen möchte ich meine Reise durch die faszinierende Theorielandschaft der Modelle, die zum Verständnis der Auswirkungen von Trauma auf einen Menschen in den letzten Jahren entstanden sind, bei den Pionierarbeiten zum Thema »multiple Persönlichkeit« – wie es damals noch hieß –, bei dem US-amerikanischen Psychiater Frank W. Putnam, in den 80er-Jahren des letzten Jahrhunderts. Aus dem gleichen Jahrzehnt stammt das Ego-State-Modell von John und Helen Watkins, ein weiterer wichtiger Versuch, die Vorherrschaft psychoanalytischen Denkens in den USA in Frage zu stellen und die sich rasant entwickelnde Hypnotherapie und Hypnose in die Traumatherapie zu integrieren. Hier in Deutschland bestimmte in den 70er- und 80er-Jahren die psychoanalytische Diskussion über die Ursache der sogenannten »Borderline-Störung« das Feld und das unbeirrte Festhalten an der Psychogenese-Theorie der Störung und der Verleugnung ihrer traumatischen Ursachen.

Was mich betrifft, begann ich mit der Lektüre des Buches von Judith Herman »Die Narben der Gewalt: Traumatische Erfahrungen verstehen und überwinden« (1992) aus dem psychoanalytischen Dornröschenschlaf zu erwachen und stand vor der Aufgabe, ab Sommer 1991 am Klinikum in Nürnberg als leitender Oberarzt eine Traumaabteilung aufzubauen und zu leiten. Auf der Suche nach lebbaren und lehrbaren Modellen zur Behandlung von Menschen mit Traumafolgestörungen fand ich irgendwann – mehr durch Zufall – zu Erklärungsmodellen aus dem Bereich der Hypnotherapie und des EMDR. Durch meinen Lehrer Woltemade Hartman kam ich 2003 das erste Mal in Kontakt mit der Idee der Multiplizität und der auf den ersten Blick »verstörenden Idee«, dass das *Ich* aus vielen Teilen bestehen sollte. Das war deshalb für mich fremd, hatte doch der »Analytiker-Selbstanteil« in mir damals noch die volle Deutungshoheit über so spannende Fragen wie: Was ist ein *Ich* und was ist ein *Selbst*? Bei Sigmund Freud war es sonnenklar: Das *Ich* ist eine monolitische, geschlossene Gestalt, sie ist nicht teilbar und der Janet sche Begriff der »Dissoziation« ist gleichbedeutend mit »Verdrängung«. Solche Festlegungen sollten sich für mich bald ändern, ist der Kopf doch rund, damit die Gedanken die Richtung ändern können.

In den nächsten Jahren gab es viel für mich zu lernen, und ich möchte Ihnen nun verschiedene Autoren mit innovativen Ideen in diesem Buch vorstellen, Theorien und Praxisanleitungen, die mich in meinem Denken und Tun geprägt haben. Sie zu verstehen erachte ich für einen Traumatherapeuten von heute für wichtig und unverzichtbar. Am Ende fügen sich die losen Enden zusammen, werden die Theoriebruchstücke zu einem inneren Geländer, zu einer verlässlichen Struktur, die therapeutisch ein Stück Sicherheit und Verankerung in stürmischen Zeiten bieten können.

»Die Ego-State-Therapie besteht in der Nutzung von Techniken aus der Einzeltherapie sowie der Familien- und Gruppentherapie, um Konflikte zwischen den verschiedenen Ich-Zuständen, die eine ›Selbst-Familie‹ innerhalb eines einzigen Individuums darstellen, zu lösen«, schrieben John und Helen Watkins 2003 (S. 57). Diesen Gedanken finde ich hilfreich, aber er hat auch seine Grenzen: Die Konzepte müssen kompatibel sein, die Menschenbilder dahinter und die Grundannahmen psychischen Funktionierens müssen sich ergänzen und dürfen sich nicht widersprechen. So werde ich Ihnen nun spannende Gedanken und Theorien vorstellen, aber immer auch herausarbeiten, was zusammenpasst und was nicht – häufig ist das Gleiche wirklich nicht dasselbe, obwohl es so ähnlich klingt. Am Ende des Buches werde ich den Versuch machen, herauszudestillieren, ob es etwas Verbindendes unter all den Theorien und Ansätzen gibt, ein Grundkonzept für den Umgang mit traumabezogenen Störungen unter der Annahme einer normalen und pathologischen Multiplizität.

Zur besseren Orientierung im Feld

Reiseberichte – das kennen Sie sicher auch von Ihrer letzten Urlaubsreise – enthalten immer eine subjektive Auswahl aus einer Vielzahl von Erlebnissen, Erfahrungen und Perspektiven einer Reise – es ist Ihre persönliche Sicht der Dinge und zeigt anderen, was Sie besonders sehenswert und erzählenswert fanden. Aber genau das will man ja auch als neugierig Interessierter hören und nicht einen allumfassenden Vortrag über die soziopolitisch-geographische Lage mit sämtlichen geschichtlichen Bezügen und Jahreszahlen.

Mit diesem Buch ist es nicht anders: Ich berichte, was ich in diesem weiten Feld der Teilemodelle spannend finde, wie entfernte Ideen und Konzepte für mich zusammengehören, ähnlich klingende Dinge ganz unterschiedlich sind und alles zusammen in mir ein Bild ergibt, was Teiletherapie im Traumafeld sein könnte. Das alles gibt mir und vielleicht auch Ihnen so etwas wie eine innere Orientierung, ist eine Art Kompass, um im unübersichtlichen Feld meinen Standpunkt zu bestimmen. Jeder von uns hat seine eigene »Innere Gleichung« (Thomä und Kächele 1985), mit der er herausfinden muss, welche Form der Psychotherapie zu ihm passt und mit welchem Vokabular er am besten sein inneres Chaos ordnet.

Wegen der besseren Lesbarkeit habe ich mich in diesem Buch für die Verwendung des generischen Maskulinums entschieden, weibliche und andere Geschlechtsidentitäten sind damit ausdrücklich mitgemeint, wenn nicht anders vermerkt.

TEIL 1
Erkundung der Landschaft

KAPITEL 1

Frank Putnam und Richard Kluft oder die Frage nach der »ursprünglichen Persönlichkeit«

Die Traumaforschung der letzten Jahre lehrt uns, dass die Dissoziation einen psychischen Überlebensmechanismus darstellt. Im Gegensatz zur ursprünglichen psychoanalytischen Annahme, dass es sich bei der Dissoziation um neurotische Abwehr (Spaltung) handelt, geht die neuere Traumaforschung davon aus, dass sie in erster Linie die Funktion erfüllt, mit unerträglichen Gefühlen von Schmerz, Todesangst und Hass umzugehen. Somit ist die Dissoziation eine physiologische Notfallreaktion. Der Prozess der Dissoziation ist auch weniger ein kognitiver Prozess, sondern ein emotional-physiologischer, der sozusagen automatisch durch ein Trauma (oder später durch entsprechende Trigger = Auslösereize) ausgelöst wird. Im Vorgang der Dissoziation können diese Elemente einzeln oder insgesamt vom Bewusstseinsstrom abgespalten werden. Damit sind Dissoziationen im Grunde Störungen der Kontinuität einer Erfahrung, die wir mit der Welt außerhalb von uns und unserer inneren Körperwelt in jedem Augenblick machen und die wir in unserem Bewusstsein zu einem Strom des Erlebens verbinden. Bricht dieser Strom ab, hat dies massive Folgen für das Erleben unserer Identität, unserer Integration des Selbst. So weit, so gut.

Wie können wir uns aber die Entstehung der dissoziativen Selbstanteile oder Ego-States vorstellen? Bei der Beschäftigung damit über mehr als zwanzig Jahre, erst als Leiter der Traumaabteilung einer Klinik und heute als Traumatherapeut in eigener Praxis, habe ich mich verschiedener Metaphern bedient, um mir das Phänomen der Selbstanteile vorstellen zu können: Wird durch ein Trauma unser Identitätsgefühl in Stücke geschnitten – wie beim Bäcker der Kuchen? Oder wird wie im Copyshop von einem Original eine Kopie gezogen? Oder sind die Ego-States aus »imaginären Gefährten« der Kinderphantasie entstanden und führen jetzt ihr Eigenleben?

1.1 Von Kuchenstücken und Kopien

Diese traumainduzierte Abspaltung von Teilen hatte ich mir früher immer so vorgestellt, als würde man die Identität in immer kleinere Stücke zerteilen, je mehr innere Kinder oder Selbst-Anteile entstehen. Dieses etwas naive Konzept hat wenig Überzeugungskraft im Zusammenhang mit der Komplexität der multiplen Persönlichkeit, schreibt der bekannte Dissoziationsforscher Richard P. Kluft (1991, 1999, 2013): Die vielfache Aufspaltung leitet sich ab von der Vorstellung, einen Kuchen in Stücke zu schneiden, mit dem daraus folgenden Effekt, dass man immer weniger und weniger Anteile für jede Identität übrigbehält. Diese Annahme unterstellt, dass das Original-Selbst, von verschiedenen Autoren als die »Gastgeber«-Persönlichkeit (Host) bezeichnet, verkleinert wird und das, was erst eine Einheit dargestellt hat, immer weiter zerstückelt. Dass dem nicht so ist, diese Erkenntnis kam mir spätestens, als ich die erste Patientin mit einer dissoziativen Störung Ende der 80er-Jahre behandelte.

Vielleicht muss ich an dieser Stelle etwas über den Diskussionsstand in dieser Zeit sagen. Ich war als Psychiater und ausgebildeter Psychoanalytiker an der Universität, erst in Göttingen und dann in München. Mein Denken – und das der meisten in meiner Umgebung – war stark von Otto Kernberg geprägt: Die Ich-Struktur eines Patienten wurde in drei Ebenen eingeteilt: (1) Low Level: Psychotische Störungen, (2) Medium Level: Somatisierungsstörungen, Borderline-Störungen und pathologischer Narzissmus und (3) High Level: Neurotische Störungen, Konversionsneurosen. Der Terminus »Dissoziation« wurde gemieden und meist mit Spaltung (Kernberg) übersetzt, Pierre Janet war komplett in Vergessenheit geraten, seine Schriften waren nicht vom Französischen ins Deutsche übersetzt, Traumaerfahrungen als Ursache von Borderline-Störungen wurden meist angezweifelt und diese Störungen wurden – vor allem in den USA – eher als Schizophrenie oder als affektive Psychose diagnostiziert. Patienten mit »multipler Persönlichkeit« gab es irgendwie, aber meist wurden sie in der Psychiatrie als »iatrogen« bezeichnet, d. h., man vermutete, dass das Störungsbild artifiziell durch Hypnose oder übereifrige Therapeuten erzeugt war. Bis heute ist es oft noch schwer, manche »Hardcore«-Psychiater davon zu überzeugen, dass die inneren Stimmen die Botschaft eines kindlichen, traumatisierten Selbstanteils sind und nicht Symptome ersten Ranges der Schizophrenie nach Kurt Schneider.

Dieser psychiatrische Blick auf die dissoziativen Störungen, insbesondere auf die DIS, findet sich auch bei den US-amerikanischen Psychiatern Frank Putnam und Richard Kluft. Da beide Hypnose in der Behandlung dieser Patientengruppe anwendeten und die Lektüre ihrer Arbeiten für mich erste neue Ideen und Erkenntnisse brachte, will ich hier bei unserer Reise durch die Theoriemodelle einen ersten Zwischenstopp einlegen und einige ihrer Überlegungen aus der heutigen Sicht bewerten. Damals vertiefte ich mich mit Hilfe der Uni-Bibliotheken in die Original-Publikationen von Putnam und Kluft in US-amerikanischen Fachzeitschriften, da es noch keine deutschen Übersetzungen ihrer Bücher gab.

Ein besseres Modell der Problemlösung – neben dem Kuchenstücke-Modell – wäre es, eine multiple Bewusstheit anzunehmen, in der das Individuum ein isomorphes, das heißt gleichgestaltiges Selbst (Kluft 1984) kreiert. Kluft stellt fest, dass »die Seele eher, als sich selbst zu teilen, sich multipliziert, sich selbst selektiv vervielfältigt (recopy) oder eine begrenzte Zahl von Elementen in Mustern von größtmöglicher Vielfalt rearrangiert« (S. 14). Nach Kluft versucht das traumatisierte Kind eine andere Version von sich selbst zu kreieren, um die Erinnerung dort abzuspeichern. Das traumatisierte Innere Kind wäre somit eine Kopie, ein Replikant der traumatischen Szene, eingefroren im Moment der Entstehung, ein Erlebens-Zustand, eine

Verdichtung des persönlichen Gedächtnisses. Das hatte mir damals geholfen, von der Vorstellung der Persönlichkeit eines Menschen als einer Art von Kuchen, der durch Trauma in Teile zerstückelt wird, Abstand zu nehmen.

Dieses Konzept wird heute unterstützt durch ein neurologisches Modell der Multiplizität, wie es zurzeit von bekannten deutschen Hirnforschern wie Gerhard Roth (2003) oder Wolf Singer (2005) vertreten wird. Substrukturen im Gehirn können unterschiedlich operieren, wenn sie im Kontext von unterschiedlichen Modulen oder Schaltkreisen funktionieren. Die Neurologie ist nicht begrenzt oder endlich, denn die Basis für die Veränderung von Identität kommt aus sich verändernden existierenden Mustern und nicht aus der Entwicklung neuer Komponenten. Dies bedeutet für uns: Bestehende Netzwerke können immer wieder zu neuen vernetzten Strukturen kombiniert werden. Es bedeutet aber auch, dass aus Identitätsmustern Teile durch Dissoziation abgespalten werden, die als stabile Ich-Zustände weiterexistieren und zum Beispiel den Ego-State eines seelisch und körperlich verletzten vierjährigen inneren Kindes markieren.

1.2 Die ursprüngliche Persönlichkeit

Bei Putnam stieß ich dann jedoch auf die Idee von der »ursprünglichen Persönlichkeit«, die für mich heute erklärt, warum er so und nicht anders seine einzelnen Schritte in der Therapie von DIS-Patienten organisierte und warum es logisch ist, dass am Ende der Behandlung für ihn – und noch mehr für Kluft – eine Fusion der Alter-Persönlichkeiten zu einer Einheit stehen sollte.

Putnam schreibt: »Viele Multiple haben eine Persönlichkeit, die von den übrigen Persönlichkeiten des Systems als die ›ursprüngliche‹ Persönlichkeit bezeichnet wird, von der alle übrigen abstammen. Kluft hat die ursprüngliche Persönlichkeit definiert als ›die Identität, die unmittelbar nach der Geburt entstanden ist und die die erste neue Persönlichkeit abgespalten hat, um dem Körper zu helfen, mit einer starken Belastung fertigzuwerden (Kluft 1984)‹.« (Putnam

2003, S. 143) Diese »ursprüngliche Persönlichkeit« ist bei DIS-Patienten nicht aktiv, in einem »sehr frühen Zeitpunkt ›in Schlaf versetzt‹ oder auf andere Weise handlungsunfähig gemacht« (ebd.). Daraus folgt: Sie muss aufgeweckt und handlungsfähig werden. Wie geht das?

Lassen Sie mich Putnams Gedankengang rekonstruieren, so wie ich es beim Lesen des Buches »Diagnose und Behandlung der Dissoziativen Identitätsstörung« (Original 1989, dt. 2003) verstanden habe:

Ein Mädchen entwickelt seine Identität schon sehr früh »unmittelbar nach der Geburt« (Zitat von Kluft) und erlebt ein Trauma, was zu einer ersten Abspaltung vom Original und bei andauernder Traumatisierung zu vielen Kopien führt. »Mit Hilfe ihrer (gemeint sind die Kinder, J. P.) regen Fantasie vermögen Kinder dissoziative Zustände schnell mit psychischen und körperlichen Attributen auszustatten, die sich mit den durch das Trauma evozierten Gefühlen und Körperbildern verbinden.« (ebd. S. 77) Insbesondere jüngere Kinder scheinen »imaginäre Gefährten-Systeme« in die Alter-Persönlichkeiten zu integrieren. Diese von der ursprünglichen Persönlichkeit abgespaltenen Alter-Persönlichkeiten haben eine wichtige Funktion im System. Sie sollen helfen, die schrecklichen Gewalterfahrungen, denen das Kind ausgesetzt war, zu überleben. Der Preis dieser außerordentlich adaptiven Reaktion auf ein überwältigendes Trauma sind dysfunktionale Verhaltensweisen und ein inneres Chaos. So entstehen eine Vielzahl von Alter-Persönlichkeiten mit unterschiedlichem Alter, Geschlecht, Funktion, darunter auch Dämonen, Verfolger, suizidale Anteile, promiskuitive, autistische, behinderte usw. – aber auch eine Gastgeberpersönlichkeit (Host), die **nicht** mit der ursprünglichen Persönlichkeit identisch ist.

In der Therapie sollen nun diese Alter-Personen sehr schnell durch Hypnose oder auch durch psychotrope Substanzen[1] aktiviert und die Kommunikation und Kooperation zwischen ihnen gefördert werden. Ist dies gelungen, beginnt die Traumabearbeitung mit hypnotherapeutischen und chemischen Methoden. Ziel ist es, »die Entdeckung und Enthüllung von Geheimnissen der Vergangenheit

1 Siehe dazu ausführlicher die acht Phasen der Therapie von Frank Putnam.

energisch voranzutreiben« (ebd. S. 171) und **Abreaktion** zu fördern. Am Ende sollte die »ursprüngliche Persönlichkeit« wieder nach vorne treten.

Wie dramatisch – und vielleicht auch traumatisch – diese Abreaktionsarbeit von Putnam mit den Kind-Anteilen sein konnte, zeigt Folgendes: Er schreibt (S. 137 ff.), dass Kleinkind- und Kind-Persönlichkeiten einen wichtigen Bereich in fast allen Persönlichkeitssystemen von multiplen Persönlichkeiten darstellen. Kind-Persönlichkeiten seien meist sehr starr und beständig und repräsentieren einen bestimmten Zeitabschnitt aus der Kindheit, in welchem sie wie festgefroren erscheinen. Sie bewahren in sich die Erinnerungen und Affekte aus den frühen traumatischen Lebenserfahrungen. Treten diese Persönlichkeiten in den Vordergrund, reagieren sie das traumatische Erlebnis oft wiederholt auf sehr eindrucksvolle Weise ab. Da sie in einem Lebensalter entstanden seien, in dem das Kind sich noch nicht oder nur ansatzweise sprachlich ausdrücken konnte, sei ihr Ausdrucksverhalten zumeist physischer Natur. »Sie winden sich bei Abreaktionen oft auf dem Boden, durchleben die traumatischen Situationen erneut, werfen sich gegen Wände oder tun ähnlich beunruhigende und tendenziell gefährliche Dinge. Manchmal krümmen sie sich zur Fötusposition zusammen und lassen keine Reaktion mehr erkennen. Außerdem nehmen sie den Therapeuten nicht selten als den Täter wahr.« (Putnam, 2003, S. 137) Im therapeutischen Prozess bleiben Kind-Persönlichkeiten meist sehr lange auf ihr Lebensalter und die dazugehörigen traumatischen Erfahrungen fixiert. Erst in sehr fortgeschrittenen Arbeitsprozessen kann es gelingen, sie in die Gesamtpersönlichkeit zu integrieren und sie in gewissem Ausmaß »erwachsen werden« (Putnam, 2003, S. 137) zu lassen.

1.3 Was bleibt aus heutiger Sicht?

»Eines meiner Ziele ist es, die DIS zu entmystifizieren und dieser Störung die ihr im historischen Kontext zukommende zentrale Stellung einzuräumen, die entscheidend zur Entwicklung einer dynamischen Psychiatrie und der psychologischen Wissenschaft beigetragen hat«, schreibt Putnam auf der Rückseite seines 2003 in Deutschland erschienen Buches. Dieses Ziel hatten er und auch sein Kollege Richard Kluft beim Erscheinen der amerikanischen Ausgabe 1989 sicher erreicht – es war Pionierarbeit auf dem Felde der DIS, mit allen Irrungen und Wirrungen. In diesem Buch wurde damals erstmals die Behandlung dieser komplexen Störung auf umfassende Weise dargestellt. Es musste sich zwischen zwei mächtigen Puffern behaupten: einem von einer diagnostisch unflexiblen Psychiatrie beherrschten Feld auf der einen Seite und einem von der Übermacht Kernberg'scher Pathologisierung beeinflussten Feld der Psychoanalyse auf der anderen Seite. Es war der Versuch, die sogenannte multiple Persönlichkeit vom Ruch einer schizotypischen Psychose zu befreien und sie als traumabedingte Persönlichkeitsstörung zu verstehen. Für diese Arbeit gebührt beiden auch heute noch Anerkennung und Respekt.

Was das Verständnis der Entstehung von dissoziierten Selbstanteilen angeht, sind wir aktuell an einem anderen Punkt. Auch die Therapie planen wir heute anders: so wenig Retraumatisierung und unkontrollierbare Abreaktion wie möglich, so viel Arbeit auf Augenhöhe und Wertschätzung für den Patienten wie möglich. Natürlich können während der Behandlungssitzungen Patienten intensive Emotionen und körperliche Empfindungen wahrnehmen, die im Zusammenhang mit dem zu bearbeitenden Erlebnis stehen. Diese als »Abreaktionen« bezeichneten Reaktionen sind weder durch den Patienten noch durch den Therapeuten vorhersehbar. Sie sind auch ein immer wieder zu beobachtender Vorgang bei EMDR-Sitzungen, denn hier kann es während der Augenserien zu Abreaktionen alter, eingefrorener oder eingebrannter Gefühle und Empfindungen kommen. Der Patient befindet sich dann bei der Beobachtung aus der Zuschauerrolle quasi in einem »anderen Film«. Diese Abreaktionen sind in der Regel kurz und heftig, da aber vorab ein Stoppsignal (Hand heben, Gesicht wegdrehen) vereinbart wurde, kann der Patient den Vorgang jederzeit stoppen, wenn es zu viel wird. Er sollte aber versuchen, durch die Abreaktion hindurchzugehen und die alten Gefühle abzureagieren und damit zu verarbeiten.

Abreaktion ist heute kein Ziel per se von schonender Traumatherapie, sondern eine Begleiterscheinung, die man lernen kann zu handhaben. Wöller schreibt dazu: »Nach neuerer Auffassung kann eine effektive Traumabearbeitung durchaus schonend und ohne schwere emotionale Abreaktionen durchgeführt werden (Reddemann 2004)« (Wöller 2006, S. 405) und bezieht sich da auf das PITT-Modell von Luise Reddemann. Die Autorin schreibt an einer anderen Stelle: »Im Gegensatz zu den Empfehlungen von Horowitz werden nicht Abreaktion und Katharsis angestrebt, vielmehr wird die detaillierte Wahrnehmung traumaassoziierter Inhalte empfohlen, um damit eine Integration dieser Inhalte zu erzielen.« (Reddemann et al. 2010, S. 272) Dem möchte ich mich vollumfänglich anschließen.

Da wirkt es für mich geradezu lächerlich und antiquiert, wenn der Co-Autor Arreed Barabasz zusammen mit John Watkins (von ihm als »Vater« der Ego-State-Therapie gleich mehr) noch 2013 einen Artikel mit dem Titel »Abreactive Ego State Therapy Manual für Combat Stress Injury, PTSD und ASD« publiziert und die Erfolge einer Abreaktionstherapie (eine Sitzung über fünf bis sechs Stunden) bei kriegstraumatisierten US-Soldaten preist. Auf Kissen einzuschlagen und zu schreien, ist so ziemlich das Gegenteil von schonender Traumatherapie mit inneren Anteilen und dem, was ich gerne mit dem Markenzeichen Ego-State-Therapie in Verbindung gebracht sehe. Wir könnten das locker unter »historisch« verbuchen, würde Kollege Barabasz nicht immer wieder Kurse in seiner Methode im deutschsprachigen Raum anbieten.

Dann werfen wir lieber einen Blick auf die therapeutische Arbeit mit traumatisierten Menschen von Frank Putnam und sehen, was wir daraus für unser heutiges Thema lernen und übernehmen können.

KAPITEL 2

Die therapeutische Arbeit mit Alter-Persönlichkeiten bei Frank Putnam und was wir davon lernen können

Als ich 1991 als leitender Oberarzt der Psychosomatischen Klinik am Klinikum Nürnberg die Aufgabe übernahm, eine neue Abteilung für Traumatherapie aufzubauen, merkte ich sehr schnell, dass meine bisherigen psychoanalytischen Therapiekonzepte für Menschen mit traumaassoziierten Störungen wenig hilfreich und sogar schädlich waren. Auf der Suche nach innovativen Ideen und Behandlungsstrategien stieß ich auf ein Buch von Frank W. Putnam mit dem Titel: »Diagnosis and Treatment of Multiple Personality Disorder«, das 1989 in den USA erschienen war. Diese seine Vorstellungen über die einzelnen Therapieschritte bei DIS-Patientinnen hatten mich und mein Team dann in den ersten Jahren geprägt, und wir erfuhren interessante Dinge über Alter-Persönlichkeiten, den Host, innere Selbst-Helfer, den Umgang mit inneren Verfolgern und den Einsatz von Hypnotherapie sowie die Rolle von Hypnose.

Da an diesem Punkt meine persönliche intensive Auseinandersetzung mit dem Thema »dissoziative innere Anteile und ihre Handhabung in der Therapie« begann, will ich noch einmal ein paar Gedanken von damals dazu vortragen. Dabei geht es mir in dem Blick zurück nach über dreißig Jahren nicht darum, was aus heutiger Sicht »richtig« oder »falsch« ist, sondern um die Atmosphäre, die dieses Denken über »Viele-sein« vermittelt, und die daraus abgeleiteten Schlussfolgerungen für die Therapie.

2.1 Die Aufgaben des Therapeuten in der Therapie

»Die Aufgaben einer DIS-Therapie und ihre Phasen ähneln denjenigen jeder intensiven auf Veränderung zielenden Therapie (Kluft 1984). Sie schließen den Aufbau einer therapeutischen Beziehung und die Identifikation und Ersetzung dysfunktionaler Bewältigungsstrategien durch konstruktivere Verhaltensweisen ein. Außerdem geht es speziell bei DIS darum, die innere Teilung durch eine Form von Einheit zu ersetzen.« (Putnam 2003; S.166) Schon diese Sätze lassen einen zögern – ich denke, so würde ich und wohl auch meine Kollegen – die innere Haltung zur Therapie nicht mehr beschreiben. Aber sehen wir weiter.

Zu den Aufgaben des Therapeuten gehören, wie wir gerade gelesen haben, nach Putnam und Kluft:

1. **Aufbau einer therapeutischen Beziehung:** Vertrauen schaffen zu allen Alter-Persönlichkeiten in gleichem Maße, Vermeidung von Deutungen und Interpretationen, weil die Innenteile »nicht in der Lage sind, eine Trennung zwischen dem beobachtenden und erfahrenden Ich aufrechtzuerhalten« (Putnam 2003, S.166), den Alter-Persönlichkeiten echtes Interesse und Respekt zeigen und die Schilderungen traumatischer Gewalt anhören und aushalten.

2. **Die Förderung von Veränderung im Leben des Patienten:** »Zu Veränderung im therapeutischen Sinne kommt es durch die Identifikation dysfunktionaler Verhaltensweisen und deren Ablösung durch geeignetere Bewältigungsmethoden.« (ebd. S.167) Auch wenn Dissoziation eine außerordentlich adaptive Reaktion auf ein überwältigendes Trauma war, so soll sie doch in der Therapie überwunden werden. »Ob die Ablösung der dissoziativen Pathologie durch adäquatere Bewältigungsfähigkeiten gelingt, hängt großenteils von der Wiedergewinnung der Erinnerung an die erlebten dramatischen Situationen und von deren Durcharbeitung ab. (…) Dies ist die wichtigste Aufgabe der DIS-Therapie und macht den Hauptteil der therapeutischen Arbeit aus.« (ebd. S.168)

3. **Ersetzung der Teilung durch Einheit:** Es geht Putnam um eine »funktionelle Einheit«, um ein »stabiles Gefühl der Einigkeit hinsichtlich der eigenen Ziele und der eigenen Motivationen« (ebd.). Auch wenn sich einige Patienten dafür entscheiden, »Multiple« zu bleiben, so unterstellt Putnam, dass vermutlich in diesen Fällen das gesamte traumatische Material in der Therapie nicht durchgearbeitet wurde. »Viele Patienten möchten jedoch bis zur völligen Integration weiterarbeiten.« (ebd.)

Um uns den Ablauf der Therapie und die einzelnen Schritte besser vorstellen zu können, möchte ich Ihnen nun die acht Phasen genauer vorstellen. Er ist von Putnam zwar sehr stark auf die Behandlung von DIS-Patientinnen ausgelegt, aber das erzählt uns viel über die in den Phasen verborgenen Glaubensüberzeugungen, was angeblich richtige Therapie ist und was nicht.

2.2 Die acht Phasen der Therapie nach Frank Putnam

1. Phase: Diagnosestellung

Sobald sich eine Alter-Identität in der Psychotherapie zeigt, sollte mit der Patientin[2] über die Diagnose gesprochen werden, schreibt Putnam 1989. Er meint weiter, dass Ende der 80er-Jahre des letzten Jahrhunderts viele Patientinnen noch in längeren Diskussionen überzeugt werden mussten. Das hing mit folgenden Aspekten zusammen: Die Beschäftigung mit dem Thema Persönlichkeitsspaltung (Dissoziation) ist nicht etwas, was aus der »Jetzt-Zeit« stammt. Der Erste, der sich mit Dissoziation bei Menschen befasste, war – wie schon mehrfach erwähnt – Pierre Janet (1859–1947). Aus verschiedenen Gründen – deren Ausführung den Rahmen dieses Buches sprengen würden – wurde das für die Gesellschaft unangenehme Thema für Jahrzehnte aus der öffentlichen Diskussion verbannt (siehe Putnam 2003, S. 48 ff.; Overkamp et al. 1997, S. 74). Der Frauenbewegung ist es zu verdanken, dass das Thema »Sexueller Missbrauch von Kin-

2 Ich verwende hier die weibliche Form, weil Putnam nur von weiblichen Patientinnen schreibt.

dern« in den 80er-Jahren – als sexualisierte Gewalt gegen Mädchen und Jungen erkannt und benannt – auch von der Fachöffentlichkeit wieder ernsthaft aufgegriffen wurde.

Aber bei Patientinnen heute ist das Thema schon viel mehr bekannt, sodass es oft die Patienten sind, die uns darauf hinweisen und die aus Büchern, Internet-Chats, Fernsehen und Gesprächen schon Informationen mitbringen. Das Benennen der Diagnose – nach dem schrittweisen Erarbeiten – empfinden viele auch heute schließlich als große Erleichterung. Endlich haben sie eine Erklärung für die vielen Phänomene, die ihnen den Alltag erschweren, die für sie zum Teil unheimlich waren: Stundenlange Amnesien und keine Ahnung, wo ihr Körper in der Zeit gewesen war; wieso sie immer wieder verschiedene Kleidungsstücke in ihrem Kleiderschrank finden, die sie nicht gekauft haben und die sie niemals tragen würden. Wieso es Lebensmittel in ihrem Kühlschrank gibt, die ihnen eigentlich nicht schmecken und vieles mehr. Das hatte die Patientinnen damals wie heute oft mit Panik erfüllt, aber sie hatten lange nicht den Mut, mit ihrem Therapeuten darüber zu sprechen.

2. Phase: Einleitende Interventionen

Die Beschreibung dieses Schrittes durch Putnam liest sich sehr spannend, weil sie uns zu verstehen hilft, welches Konzept Putnam von der Zielsetzung der Therapie des Traumas hat: »Sie (gemeint sind »einleitende Interventionen« J. P.) dienen dazu, die Arbeit mit einer Patientin als einer Multiplen zu initiieren und die Betreffende so zu stabilisieren, daß es möglich wird, sich der Offenlegung des zentralen Themas zuzuwenden und es durch therapeutische Abreaktion aufzulösen«. (Putnam 2003, S. 169) Hier taucht der Begriff der »Abreaktion« auf, den ich im letzten Kapitel genannt habe.

3. Phase: Einleitende Stabilisierungsmaßnahmen

Es geht Putnam darum, die Patientin »… zu stabilisieren und das bei ihr offenkundig bestehende Chaos zumindest teilweise unter Kontrolle zu bringen«. (ebd., S. 170) Dafür schlägt er den Abschluss von

Verträgen (Ess-, Selbstverletzungs-, Anti-Suizidverträge usw.) mit den einzelnen Alter-Persönlichkeiten und dem Persönlichkeitssystem insgesamt vor, um »unkontrollierbare Verhaltensweisen zu zügeln« (ebd.).

4. Phase: Akzeptieren der Diagnose

Putnam berichtet davon, dass sich Alter-Persönlichkeiten »weigern« zu glauben, dass neben ihnen noch andere Anteile existieren, dass der Host die Diagnose einer multiplen Persönlichkeit »abstreitet« und damit viel »Widerstand« gegen die Therapie gerichtet ist – dem versucht er entgegenzuarbeiten.

5. Phase: Entwicklung von Kommunikation und Kooperation

Dies ist ein fortlaufender Prozess, der sich nach Putnam bis zur abschließenden Integration hinzieht. Er hat vier Aspekte: (1) die Entwicklung innerer Kommunikation, (2) die Entwicklung von Kooperation hin auf gemeinsame Ziele, (3) die Entwicklung eines inneren Prozesses der Entscheidungsfindung und (4) die Förderung des Switching.

Durch diese innere Kommunikation können nun amnestische Lücken gefüllt werden, was der Patientin ein Gefühl der Kontinuität vermittelt und ihr hilft, die »Abspaltungen durch eine Form der Einheit« (ebd.) und der Kohäsion zu ersetzen. »Außerdem wird auf diese Weise die Kommunikation gefördert, da die verschiedenen Identitäten üben, einander in der Kontrolle über das Verhalten abzuwechseln.« (ebd. S. 171)

6. Phase: Verarbeitung des Traumas

Mit dieser Arbeit sollte der Therapeut erst beginnen, wenn die Patientin die vorgestellten Phasen schon erfolgreich durchlaufen hat. Da das Ziel von Putnam die Wiederzugänglichmachung und Abreaktion des Traumas ist, die oft sehr schmerzhaft und belastend erlebt wird, schreibt er warnend: »Ist nicht bereits eine gewisse Stabilisierung eingetreten, so reagiert die Patientin auf diesen Stress wahrscheinlich mit schweren dissoziativen Symptomen (…). Die verfrühte Arbeit an einem Trauma kann jede weitere effektive Therapie unmöglich machen. Nachdem die Grundlagen geschaffen sind, muss der Therapeut die Entdeckung und Enthüllung von Geheimnissen der Vergangenheit energisch vorantreiben.« (ebd. S. 171)

7. Phase: Abschluss und Integration

Manche Multiple, so schreibt Putnam, entscheiden sich nach der Phase 6, die Therapie zu beenden, was auch so für ihn stimmig sein kann. Dennoch hält er es für besser, die Therapie fortzusetzen und »auf eine umfassende Vereinigung hinzuarbeiten«. (ebd.)

8. Phase: Entwicklung neuer Bewältigungsfähigkeiten für die Zeit nach Abschluss der Fusion

»Ehemalige Multiple sind nach der Integration ihrer primären psychischen Abwehr, der Dissoziation, beraubt, und sie verfügen kaum über andere Möglichkeiten, die sie statt der Dissoziation als Schutz gegen die Belastungen des Alltags einsetzen können. Insofern sollte es nicht überraschen, daß der anfänglichen Euphorie über die erreichte ›Einheit‹ oft auf dem Fuße eine reaktive Depression folgt.« (ebd. S. 172) So folgt nun eine schmerzhafte und belastende Zeit, in der die Patientin lernt, neue Fähigkeit der Alltagskompetenz zu lernen und die volle Verantwortung für sich zu übernehmen.

Soweit das schematische Vorgehen in acht Schritten, wie es von Frank Putnam aus dem Spirit der 80er-Jahre des letzten Jahrhunderts für Patientinnen mit »multipler Persönlichkeit« beschrieben wurde. Auch wenn Sie beim Lesen innerlich sicher bei vielem heftig schlucken mussten und widersprechen werden, ist es für uns Therapeuten im Traumafeld lehrreich zu verstehen, wie damals gedacht wurde und wo wir heute stehen.

2.3 Bewertung des Therapiekonzeptes aus heutiger Sicht

Ich erinnere mich noch gut, dass es uns im Team nicht leichtfiel, das Denken von Putnam und seine konkreten Therapieempfehlungen im stationären und ambulanten Kontext umzusetzen. Der Tonfall seiner Beschreibungen hatte etwas Belehrendes und war getragen von der Idee, die Widerstände des Patienten bezüglich der Diagnose zu überwinden (vielleicht auch zu brechen) und das innere und äußere Chaos mit Therapieverträgen zu kontrollieren.

Die in Phase 2 unter »Einleitende Interventionen« beschriebenen Fragetechniken zur Erstellung von Listen und Eigenschaften der Alter-Persönlichkeiten erscheinen mir heute wie Fragetechniken beim Verhör auf der Polizeistation, um zu klären, wer alles an einem Unfallereignis beteiligt war. »Wie heißen Sie?«, lautet die erste Frage. Diese massive Intervention ins innere System und die Erstellung einer Landkarte der Alter-Persönlichkeiten sollte noch vor der Stabilisierung des Patienten vollzogen werden. Ich will das nicht im Einzelnen vor Ihnen ausbreiten, nur noch ein Satz, der für uns damals gar nicht in Frage kam: »Falls es einem Therapeuten in einem bestimmten Fall nicht gelingt, eine Alter-Persönlichkeit zum offenen Erscheinen zu bewegen, er aber aufgrund von Hinweisen auf signifikante dissoziative Phänomene (…) trotzdem weiterhin den Verdacht hat, einen DIS-Fall vor sich zu haben, muss er unter Umständen die in Kapitel 9 beschriebenen hypnotischen oder den Einfluss chemischer Stoffe nutzende Techniken anwenden.« (Putnam 2003, S. 172) Bei Letzterem ist die »Narkoanalyse« gemeint, bei der dem Patienten Natriumamytal verabreicht wird. Das hat alles etwas sehr Mechanistisches und auch Gewaltvolles und spiegelt die Idee der 1980er-Jahre wider: Die Persönlichkeit ist durch Trauma aufgespalten, die Teile bringen Chaos, auch wenn sie der Abwehr dienen, die Teilepersönlichkeiten müssen in Listen erfasst werden und das Trauma muss durch Abreaktion beseitigt werden – am Ende steht dann eine erneut fusionierte Persönlichkeit.

Abreaktion ist auch heute noch ein Thema in der Therapie dissoziativer Patienten nach einem Trauma. Damals war es aber ein viel bedeutsameres therapeutisches Mittel, um Traumaerinnerungen zu aktivieren und die damit verbundene Affektspannung zu entladen. In der 2013 auf deutsch erschienenen Monographie[3] des bedeutenden US-amerikanischen Traumatherapeuten und DIS-Spezialisten Richard Kluft lernte ich seine ab 1978 entwickelte »schonende Form der Abreaktion traumatischer Erinnerungen« kennen. Beide, Putnam und Kluft, waren damals die führenden Experten für DIS-Therapie in den USA. Das erwähnte Buch ist Klufts umfassende Darstellung der von ihm entwickelten Technik und geht weit über das hinaus, was ich von Putnam gelesen habe und ist somit ein Stück Korrektur der rüden Abreaktionstechnik von Putnam. FAT (Technik der fraktionierten Abreaktion) soll in erster Linie die Gefahr einer Retraumatisierung von Patienten durch die Traumabehandlung verringern. Traumatisches Material wird scheibchenweise (»fraktioniert«), oft in mehreren Durchläufen und unterschiedlichen Varianten bearbeitet, angepasst an die situativen Ressourcen der Patientin (Pacing). Es gibt aber einen Unterschied zu Putnam: Richard Kluft vertritt als übergeordnetes Therapieziel bei DIS vehement die vollständige Integration der Teilpersönlichkeiten, die er offenbar vorrangig mit Hilfe von hypnotischer Suggestion erreichen will. Vorstellbar ist, dass die nuancierten Abreaktionen (sowohl hinsichtlich der traumatischen Situation als auch der inneren Akteure/betroffenen Persönlichkeitsanteile) die Integration von Teilpersönlichkeiten wesentlich erleichterten. Der regelmäßige Hinweis bei den meisten vorgestellten Fallvignetten auf die »vollständige Integration« hinterlässt bei mir jedoch Zweifel (und Ablehnung). Ich möchte es dabei bewenden lassen mit diesem kritischen Blick in die Vergangenheit.

Durch die Entwicklung unseres zunehmenden Verständnisses von Traumatisierung und ihren verheerenden Folgen in der Seele der Opfer in den Dekaden seit 1989, seit den Zeiten von Putnam und Kluft, möchte ich Sie nun einladen, einen weiteren Aspekt des Traumathemas zu betrachten, der unsere ganze Aufmerksamkeit verdient: das rätselhafte Phänomen der Dissoziation unter traumatischem Stress.

3 Richard P. Kluft: Pacing in der Traumatherapie. Verarbeitung der traumatischen Erinnerungen bei dissoziativen Störungen mit der Technik der fraktionierten Abreaktion.

KAPITEL 3

Was soll mit traumatischer Dissoziation gemeint sein?

Da das Konzept der Dissoziation nach van der Hart, Nijenhuis und Steele entscheidend für das Verständnis des Phänomens der Traumatisierung ist (van der Hart et al. 2008, S. 17), will ich mich bemühen, den sehr unübersichtlichen Dschungel der Begriffe etwas zu ordnen.

Beginnen wir mit einer etwas ausführlichen Definition der Dissoziation durch die ISSTD (International Society for the Study of Trauma and Dissociation), die sich seit Jahren darum bemüht, konzeptionelle Klarheit hinsichtlich dissoziativer Phänomene zu erlangen.

> Die grundlegende Manifestation pathologischer Dissoziation ist eine teilweise oder vollständige Unterbrechung der normalen Integration der psychischen Funktionsweise eines Menschen. Dissoziative Unterbrechungen verändern unerwartet die normale Funktionsweise eines Menschen, die dieser nicht leicht erklären kann. Jeder Aspekt des Bewusstseins und der psychischen Funktionen eines Menschen kann durch die Dissoziation unterbrochen werden. Genauer gesagt kann Dissoziation unerwartet das Bewusstsein und die Erfahrungen der Betroffenen verändern bezüglich:
> des Körpers, der Welt, dem Selbst,
> der Seele, der Intentionalität, der Wirkung,
> dem Denken, dem Glauben, dem Wissen,
> dem Wiedererkennen, dem Erinnern, dem Empfinden,
> der Wünsche, dem Sprechen, dem Handeln,
> dem Sehen, dem Hören, dem Riechen, dem Schmecken, dem Berühren usw. (Wöller 2013, S. 117)

Diese sehr am subjektiven Erleben der Betroffenen orientierte Definition steht in Kontrast zu dem Gebrauch des Terminus »Dissoziation«, um eine intrapsychische Struktur, einen seelischen Abwehrmechanismus, ein Defizit, einen Prozess oder nur ein Symptom zu beschreiben.

3.1 Beschreibungsebenen

Wenn ich das ganze Feld der unterschiedlichen Beschreibungsebenen überblicke, fällt mir auf, dass Dissoziation in der Fachliteratur, die mir bisher zugängig war, in eine deskriptive und eine ätiologische Ebene der Beschreibung unterteilt werden kann.

Deskriptive Ebene: Ursprünglich wurde der Begriff Dissoziation als Bezeichnung für eine Spaltung der Persönlichkeit oder des Bewusstseins verwendet. An erster Stelle zu nennen ist dabei ein Pionier der modernen Psychotraumatologie, Pierre Janet (1859–1947), der bereits im 19. Jahrhundert die für die Dissoziation typische Spaltungen zwischen »Systemen von Ideen und Funktionen, welche die Persönlichkeit ausmachen«, beschrieb. Für ihn war die Persönlichkeit eine Struktur, die aus verschiedenen Systemen besteht, was auch die neueren Definitionen der Strukturellen Dissoziationstheorie bestätigen (van der Hart, Nijenhuis, Steele 2008, S. 17).

Die ätiologische Ebene: Auf der ätiologischen Ebene wird Dissoziation als autoregulativer Verarbeitungsprozess traumatischer Erfahrungen aufgefasst. Nach Janet (1889, 1907) ist aufgrund einer aufmerksamkeitsabsorbierenden Fokussierung des Opfers auf das traumatische Geschehen vorübergehend keine angemessene Verarbeitung und kognitive Integration möglich und diese bedrohlichen Ereignisse werden in ein sich dabei herausbildendes Unterbewusstsein verschoben (Autoregulationshypothese). Auch heute gehen wir noch davon aus, dass durch einen Selbstregulationsmechanismus extrem unangenehme, unerträgliche Belastungserfahrungen zum Selbstschutz und zum emotionalen Überleben vorübergehend dissoziiert werden.

Die komplexen dissoziativen Störungen sind im internationalen Klassifikationssystem ICD-10 als DDNOS (Dissoziative Störung nicht näher bezeichnet) und DIS (Dissoziative Identitätsstörung, früher: multiple Persönlichkeit) kodifiziert. Unter DDNOS versteht man schwere dissoziative Zustände und teilabgespaltene Persönlichkeitsanteile, kodifiziert als Dissoziative Störung nicht näher bezeichnet, ICD-10: F44.88. Die multiple Persönlichkeit oder dissoziative Identitätsstörung, DIS, mit voll abgespaltenen (auch Alltags-) Persönlichkeitszuständen wird im ICD-10 mit F44.81 kodifiziert.

Nach vielen Jahren der Forschung können wir heute davon ausgehen, dass die Schwierigkeit, bedrohlich erlebte Erfahrungen zu synthetisieren und zu personifizieren, sowohl mit biologischen Reaktionen des Gehirns auf das Trauma wie mit psychischer Überwältigung des Opfers zusammenhängt. Viele Untersuchungen haben gezeigt, dass das Gehirn und der Körper nicht nur auf das Trauma funktionell reagieren, sondern sich auch morphologisch und strukturell verändern. Dies hat vor allem mit den im Hochstress ausgeschütteten Neurotransmittern (Adrenalin, Noradrenalin, Glucocorticoide, endogene Opiate usw.) zu tun, die hochkonzentriert in Hirnregionen nachgewiesen wurden, die für die **Integration des Erlebens** während und nach extremer Bedrohung zuständig sind.

»Das Misslingen von Synthese und Personifizierung aktueller massiv bedrohlicher Ereignisse manifestiert sich im Rahmen von Phänomenen, die als peritraumatische Dissoziation bekannt sind«. (Nijenhuis et al. 2004, S. 51) Die von Menschen in diesen Zuständen geschilderten Erfahrungen reichen von psychischen Beeinträchtigungen bis zu somatoformen Symptomen, wie z. B. einem Gefühl von Unwirklichkeit, Out-of-body-Erfahrungen, Losgelöstsein vom eigenen Körper, Tunnelblick, Schmerzunempfindlichkeit und Bewegungsstörungen.

3.2 Drei Modellvorstellungen der Dissoziation

Aufgrund der geschilderten Unfähigkeit unseres mentalen Systems, ein traumatisches Ereignis zu integrieren, gehen Nijenhuis et al. davon aus, dass eine **strukturelle** Dissoziation der prämorbiden Persönlichkeit in zwei mentale Zustände erfolgt.

Die französischen Psychiater des 19. Jahrhunderts beschrieben bereits damals, dass der Dissoziation eine bestimmte Organisation der psychophysischen Systeme, welche die Persönlichkeit bilden, zugrunde liegt. Nach van der Hart, Nijenhuis und Steele entsteht diese Organisation nicht zufällig, sondern erfolgt im Falle einer Traumatisierung an bestimmten entwicklungsgeschichtlich vorbelasteten Sollbruchstellen in der Persönlichkeitsstruktur. Ausgehend von dieser Sicht der Persönlichkeit wurde der Begriff »strukturelle Dissoziation der Persönlichkeit« durch die oben genannten Autoren eingeführt, wonach die Dissoziation der Persönlichkeit das Kernmerkmal des Traumas darstellt.

Bevor ich diese Idee weiter vertiefe, möchte ich kurz in Erinnerung bringen: Wir haben jetzt für die Entstehung von dissoziierten inneren Anteilen drei Vorschläge gehört:

1. Die entstehenden Anteile sind Kopien der ursprünglichen Persönlichkeit (**Kopie-Modell**)
2. Die Persönlichkeit wird durch Trauma vielfach aufgespalten (**Kuchen-Modell**)
3. Die Persönlichkeit zerbricht in strukturelle Einheiten (**Sollbruchstellen-Modell**).

Über diese sogenannten Sollbruchstellen schreibt Ursula Gast: »Dissoziation stellt dabei zunächst eine Anpassungsleistung dar, gleichzeitig aber auch eine Behinderung der Anpassungsfähigkeiten. Die Dissoziation der Persönlichkeit vollzieht sich dabei nicht willkürlich oder zufällig, sondern an entwicklungsgeschichtlich vorgegebenen Sollbruchstellen, entlang der »Spalten« zwischen verschiedenen biologischen Systemen. Es kommt zu einer Aufspaltung in einen

»anscheinend normalen« Persönlichkeitsanteil (ANP) und einen emotionalen Persönlichkeitsanteil (EP)«. (Gast 2017, S. 45)

Die Theorie der strukturellen Dissoziation der Persönlichkeit (im weiteren TSDP) hier im Detail darzustellen sprengt den Rahmen dieses Buches, und ich verweise auf die vielfältige Literatur dazu. Eine Kernaussage jedoch möchte ich Ihnen an dieser Stelle vorstellen, da sie für vieles Weitere in der Diskussion um dissoziative Anteile hilfreich ist. Sie lautet:

Die aus entwicklungsgeschichtlichen Gründen erfolgte dissoziative Spaltung manifestiert sich überwiegend zwischen den beiden Hauptkategorien psychobiologischer Systeme, welche die Persönlichkeit ausmachen. Eine dieser Hauptkategorien besteht aus Systemen,

- welche der Bewältigung von Alltagsaufgaben dienen, wie Nahrung, Erkundung der Umgebung, Fürsorge, Reproduktion, Energieregulation und Bindung (genannt ANP) und
- die andere aus Systemen, welche sich auf das Vermeiden aversiver Reize, Abwehr von Gefahren, Flucht und anschließende Erholung fokussieren (genannt EP).

Diese psychobiologischen Systeme werden auch als Handlungssysteme bezeichnet, da jedes durch eine angeborene Neigung gekennzeichnet ist, wie es auf eine bestimmte zielorientierte Weise handelt. Die Aktions- oder Handlungssysteme werden wir später im Zusammenhang mit den primären Emotionen von Jaak Panksepp weiter untersuchen.

Zur besseren Anschaulichkeit hier zwei Beispiel für dissoziierte Selbstanteile:

- Eine junge Frau, die auf dem Nachhauseweg in einer bestimmten Straße einer Stadt nachts bedroht worden war, begann, diese bestimmte Straße zu meiden; ein paar Wochen später vermied sie es, in die Nähe dieses Stadtteiles zu kommen. Diese (phobische) Angst bestand, ohne dass die gesamte Erinnerung (EP), die sie dazu veranlasst hatte, das pathologische Verhalten gegenüber der »Straße« und dann des »Stadtteils« zu entwickeln, ihr bewusst war oder sie über das Vermeidungsverhalten nachdenken konnte.

- Ein Bundeswehrsoldat, der während eines Kriegseinsatzes in Afghanistan schwere traumatische Ereignisse erlebt hatte, entwickelte in der Gegenwart irritierendes und vermeidendes Verhalten gegenüber vielen Dingen, ohne zu merken, dass sein Verhalten von den traumatischen Ereignissen beeinflusst wird, die er im Krieg erlebt und bis heute nicht verarbeitet hat – die EP's des Soldaten blieben sozusagen in der Vergangenheit stecken (keine Präsentifikation). Er vermied es, an diese traumatischen Ereignisse zu denken und entwickelte unter dem Einfluss der EP's ein gereiztes und/oder defensives, aggressives Verhalten und wurde strafrechtlich auffällig.

Die »Sollbruchstellen-Theorie« der TSDP geht auf Pierre Janets Sicht der Dissoziation zurück. Aufgrund seiner klinischen Beobachtung und theoretischer Analyse hat Janet unter Dissoziation eine **organisierte »Aufteilung der Persönlichkeit«** (Janet 1889) verstanden, das, was Nijenhuis et al. oben die strukturelle Dissoziation der Persönlichkeit genannt haben. »Diese Aufteilung umfasst eine unzureichende Integration zwischen zwei oder mehr »Systeme(n) von Ideen und Funktionen, die die Persönlichkeit konstituieren« (Janet 1889, S. 332). Diese Systeme existieren nicht in einem Vakuum, sondern umfassen ein Selbstgefühl (sense of self), wenn auch rudimentär oder weitgehend entwickelt«. (van der Hart et al. 2004, S. 907)

Es scheint mir ziemlich klar zu sein, was damit gemeint ist, und es steht in diametralem Gegensatz zu dem, was John und Helen Watkins, die Begründer der Ego-State-Therapie, in der Theorie von Janet geglaubt haben zu verstehen. Damit will ich mich in einem nächsten Kapitel beschäftigen, wenn ich das Feld der Ego-State-Theorie nach John und Helen Watkins erkunde.

3.3 Dissoziation: Dimension oder Kategorie, Trait oder Taxon?

Die Dissoziation oder Aufspaltung vollzieht sich, wenn das Individuum nicht über die Fähigkeit verfügt, belastende Lebensereignisse teilweise oder in Gänze zu integrieren – das hatten wir uns gerade erarbeitet. Aber was sind dann diese sogenannten **normalen dissoziativen Phänomene** im Alltag wie:

- Zerstreutheit oder Vergesslichkeit
- Keine bewusste Wahrnehmung von Routinewegen/-handlungen
- Tagträume
- Mühe, in die Realität zurückzufinden nach stark absorbierenden Filmhandlungen usw.

Ist das auch ein dissoziatives Phänomen wie die peritraumatische Dissoziation nach Extremtrauma, nur in geringerer Ausprägung, oder verwechseln wir gerade Äpfel mit Birnen?

In der Doktorarbeit von Bettina Overkamp (2005) findet sich unter der Rubrik »Dissoziation als allgemeiner Trait oder als Taxon?« diese erhellende Aussage:

> Der Streit darum, ob es sich bei Dissoziation um eine kontinuierliche (quantitative) oder diskontinuierliche (qualitative) Variable handelt, geht zurück bis ins letzte Jahrhundert. Pierre Janet (1889) ging davon aus, dass klinische Dissoziation eine Diskontinuität im Bewusstsein bedeutet und von gesunden Personen eher selten erlebt wird. Seine Zeitgenossen James (1890/1977) und Prince (1905) hielten die Dissoziation für eine kontinuierliche oder quantitative Variable, die in unterschiedlichem Ausmaß von jedem Menschen erlebt wird. Diese zweite Ansicht hatte sich Anfang des 19. Jahrhunderts weitestgehend durchgesetzt, so dass man lange Zeit in der Forschung zu dissoziativen Phänomenen von einem Kontinuum der Dissoziation ausging, in dem von links nach rechts immer mehr psychisches Material abgespalten wird. (S. 27–28).

Diese zweite Ansicht findet sich ganz markant im Differenzierungs-Dissoziations-Kontinuum, wie es John und Helen Watkins in ihrem Handbuch (2003, S. 53) zeigen – damit werde ich mich ausführlich im nächsten Kapitel beschäftigen.

Hier aber schon eine kurze Einschätzung: Overkamp hat sicher recht: Dissoziation ist ein Konstrukt, dem viele Modellvorstellungen zugrunde liegen. In der Lesart der Watkins stellen »Differenzierung und Dissoziation einfach einen verschiedenen Grad des ›Trennungs- und Unterscheidungsprozesses‹ dar« (Watkins 2003, S. 48). In einem **Kontinuumsmodell** ist Differenzierung eine nützliche Fähigkeit zur adaptiven Anpassung, die extreme Form der Differenzierung, die Dissoziation, aber pathologischen Ursprungs. Diesem sogenannten quantitativen Modell der Dissoziation widersprechen aber Studien (Waller, N., Putnam, F. W., & Carlson, E. B., 1996), die von einem qualitativen Unterschied zwischen normaler Absorption oder Alltagstrance und der pathologischen Dissoziation bei dissoziativen Persönlichkeitsstörungen (**Taxon-Modell**) ausgehen. Dieser Streit durchzieht bis heute alle Lehrbücher über Dissoziation und Trance, und es bedarf sicher noch weiterer wissenschaftlicher Klärung.

Ich neige momentan mehr der ursprünglichen Definition von Dissoziation nach Pierre Janet zu: Für ihn war die Dissoziation ein *kategorales* und nicht ein *dimensionales* Konstrukt. Janet meinte zum Ende des 19. Jahrhunderts, dass eine pathologische Dissoziation nur bei denen besteht, die an einer bestimmten Form von geistiger Erkrankung leiden, z. B. an der Hysterie. Janet hatte also die feste Überzeugung, dass Menschen, die pathologische dissoziative Phänomene an sich wahrnehmen, eine ganz spezielle Gruppe von Menschen sind, die sich in Bezug auf »normale« Individuen in Bezug auf die körperliche Konstitution, die Emotionalität und die Suggestibilität unterscheiden. Daraus folgt, dass die Dissoziation in diesem Verständnis ein kategorales Konstrukt ist. Damit gilt: Menschen, die dissoziieren, unterscheiden sich in wichtigen Punkten von Menschen, die nicht dissoziieren, und weiter: Normale Dissoziation unterscheidet sich in ganz entscheidenden Punkten von der pathologischen Dissoziation und ist nicht qualitätiv einfach mehr als adaptive Differenzierung.

Am Ende dieses Kapitels müssen wir festhalten: Wir haben drei verschiedene Modelle der Entstehung von dissoziativen Anteilen (das Kopie-, das Kuchen- und das Sollbruchstellenmodell) und zwei Beschreibungen der Umfänglichkeit des Kontruktes »Dissoziation«: kategoral oder dimensional – das ist wie ein Jonglieren mit fünf Bällen, die wir in der Schwebe halten müssen. Da sich die verschiedenen Modelle gegenseitig ausschließen, müssen wir uns entscheiden, wie wir bei unserer »inneren Gleichung des Teiletherapeuten« den Terminus »Dissoziation« definieren wollen.

Warum ist das so wichtig?, werden Sie fragen.

Weil z. B. das Teilemodell der Ego-State-Therapie nach Watkins und das Persönlichkeitsanteile-Modell der TSDP von Nijenhuis et al. eine konträre Auffassung von »Dissoziation« haben und deshalb nicht kompatibel sind, was ich lange nicht sehen konnte oder auch nicht wollte. In unserem E-Mail-Dialog, den Sie am Ende dieses Buches lesen können, haben Susanne Leutner und ich uns auch mit dieser Unvereinbarkeit der beiden Teile-Modelle beschäftigt. Sie meinte: »Mit dieser Verwirrung sollten wir aufhören« – da gebe ich ihr völlig Recht.

KAPITEL 4

Die Ego-State-Theorie von John und Helen Watkins

In diesem Kapitel möchte ich erkunden, wie das zurzeit sehr populäre Teiletherapie-Konzept der »Ego-State-Therapie« mit dem Phänomen der Dissoziation und der traumainduzierten Aufspaltung umgeht und ob es Anknüpfungspunkte z. B. zur TSDP gibt oder auch nicht. Dazu werde ich zuerst ein paar allgemeine Dinge zum Modell sagen und dann erforschen, wie dissoziative Anteile in dem Theoriegebäude beschrieben und von anderen Teilen unterschieden werden. Wer sich intensiver mit diesem Teilemodell befassen will, dem empfehle ich Peichl 2012.

4.1 Ego-State-Theorie: Was ist ein Ich-Zustand?

Mit dem Begriff »Ego-State-Therapie« verknüpfen wir heute zuallererst die Namen von John und Helen Watkins, die in den 70er-Jahren des letzten Jahrhunderts versucht hatten, der damals in den USA sehr populären Psychoanalyse ein wirksames und vor allem zeitsparenderes Modell der Hypno-Analyse entgegenzusetzten. So entstand ein therapeutischer Ansatz, »der psychoanalytisches Wissen, Hypnose und die Theorien Janets zusammenbringt« (Reddemann in Watkins 2003, S. 9) und so für schwierige Patienten eine kreative Möglichkeit der Therapie eröffnet. Die Watkins beziehen sich in ihren Veröffentlichungen auf viele Vordenker eines Modells der »Polypsyche«, so auf die Komplextheorie von C. G. Jung, aber auch auf die Zwei-Energien-Theorie des Wiener Psychoanalytikers Paul Federn (zit. aus Watkins und Watkins 2003, S. 29 ff.) und die eigenen Erfahrungen mit den damals häufig beschriebenen »multiplen Persönlichkeitsstörungen«. Das Ehepaar entwickelte ausgehend von der Idee der inneren Vielfalt (wir alle sind nicht unbedingt »multipel«, aber »polypsychisch«), eine in der psychotherapeutischen Alltagspraxis breit anwendbare Therapieform, die mit hypnotherapeutischen Methoden arbeitet und in keiner Weise auf die Psychotraumatologie beschränkt bleiben muss.

Um zu verstehen, was ein Ego-State, ein Ich-Zustand, ist und wie er sich von anderen Ich-Zuständen unterscheidet, lassen Sie uns unsere Erkundung bei der Definition von »Ego-State« der Watkins beginnen.

Hier die klassische Definition:

> Ein Ich-Zustand kann definiert werden als organisiertes Verhaltens- und Erfahrungssystem, dessen Elemente durch ein gemeinsames Prinzip zusammengehalten werden und das von anderen Ich-Zuständen durch eine mehr oder weniger durchlässige Grenze getrennt ist. (Watkins & Watkins 2003, S. 45)

Somit ist ein »Ich-Zustand« etwas Abgegrenztes in Raum und Zeit, gebildet durch ein organisiertes System aus Verhalten und Erfahrungen, den basalen Erlebnisoptionen im Leben eines Menschen. Nach innen zusammengehalten werden die einzelnen Elemente dieses Systems durch ein »Prinzip« und nach außen abgegrenzt durch eine Grenze, die das Ende des einen und den Anfang des anderen Ego-States markieren.

Lange hatte ich geglaubt, das »Prinzip«, das laut Watkins alles zusammenhält, meint ein gemeinsames Thema, eine gemeinsame Zeit der Entstehung eines Ego-States in der Biographie eines Menschen und vieles mehr. Heute glaube ich, die Watkins wollten damit viel mehr ausdrücken, nicht nur etwas Gemeinsames sollte zusammenführt werden zu einem Ego-State, sondern ein Prinzip, ein Grundsatz, eine allgemeingültige Regel, ein Algorithmus[4] hält sie zusammen. Der könnte in dem folgenden Zitat stecken: »Nach

4 Ein Algorithmus ist eine eindeutige Handlungsvorschrift zur Lösung eines Problems oder einer Klasse von Problemen.

Federns Auffassung enthält ein Ich-Zustand nur Elemente, die eine Ich-Besetzung erfahren haben. Nach unserer Definition jedoch enthält ein Ich-Zustand sowohl Elemente mit einer Ich-Besetzung als auch solche mit einer Objektbesetzung, vorausgesetzt, sie sind in einem zusammenhängenden Muster gemeinsam organisiert. Dieses Muster kann eine bestimmte Altersstufe oder eine Beziehung im Leben des Individuums repräsentieren.« (Watkins 2003, S. 45) Das »Prinzip« ist somit die Theorie der »Ich-Besetzung« und »Objekt-Besetzung« von Ich-Zuständen, die die Watkins aus der damals schon veralteten Energietheorie von Freud und später Paul Federn, einem Schüler Freuds, übernommen hatten.

4.2 Wie lassen sich Ich-Zustände unterscheiden?

Das klingt alles auf den ersten Blick nicht so ganz einfach, und zum Verständnis braucht es noch ein paar Informationen, welche Kriterien helfen könnten, Ego-States zu unterscheiden. Als ich versuchte zu verstehen, was »dissoziierte Ich-Zustände« in dem Watkins-Modell sind (um sie dann später von anderen Modellen, z. B. TSDP von Nijenhuis et al., abzugrenzen), suchte ich nach trennscharfen Prinzipien der Unterschiedsbildung.

Ich biete Ihnen nun ein paar mögliche Unterscheidungskriterien an, die ich bei Watkins gefunden habe:

a) Energiebesetzung: Ich-Besetzung und Objekt-Besetzung

Die allgemeinste Kategorie der Unterscheidung von Ego-States ist eine Zuordnung, die sich Begrifflichkeiten der frühen Psychoanalyse bedient und eine Besetzung (Cathexis) mit Energie meint: Ein seelisches Element hat Ich-Besetzung und Objekt-Besetzung – ich hatte es eben schon im letzten Absatz erwähnt, als ich über das »Prinzip« in der Ego-State-Definition nachgedacht habe. Während ich diesen Text schreibe und mir jetzt dieses denkenden und handelnden Ego-State – nennen wir es den Theoretiker-Jochen – bewusst bin, besetze ich diese innere Wahrnehmung als psychischen Prozess mit Ich-

Libido (Freud), und ich erlebe den Vorgang als Teil meines Selbst – eine **Ich-Besetzung** hat stattgefunden. Unter Ich-Besetzung versteht Federn, wie schon Freud, eine Energieladung, welche einen psychischen Prozess aktiviert – in diesem Falle die Vorstellung von mir selbst als Person, die mit Selbstenergie aufgeladen wird und so als zum eigenen Selbst gehörig erfahren wird.

Zusammengefasst heißt das: Wenn ich gerade beim Schreiben meine linke Hand betrachte und diese eine Ich-Besetzung erfährt, dann erlebe ich sie als *meine Hand*, den Gedanken an ein schönes Frühstück als *meinen Gedanken*. »Jedes körperliche und mentale Element wird zu einem Teil des ›Ich‹, wenn und sobald es eine Ich-Besetzung erfährt.« (Watkins 2003, S. 32) Vice versa gilt dies für die **Objekt-Besetzung**: Ob etwas Ich oder Nicht-Ich, Selbst oder Objekt ist, hängt allein von der Art und Richtung der aktivierten Energie ab.

Wenn also der »Theoretiker-Jochen« mit Ich-Energie besetzt ist und ich es als mein gegenwärtig exekutives Selbst erlebe, dann sind alle anderen Anteile meiner Psyche mit Objektenergie besetzt: z. B. der Hobbykoch, der Weltenbummler oder der »traurige Kleine«. Alles Teile, die zu einem anderen Zeitpunkt ein Teil meines erlebten Selbst werden könnten.

Verwirrend ist aber, dass es bei Watkins keine Bezeichnung für innere Repräsentanzen, innere Objekte gibt, die äußere Objekte abbilden, die keine Introjekte sind und die nie Teil meines erlebten Selbst sein könnten.

Ein Grund für diese unpräzisen Definitionen könnte sein, dass Watkins unbedingt eine Erfahrung aus der klassischen Hypnose in diesem Konzept abbilden wollte: Wenn ich einem Patienten in tiefer Trance suggeriere, dass seine linke Hand schmerzunempfindlich wird und die Anästhesie sich langsam über den ganzen linken Arm ausbreitet, so erlebt der Patient seinen linken Arm nicht mehr zu sich, zu seinem Selbst gehörig, er erlebt den Arm wie ein Objekt. Diese Erfahrung, dass etwas wie ein Objekt erlebt wird, obwohl es zum Körper-Ich gehört, wollte Watkins in seiner Besetzungs-Theorie abbilden und deshalb enthält ein Ego-State nach der Definition von Watkins sowohl Elemente mit einer Ich-Besetzung als auch solche mit einer Objekt-Besetzung. Ich sehe diesen Punkt äußerst problematisch, in seinem Denken veraltet und für unsere Fragen nach den dissoziativen Selbstanteilen wenig hilfreich.

b) Kategorisierung: Einteilung aufgrund der Entwicklung

Für das Ehepaar Watkins, das die Ego-State-Therapie in den 70er-Jahren entwickelt hat, gibt es drei Wege der Entstehung der Ego-States. Dazu zählen die normale Differenzierung, die Introjektion sowie die Traumatisierungen. Von Claire Frederick wurden später noch die Übergangsobjekte des kleinen Kindes dazugezählt, was sich aber nie in der Theoriebildung durchgesetzt hat.

Was wird unter »normale Differenzierung« verstanden?

Von Kindesbeinen an lernen Menschen zu unterscheiden, was gut oder schlecht, wahr oder falsch bzw. gefährlich oder ungefährlich ist. Sie lernen, dass sie sich zu Hause anders verhalten müssen als im Kindergarten oder in der Schule, anders beim Besuch von Tante Irmi und Onkel Gustel und anders, wenn sie mit den Geschwistern spielen – sie lernen sich in Rollen kontextbezogen zu verhalten. Das alles sind Ego-States, die durch unsere normale Entwicklung entstehen, beeinflusst und geformt von psychischen, familiären, sozialen, kulturellen und politischen Faktoren. Dies alles variiert je nachdem, welche Sozialisation diese Person erfahren hat, denn sogar Familien derselben Gesellschaftsschicht und desselben Landes inklusive Region erziehen ihre Kinder unterschiedlich. »Diese Unterschiede betrachten wir als ganz normal, aber es handelt sich dabei um Verhaltens- und Erfahrungssyndrome, die sich um ein zentrales Motiv herum ausgeformt haben. Als solches können wir sie als Ich-Zustände betrachten.« (Watkins u. Watkins 2003, S. 51) Diese in der Regel nicht so stark ausdifferenzierten Ego-States dienen der schnellen Anpassung an wechselnde Herausforderungen des täglichen Lebens und erlauben dem Kind Rollenflexibilität – wir können diese beschriebenen Ich-Zustände auch »**Rollen**« nennen.

Was bedeutet »Introjektion«?

Als zweiten Weg beschrieben die Pioniere der Ego-State-Therapie die **Introjektion**, also das unbewusste Übernehmen von äußeren Realitäten ins innere System: Beispielsweise können Werte, Normen und Urteile eines Elternteils oder einer anderen Person in Form eines Ego-States verinnerlicht werden. Äußere Einflüsse sind oft sehr prägend und können alles andere überlagern, weil wir diese Normen von den Eltern über lange Zeit alternativlos vorgelebt bekommen haben. Erst ab dem Kindergartenalter kommen wir in Kontakt mit alternativen Normen und Werten und geraten mitunter in einen inneren Konflikt. »Aufgrund der *Introjektion bedeutsamer anderer* errichtet das Kind Verhaltensmuster, die, sobald sie eine Ich-Besetzung erfahren, zu Rollen werden, die es selbst erfährt, und sobald sie eine Objekt-Besetzung erfahren, innere Objekte repräsentieren, mit denen es in Beziehung treten und interagieren muss.« (Watkins 2003, S. 52, Hervorhebung im Original) Diese Introjekte der bedeutsamen anderen tragen zur Ausgestaltung unserer Normen und Werte bei (Gewissen, Über-Ich), können sich als innere Kritiker bemerkbar machen oder bilden bei traumatischem Stress den Täter nach innen als Täterintrojekt, als täterimitierenden Selbstanteil ab.

Reaktion auf ein Trauma

Der dritte Entstehungsweg von Ego-States dient der Bewältigung eines erlebten Traumas. Durch Traumatisierung wie Vernachlässigung, physische oder sexuelle Gewalt kann es zur Dissoziation kommen. »Ein einsames Kind zieht häufig die Ich-Besetzung von einem Teil seiner selbst ab, besetzt diesen Teil mit einer Objekt-Besetzung und schafft sich so einen imaginären Spielgefährten.« (ebd., S. 52) Diese Abspaltung, die das Überleben in schwierigen Zeiten sichert, wird nach Beobachtung der beiden Autoren häufig zur Zeit der Einschulung verdrängt, ist aber durch späteren traumatischen Stress reaktivierbar, häufig dann aber in bösartiger, bestrafender Form. Diese entwertenden und verfolgenden Ego-States finden wir häufig bei Patienten mit physischer und/oder sexueller Gewalterfahrung in der Kindheit, häufig bei Patienten mit der Diagnose Borderline-Störung und noch deutlicher akzentuiert bei Patienten mit Dissoziativer Identitätsstörung.

Nach Watkins und Watkins stehen Menschen, die Bedrohung und ein schweres Trauma überlebt haben, wenig Handlungsmöglichkeiten zur Verfügung. Eine ist, nach den verheerenden Erlebnissen in der Kindheit *psychotisch* zu werden, sich auf Dauer in eine eigene verrückte Welt zu flüchten. Eine andere Lösung besteht darin, *Selbstmord* zu begehen. Und ein dritter Ausweg, der uns hier besonders interessiert, ist, zu *dissoziieren*, das heißt die Aktivierung des parasympathisch orchestrierten dissoziativen Kontinuums, die Immobilisierungsreaktion, mit der wir uns später in Kapitel 10 noch ausführlicher beschäftigen werden. Die dabei entstehenden Ego-States sind für den Moment eine kreative Lösung des Problems, aber später Teil des eigentlichen Problems im Erwachsenenalter.

c) Unterscheidung nach Typen von Ego-States in der neueren Literatur

Kai Fritzsche hat 2020 im Modell der Ego-State-Therapie drei Typen von States unterschieden (S. 77 ff.):

1. Grundsätzlich ressourcenreiche Ego-States/weitgehend konfliktfreie Ego-States/gesunde Anteile
2. Traumatisierte Ego-States/Ego-States, die das überwältigende traumatische Erleben »tragen«/erlebende Anteile
3. Bewältigende/traumakompensatorische Ego-States/destruktiv wirkende Ego-States, Ego-States, die eine Bewältigungsstrategie entwickeln, die sich meist in Form von Psychopathologie zeigt.

Das ist eine sehr genaue und praxisorientierte Beschreibung der unterschiedlichen Typen von States. Die verschiedenen Anteile haben natürlich ganz unterschiedliche Funktionen und Wirkungen in unserem sogenannten Innensystem, unserer inneren Bühne. Zu dieser ersten Kategorie (Grundsätzlich ressourcenreiche Ego-States) zählt Kachler (2020, S. 33 ff.) die von ihm so genannten »Normale-Kind-Ego-States«. Er beschreibt sie als

- »Blaupausen« für all die Entwicklungsaufgaben, die altersentsprechend und funktional bewältigt wurden,
- sie bestehen aus zentralen Entwicklungsthemen aufgrund von Grundbedürfnissen,
- angenehme Erfahrungen ergeben positive Kind-Ego-States und
- Ressourcen-Ego-States sind voll von Selbstwirksamkeits- und Kompetenzerfahrungen.

Verletzte Ego-States sind häufig »symptomassoziiert«, d.h., sie drücken sich oft durch Symptome aus, durch Schmerzen, durch dysfunktionale Verhaltensweisen oder Gedankenmuster. Zu den verletzten Ego-States gehören, wie oben beschrieben, die traumassoziierten Ego-States der Kategorie 2, und damit sollten wir hier auf »dissoziierte Ego-States« stoßen. Zu der Kategorie 3 der verletzenden oder destruktiv wirkenden Anteile gehören States wie die nach Kritikerbotschaft im Patienten unterscheidbaren inneren Kritiker (innerer Kontrolleur, Perfektionist, Antreiber, Allen-Recht-Macher und Be- und Verurteiler, siehe dazu Peichl 2014). Daneben finden wir auch täternahe Anteile, also Anteile, die sich in uns selbst ähnlich verhalten wie Täter, die wir in unserer Biographie irgendwann einmal im Außen erleben mussten. Für meine Frage, was »dissoziative Ego-States« sind, findet sich bei Kai Fritzsche leider kein weiterführender Hinweis. Aber es geht ja noch weiter!

d) Unterscheidung entlang des Differenzierungs-Dissoziations-Kontinuums

Lassen Sie mich schon mal vorausschicken: Für unsere Frage nach den dissoziativen Selbstanteilen in der Ego-State-Theorie scheint mir dieser Punkt am ergiebigsten zu sein. Deshalb werde ich hier etwas ausführlicher verweilen.

Watkins schreibt (2003, S. 53 ff.), dass aus seiner Sicht nur wenige psychische Prozesse als Entweder-Oder ablaufen, meist ginge es um ein Mehr oder Weniger auf einem Kontinuum, also um ein Unterschiedskriterium der **Quantität** und nicht der **Qualität.** »Genauso ist es auch bei Differenzierung und Dissoziation. Das Krankheitsbild der multiplen Persönlichkeit repräsentiert nichts anderes als das eine Ende des Kontinuums, an dem ein extremes, unangepasstes Verhalten steht, während wir am anderen Ende die normale Differenzierung finden.« (S. 53) Das Schaubild, auf das er sich bezieht, finden Sie in Abbildung 1.

Auf den ersten Blick sehen wir das **Kuchen-Modell** der Dissoziation, jeder Kreis ist ein geschlossenes Ganzes, nur die »Trennwände« zwischen den Anteilen A, B und C werden immer dicker – d.h. undurchlässiger.

Wir können schon einmal aufgrund der Beschriftung festhalten: Am linken Pol des Kontinuums ist es »normal« und rechts ist es »unangepasst«, also »pathologische Dissoziation«.

Das Kriterium der Trennung (= Dissoziation) ist für Watkins die

- Durchlässigkeit der Grenzen: Die Ego-States »haben vieles gemeinsam und nehmen einander gegenseitig wahr« (ebd. S. 53) oder
- die Undurchlässigkeit der Grenzen: »… (wo) keinerlei oder nur eine geringe Interaktion oder Kommunikation stattfindet und sie auch nichts Gemeinsames haben« (ebd. S. 53).

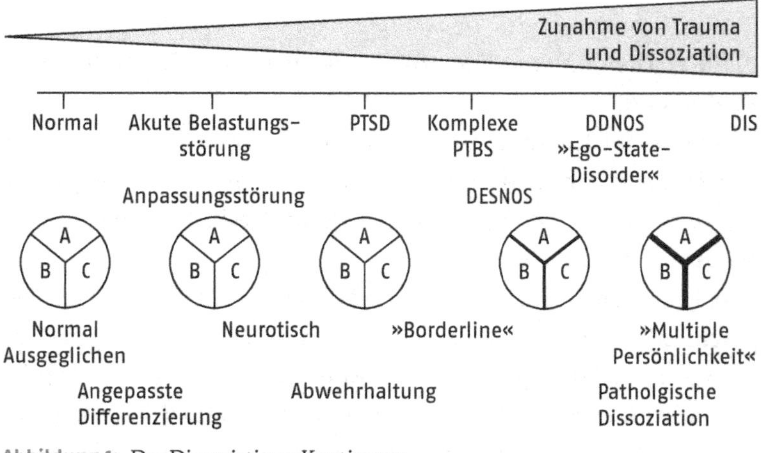

Abbildung 1: Das Dissoziations-Kontinuum

Ein sich daraus ableitendes Kriterium ist die Unterscheidung nach Schwere der Symptomatik und der Dynamik zwischen den Teilen.

4.3 Zur Idee des Kontinuums

Diese Idee des Kontinuums finden wir auch schon in der sogenannten »Neo-Dissoziationstheorie« von Ernest Hilgard (1965, 1975, 1977), einem damals berühmten US-amerikanischen Hypnoseforscher, auf den Watkins sich explizit bezieht. Im Gegensatz zu Pierre Janet, der Dissoziation auf pathologische Erscheinungen begrenzt hatte, »lassen sich (bei Hilgard) dissoziative Erscheinungen in mehr oder weniger ausgeprägter Form in simplen Alltagserlebnissen (man fährt Auto und ist dabei in ein intensives Gespräch verwickelt) bis hin zu schweren pathologischen Symptomen, wie z. B. den multiplen Persönlichkeiten, erkennen und studieren. Dissoziation ist somit ein wesentliches Charakteristikum kognitiver Funktionen.« (Peter 1987, S. 30)

Phillips und Frederick (2003, Original 1995) greifen diese Idee des Kontinuums der Watkins noch einmal auf und differenzieren in dem von ihnen jetzt »Ich-Zustand-Spektrum« genannten Modell die Schritte von links nach rechts, wie wir sie in Abbildung 1 haben.

- Ganz links »am Rande befinden sich Ich-Zustände mit durchlässigen Grenzen, die nicht sehr getrennt voneinander sind« (Frederick 2007, S. 31) – eine solche Person wird als farblos erlebt.
- Bei einer normalen Differenzierung (wie oben beschrieben) kommt es zu einer »ausgeprägten Trennung der einzelnen Ich-Zustände« (ebd.). Die Folge ist Komplexität, aber auch intrapsychische und interpersonelle Konflikte sind möglich.
- Ego-States mit »etwas undurchlässigeren Grenzen als ›normal‹« (ebd.) können mit klinischen Symptomen in Verbindung stehen: Frederick nennt PTBS, Depression, Zwang, Panikattacken usw., das, was in der Abbildung als »neurotisch« bezeichnet wird.
- Übernehmen solche Ego-States die Führung, dann scheinen sich die Symptome und Krankheitsbilder zu verstärken und Frederick nennt dann auch Identitätsstörungen, antisoziales Verhalten, so-

matische Störungen, unstillbare Schmerzen usw. »Diese Ich-Zustände sind eher dissoziiert als differenziert.« (ebd. S. 32)

- »Noch randständiger auf dem Kontinuum bzw. im Spektrum befinden sich die voll ausgebildeten dissoziativen Störungen« (ebd.). Frederick nennt als klinische Störungen Konversions-Syndrome, Amnesien und Somatisierungsstörungen.
- »Die Extremposition am Rande des Spektrums integrierter Ich-Zustände nehmen die zutiefst getrennten und dissoziierten Ich-Zustände ein. Sie zeigen sich als die Alter der Dissoziativen Identitätsstörung (DIS)« (ebd.). Wir sind jetzt ganz am rechten Pol angekommen.

Vielleicht fragen Sie sich bereits, warum ich das Ego-State-Spektrum so ausführlich dargestellt habe – weil es viel darüber aussagt, was sich die klassische Ego-State-Theorie unter **Dissoziation** vorstellt und wo aus meiner Sicht eine wichtige Kritiklinie an der Ego-State-Theorie der Watkins entlanggehen muss.

4.4 Dissoziation: Getrenntheit vs. Nähe

Den Ideen von Watkins folgend, basiert auch bei Claire Frederick das Konzept der Dissoziation auf Abtrennung, auf »separation« (im engl. Original) und die Beziehung zwischen den States auf »Getrenntheit versus Nähe« (»separatness vs closeness« im engl. Original).

Daraus ergeben sich für mich einige wichtige Fragen:

1. Was bedeutet oben im Text: »Diese Ich-Zustände sind eher dissoziiert als differenziert«?
2. Wenn die Dissoziation rechts als pathologisch betrachtet wird, wie kann dann der ebenfalls von Claire Frederick stammende Merksatz für die Therapie gelten: »Alle Teile sind gekommen, um zu helfen« – etwas Pathologisches kann doch nicht helfen!
3. Diese Anschauung von »Dissoziation« ist als phänomenologische Beschreibung sicher möglich, nur mit den Ideen von Pierre Janet – wie ich sie auf S. 53 beschrieben habe – nicht kompatibel, aber

Watkins beziehen sich explizit auf Pierre Janet als eines der Grundgerüste ihrer Theorie. Konnten oder wollten die Watkins das Modell der Dissoziation von Pierre Janet nicht verstehen?

»Ebenso wie Watkins beziehen auch Phillips und Frederick (1995) die neodissoziative Theorie (Hilgard, 1977, 1984) in ihr Konzept der Dissoziation ein, ebenso wie das Konzept der veränderten Bewusstseinszustände, wie z. B. Phänomene der hypnotischen Trance oder der Absorption. Dies führte erneut zu einem Mangel an Klarheit bei der Definition von ›dissoziierten‹ Ich-Zuständen und Dissoziation im Allgemeinen.« (Leutner & Piedfort-Marin 2021, S. 28) Genau!

Am Ende bleibt die Frage, ob ein Ich-Zustand mehr oder weniger dissoziativ sein kann, das heißt, ob Dissoziation eher eine Frage des Grades auf einem Kontinuum ist (Hilgard/Watkins) oder eine Frage **Qualität** (Janet/Nijenhuis). Mehr Klarheit habe ich dann später erst bei Ellert Nijenhuis gefunden in der TSDP, die das Konzept der traumabedingten Dissoziation auf der Grundlage der Arbeit von Janet erklärt. Auch die Beschäftigung mit der Neurobiologie der Dissoziation bei Lanius et al. 2014a, die Rolle des Opinoid- und Cannabinoid-Systems haben mich überzeugt, dass wir es mit einem qualitativen Problem zu tun haben (siehe dazu Kapitel 10 und 11).

4.5 Warum knirscht es so in der Watkin'schen Ego-State-Theorie?

Auch Leutner und Piedfort-Marin (2021) spekulieren darüber, warum das Konzept der Dissoziation bei den Watkins und ihren Schülern Claire Frederick, Maggie Phillips und Woltemade Hartmann so viele Widersprüche und Missverständnisse aufweist.

Das eine mag der Anspruch der Watkins gewesen sein, das Freud'sche Verdrängungskonzept und das Dissoziationskonzept von Janet zu integrieren – wollten sie doch mit der Ego-State-Therapie eine Form der Hypnoanalyse erschaffen. »Vielleicht war den Watkins der Unterschied zwischen Verdrängung und Dissoziation gar nicht klar?« (Leutner & Peidfort-Marin 2021, S. 5–6). Zum anderen war Janet in den Siebzigern des letzten Jahrhunderts in Europa und noch mehr in den USA in Vergessenheit geraten, dafür hatte unter anderem auch Sigmund Freud mit seiner ersten Begeisterung und späteren heftiger Ablehnung für Pierre Janet gesorgt. Viele zum Teil schwer verdauliche Publikationen in einer sehr eigenen Sprache gab und gibt es bis heute von Janet nur auf Französisch, vielleicht hat dieses den Blick auf Janets Denken bei den Watkins getrübt und verzerrt.

Ich bekomme heute mehr und mehr den Eindruck, dass John Watkins – und ich nenne jetzt nur ihn, denn er war der Theoretiker von beiden – versuchte, ganz vieles unter einen Hut zu kriegen: Die Neo-Dissoziations-Theorie von Ernest Hilgard, die sich bedeutsam von der Dissoziationstheorie von Pierre Janet unterschied (deshalb auch NEO-Dissoziations-Theorie), die Hypnose mit ihren veränderten Bewusstseinszuständen und die Energietheorie von Paul Federn. Da sollte zusammenwachsen, was nicht zusammengehört, um einen Spruch von Helmut Kohl zur deutschen Einheit abzuwandeln. Vielleicht hilft uns ein Blick in die Biographie von John Watkins, um die Widersprüche zu verstehen. Meine nun folgenden Ausführungen sind Annahmen und Schlussfolgerungen und keine Wahrheiten – zumindest für mich könnte es aber so gewesen sein.

KAPITEL 5

Die Zwickmühlen des John Watkins

Im April 2004 begann ich meine Weiterbildung zum Ego-State-Therapeuten bei Woltemade Hartman, dem Leiter des Milton-Erickson-Instituts in Pretoria/Südafrika. Er selbst war Schüler der ersten Generation bei den Watkins in Montana/USA gewesen. Ich selbst war zu diesem Zeitpunkt Lehranalytiker und Dozent am Institut für Psychoanalyse in Nürnberg sowie Oberarzt in der Klinik und deshalb mit unterschiedlichen Theorien zur Psychoanalyse, zur Geschichte der Analyse und ihren Streitigkeiten von Freud bis zur Gegenwart gut vertraut.

So hilfreich ich das von Hartman vermittelte Bild der Ego-States, die Idee der Multiplizität und die therapeutischen Techniken für meinen Alltag als Leiter einer Traumaabteilung am Klinikum Nürnberg fand, so sehr verwirrten mich die theoretischen Begründungen. Erste Zweifel meldeten sich. Auch als ich mich in die Originalliteratur von John und Helen Watkins und ihrer Schüler vertiefte, klarte der Horizont nicht weiter auf – es blieb alles schwammig, nebelig und voller Widersprüche.

John Watkins hatte auf der Jahrestagung 2003 der MEG in Bad Orb in einem Eröffnungsvortrag betont, die von ihm und Helen geschaffene Ego-State-Therapie sei eine Form der Hypnoanalyse und basiere auf (1) Psychoanalyse, (2) Hypnotherapie und (3) der Arbeit von Pierre Janet.

Das klang sehr fundiert und spannend, aber je mehr ich mich in den letzten Jahren damit beschäftigte, umso größer wurden die Zweifel, dass die einzelnen Elemente der Theorie der Watkins zusammenpassen. Möglicherweise sind sie gar unvereinbar. Lassen Sie mich meine Ablehnung konkret machen.

5.1 Hypnose und Psychoanalyse: eine Zwickmühle?

Nachdem Watkins Mitglied des Lehrkörpers der Universität Idaho und der Columbia Universität geworden war, trat er 1941 in das Militär ein und wurde Chefpsychologe am Welch Convalescent Hospital/Florida, wo er viel mit Hypnotherapie und vor allem mit Hypnose und Abreaktion arbeitete. 1949 erschien sein Buch »Hypnotherapy of war neuroses«, und gleichzeitig begann er »eine Analyse bei Bernhard Kamm, der vor dem Krieg Mitglied der *Deutschen psychoanalytischen Gesellschaft* in Berlin gewesen war und später Lehranalytiker am *Chicagoer Psychoanalytischen Institut* wurde«. (Watkins 1992, S. 86, kursiv im Original) Als nichtjüdischer Analytiker legte Bernhard Kamm seine Mitgliedschaft in der DPG aus Protest nieder, nachdem der Vorsitzende Ernest Jones in einer Sitzung der DPG im Dezember 1935 in Berlin die verbliebenen jüdischen Mitglieder aufgefordert hatte, »freiwillig« aus der DPG auszutreten. Kamm emigrierte gemeinsam mit den jüdischen Kollegen in die USA.

Watkins wechselte dann 1949 an die VA-Klinik[5], Chicago Mental Hygiene Clinic und wurde dort »Chief Clinical Psychologist«. Die Klinik war psychoanalytisch orientiert und mit dem Institut für Psychoanalyse in Chicago verbunden. Alle seine Kollegen waren Psychoanalytiker, und so war »es natürlich für mich, bei Edoardo Weiss, M. D. (1943), einem herausragenden Psychiater, der von Paul Federn (1945) in Wien analysiert und von Freud (1953) ausgebildet worden war, eine persönliche Analyse zu beginnen«. (Watkins 2009, S. 136) Diese Beschreibung und andere Andeutungen machen verständlich, wie stolz Watkins darauf war, bei Edoardo Weiss in Lehranalyse zu sein, einmal, weil das Chicago Institut eigentlich zu dieser Zeit dagegen war, dass Psychologen zu Psychoanalytikern ausgebildet wurden (siehe Watkins 1992, S. 96), und weil »... Weiss ein besonderes Interesse an mir hatte ...«. (Watkins 2009, S. 136)

Der Preis dafür war, dass er sich über Jahre von der Hypnoanalyse zurückzog, nur noch traditionelle Couchanalyse machte, »nachdem mein ›Analytikervater‹ Weiss sie (die Hypnoanalyse, J. P.) nicht bil-

5 VA bedeutet »Veterans Affairs«.

ligte«. (Watkins 1992, S. 86) 1953 verließ Watkins Chicago, einen Ort, um zu leben, den er nicht mochte, wie er 2004 in einem Interview sagte (Rowan 2004, S. 16),[6] und ging an die VA Klinik in Portland/ Oregon, im Westen der USA. »Dort entwickelte ich wahrscheinlich meine Hypnoanalyse ein wenig weiter, obwohl ich immer noch analytische Arbeit mit Edoardo Weiss machte, besonders in den Sommern unten in Kalifornien, wo er für die Sommermonate hinkam. Ich hatte mehrere Wochen hintereinander jeden Tag in der Woche eine Analyse bei ihm.« (Interview: Rowan-Watkins 2004, S. 16) In dieser Zeit schrieb er eine Vielzahl an Artikeln und Abhandlungen über Hypnoanalyse und begann an der Idee der Ego-State-Therapie zu arbeiten – »indem ich multiple Persönlichkeiten und solche Dinge behandelte« (ebd.). Er praktizierte auch weiter klassische Couchanalyse und engagierte sich für die Hypnoanalyse mit dem Ziel, die unendlich langen Psychoanalysen damaliger Zeit durch den Einsatz von Hypnose abzukürzen – er wollte eine 10-Cent-Psychoanalyse entwickeln. Er reiste viel und war maßgeblich an der Organisation der Internationalen Gesellschaft für Klinische Experimentelle Hypnose beteiligt. In 70er-Jahren des letzten Jahrhunderts bekam Watkins nach langen Jahren der Lehranalyse und Trainings bei Edoardo Weiss das Analytikerzertifikat, ohne einen regulären Abschluss an einem Ausbildungsinstitut gemacht zu haben.

Nach einiger Zeit in Portland fand Watkins die Arbeit an der VA-Klinik nicht mehr so herausfordernd, da die Veteranen, die als Patienten immer noch die Hilfe der Klinik brauchten und die »im System verblieben waren (…), relativ unbehandelbar waren«. (ebd., S. 17)

Er wollte wieder an die Universität und fand heraus, dass an der University von Montana in Missoula ein Leiter, ein Direktor für die klinische Ausbildung gesucht wurde – also bewarb er sich und bekam die Stelle. Hier lernte er dann nach sechs Jahren Helen kennen; ein Jahr später heirateten sie. Beide ergänzten sich hervorragend, er der Theoretiker, der mehr als tausend Bücher über Psychotherapie gele-

6 Jack Rowan von der Mansfield Library der Universität von Montata/Missoula führte am 20. 9. 2004 ein langes Interview mit John »Jack« G. Watkins. https://scholarworks.umt.edu/cgi/viewcontent.cgi?filename=0&article=1025&context=umhistory_interviews&type=additional

sen hatte, um die beste Methode zu finden[7], und sie, die mühelos nahen Kontakt zu Menschen herstellen konnte. »Sie war 365 Tage im Jahr Therapeutin. Sie lebte für die Therapie. Es war nicht nur etwas, was sie tat. Wie ich in meinen Workshops erzählte, schrieb ich Bücher und Artikel über Therapie. Helen wusste, wie es geht. Sie war die Praktische.« (ebd. S. 19)

5.2 Wie kam Jack Watkins nun zur Ego-State-Therapie?

Na ja, ich hatte die Ideen, weil ich vorher schon mit multiplen Persönlichkeiten gearbeitet hatte. Sie (Helen, J. P.) und ich haben es gemeinsam entwickelt. Im Grunde genommen ist es die einfache Idee, dass wir Menschen keine Einheiten sind, dass wir Vielheiten sind. Wir haben Segmente von uns selbst. (ebd. S. 27)

Die Grenzen zwischen den Segmenten können sehr locker sein und der Austausch und die Kommunikation sehr gut oder aber sehr fest und abgetrennt. Auf das Dissoziationskontinuum anspielend (siehe Abbildung 1 auf Seite 52), erklärt er es mit den Bundesstaaten der USA: »Die Grenzen zwischen diesen Segmenten werden immer fester. Am einen Ende stehen Idaho und Montana und am anderen Ende, das ist die multiple Persönlichkeit, stehen Ost- und West-Berlin mit den Mauern dazwischen. Man kann nicht durch sie hindurch kommunizieren.« (ebd. S. 27)

Für Watkins ist die Idee des Seins eine Art Kontinuum, und darum geht es ihm in der Ich-Theorie, so erzählt er im Interview an einer anderen Stelle. Die Therapie sollte sich nicht unbedingt auf die ganze Person beziehen, sondern sich zu verschiedenen Zeiten auf diese

7 »Ich begann auch, nach der besten Psychotherapie zu suchen. Ich habe über tausend Bücher über Psychotherapie gelesen oder überflogen. Ich habe sie mit Anmerkungen versehen und sie alle zusammengefasst. Ich schrieb ein Buch »Allgemeine Psychotherapie«, in dem alle Systeme beschrieben wurden. Die Skizzen waren so gestaltet, dass sie ein Professor an einer Universität als Grundlage für seine Aufzeichnungen verwenden konnte, wenn er über diese spezielle Therapieform vortragen wollte.« (Rowan-Watkins-Interview 2004, S. 17)

verschiedenen Segmente der Person konzentrieren. Diese Segmente können miteinander in Streit geraten, was dann zu Symptomen und Leid führt. Diese inneren Konflikte müssen in der Psychotherapie aufgelöst werden.

> Die Ego-State-Therapie ist eine Gruppen- und Familientherapie mit einer einzelnen Person, in der die Elemente nicht Brüder und Schwestern usw. in der Familie sind. Sie sind Teile des eigenen inneren Selbst. Wir verwenden Hypnose, um dieses Selbst zu aktivieren und die Aufmerksamkeit der Therapie zu fokussieren. Sie können jede Art von Therapie anwenden. Sie können eine Verhaltenstherapie anwenden. Sie können die Psychoanalyse anwenden. Sie können die Jung'sche Therapie anwenden, wenn Sie das wollen. Der Unterschied ist, dass man sich auf das Segment konzentriert, nicht unbedingt auf die ganze Person. Man betrachtet zwar die ganze Person, aber am Ende will man eine integrierte Person, was nicht bedeutet, dass man die Segmente verschmilzt. (ebd. S. 29)

Nach seiner jahrzehntelangen Arbeit mit multiplen Persönlichkeiten begann er mit dem Beginn der Zusammenarbeit mit Helen die Grundlagen der Ego-State-Theorie von Paul Federn anzuwenden, wie sie ihn sein »Analytikervater« Edoardo Weiss, der Schüler von Paul Federn war, gelehrt hatte. Ob er mit den »Segmenten« der DIS-Patienten psychoanalytische Einzeltherapie machte oder Hypnotherapie/Hypnose oder Abreaktionstherapie, wie sie Putnam zu dieser Zeit beschrieben hatte – was ich für am wahrscheinlichsten halte[8] –, war dem Interview nicht zu entnehmen. Aber eine wichtige Erkenntnis hat Watkins aus seiner Arbeit mit DIS-Patienten (im engl. DID = Dissociative Identity Disorder) für sich abgeleitet, die für mich die Ur-Idee der ganzen Ego-State-Theorie darstellt:

8 »Wenn wir zum Beispiel Abreaktionen machten, [Flashbacks, die das Trauma wiedererleben lassen], dann eher bei Männern als bei Frauen. Aber wir wollten die Emotionen, die Wut, die Gewalt rausbringen. Sie würde mir diese Fälle zuschieben.« (Rowan-Watkins-Interview 2004, S. 24)

> Als ich mit Multiplen und Normalneurotikern arbeitete, war ich überrascht zu entdecken, dass vermutlich alle Patienten entweder ›offene‹ DID waren, wirkliche Multiple oder ›verdeckte‹ Multiple (Watkins & Watkins, 1996) deren mehr oder weniger ausgeprägte Multiplizität durch Hypnose aufgedeckt werden konnte. Ich habe alle Menschen auf einem Kontinuum gesehen, mit spontan sich zeigenden offenen Multiplen, neurotischen Symptomen und der Separation als Abwehrmechanismus. (Watkins 2009, S. 138)

Dieses Kontinuum – bitte betrachten Sie noch einmal die Abbildung 1 auf S. 52 – ist für mich der zweifelhafte Grundgedanke der gesamten Ego-State-Theorie: Ein Kontinuum von Separation der Persönlichkeit, wobei wir auf dem rechten Pol die Multiplizität der »offenen DIS« haben, dann nach links die Borderline-Multiplizität, dann weiter die Neurosen, über die neurotischen Abwehrmechanismen zur normalen Differenzierung bei uns Normalos auf dem linken Pol. Separation der Persönlichkeit ist für Watkins aus phänomenologischer Sicht das Gleiche wie Dissoziation.

Das klingt elegant gelöst – ist für mich aber falsch. Warum: Weil die »Dissoziative Identitätsstörung oder ›DID‹, die eine echte mentale Krankheit ist« (Watkins 2009, S. 137) und durch »frühe traumatische Erfahrungen in der Kindheit oder durch Internalisierung unserer Wahrnehmung von wichtigen Personen unseres Lebens« (ebd. S. 138) verursacht wird, so Watkins, eine neuro-psychologische Organisation der Psyche nach schwererer Traumatisierung darstellt. Ego-States am linken Pol bei uns »Normalos« sind unbewusst, nicht pathologisch, und »wir nehmen sie als unterschiedliche Stimmungen wahr« (ebd., S. 137), und auf der anderen Seite die mentale Krankheit DID, eine pathologische Reaktion auf Trauma – dazwischen verschiedene Formen seelischer Pathologien. Für mich sind zum einen meine unterschiedlichen Stimmungen, meine Poly-Valenzen und verschiedenen Seiten meiner Persönlichkeit etwas **qualitativ** – nicht quantitativ – völlig anderes als die Teilpersönlichkeiten von DIS-Patienten nach schwerer Traumatisierung. Mit Recht fühlen sich heute Menschen mit DIS von so einer quantitativen Sicht von Dissoziation im Modell der Ego-State-Theorie nicht gesehen und in ihrem Leid verstanden.

Zum anderen ist für mich der Terminus »Dissoziation« mehr als nur »Kommunikationsnähe« oder »-ferne« von inneren Anteilen und die von Watkins vorgeschlagene phänomenologische Sicht von Dissoziation eine grobe Vereinfachung, damit er die Idee vom Kontinuum aufrechterhalten konnte.

Diese Ideen und Vereinfachungen sind nun die Ausgangsbasis für die Entstehung der Ego-State-Theorie und Praxis.

5.3 Die Zwickmühlen der Theoriefindung

Ich möchte den Fokus nun auf verschiedene Aspekte des Denkens von John Watkins lenken, als er in den frühen 70er-Jahren des letzten Jahrhunderts begann, intensiv mit seiner Frau Helen zusammenzuarbeiten und sie beide die Ego-State-Therapie ausgestalteten. Weitgehend abgeschlossen scheint mir der Prozess der Theorieformulierung im Jahre 1997 mit dem Erscheinen des gemeinsamen Handbuches »Ego States Theory and Therapy«, erschienen im Verlag Norton & Co., zu sein.

1. Multiple Persönlichkeiten

»Während Helen in diesen Jahren in erster Linie mit der allgemeinen klinischen Praxis zu tun hatte, beschränkte ich meine Behandlungsfälle immer mehr auf offenkundig multiple Persönlichkeiten.« (Watkins & Watkins 2003, S. 13) Als ich das las, war ich überrascht: Warum gab es plötzliche so viele Patienten mit der Diagnose »multiple Persönlichkeit«?

Die frühe Geschichte der Dissoziativen Identitätsstörung in den USA beginnt 1791 mit der ersten ausführlichen Fallbeschreibung über eine 20-jährige deutsche Frau mit »vertauschter Persönlichkeit« (»exchanged personality«), die als »französische Frau« sich an alles erinnerte, was sie tat, aber als »deutsche Frau« jede Kenntnis der »französischen Frau« leugnete.

Zwischen 1880 und 1920 wurde die DID zunehmend erforscht, und 1944 waren 67% aller bekannten Fälle in diesem Zeitraum gemeldet worden. Danach gingen die Fallberichte über die Dissoziative Identitätsstörung drastisch zurück, was vielleicht auf die zunehmende Diagnose von Schizophrenie und den Aufstieg Freuds zurückzuführen ist, der das Konzept und die Dissoziationstheorie von Pierre Janet nach erstem Interesse daran vehement ablehnte.

»In den 1970er-Jahren stieg die Diagnose der Dissoziativen Identitätsstörung nach der Veröffentlichung des äußerst populären Buches ›Sybil‹ im Jahr 1973 drastisch an[9]. Es wird angenommen, dass allein in den 1970er Jahren mehr Fälle von DID gemeldet wurden als in der gesamten Geschichte seit 1816 und dem berühmten Fall von Mary Reynolds. Zwischen 1991 und 1997 wurden über 500 Fälle von DID in einem einzigen Behandlungszentrum für Dissoziative Störungen in Dallas, Texas, aufgenommen.«[10]

In diesen 70er-Jahren wühlte das Buch »Sybil« (engl.: »Sybil. The True Story of a Woman Possessed by Sixteen Separate Personalities«) von Flora Schreiber die Nation ziemlich auf. Das Buch wurde später von Hollywood verfilmt und die Zweifel an der Echtheit der Geschichte nahmen zu. Das Buch »Sibyl« spielte eine wichtige Rolle bei der Popularisierung der DID, sowohl unter Klinikern als auch in der breiten Öffentlichkeit. Heute wissen wir jedoch, dass die Geschichte ein fast vollständiger Betrug war. Die Frau, die Flora Schreiber im Buch »Sibyl« nannte, war Shirley Ardell Mason, über deren Leben und Therapie Debbie Nathan (2011) eine detaillierte Studie schrieb und die Manipulation schonungslos aufdeckte.

---

9 »Sybil« ist ein 1973 erschienenes Buch von Flora Rheta Schreiber über die Behandlung von Sybil Dorsett wegen dissoziativer Identitätsstörung durch ihre Psychoanalytikerin Cornelia B. Wilbur.

10 https://www.healthyplace.com/abuse/dissociative-identity-disorder/the-amazing-history-of-dissociative-identity-disorder-did

2. Psychoanalyse in den 70er- und 80er-Jahren: Tradition vs. Innovation

Diese Jahrzehnte waren eine spannende Zeit im Feld der Psychotherapie, sowohl in den USA als auch hier bei uns. In den späten Siebzigern begannen die Verhaltenstherapeuten, die bisher rund um die »Black Box« mit ihren Lerntheorien beschäftigt waren, sich zunehmend mehr mit »mentalen« Prozessen zu beschäftigen, und mit Beck und Meichenbaum kündigte sich die erste kognitive Wende an.

Anfang der 80er-Jahre kehrte das psychoanalytische Interesse zurück in die USA, und das Feld polarisierte sich zwischen den orthodoxen »Triebtheoretikern« der Freud-Nachfolge und den neuen Strömungen: die »Ich-Psychologie« von Heinz Hartmann, die »Objektbeziehungstheorie« von Otto Kernberg und die »Selbstpsychologie« von Heinz Kohut.

Die Entwicklung der Ich-Psychologie durch Hartmann in den späten Siebzigern mit ihrer Verlagerung von der Freud'schen Triebtheorie zu den adaptiven Funktionen des Ichs wurde für viele als eine Möglichkeit angesehen, Psychoanalyse und klinische Psychologie näher zusammenzurücken. Das war die Voraussetzung dafür, dass auch Psychologen nun offiziell zur psychoanalytischen Ausbildung zugelassen wurden (dieses Problem hatte auch Watkins in Chicago gehabt). Der Einfluss von Hartmann kann gar nicht zu sehr gewürdigt werden, seine »... Ich-Psychologie wurde in der Tat für das nächste halbe Jahrhundert oder so zur vorherrschenden psychoanalytischen Kraft in den Staaten, bevor die Objektbeziehungstheorie in den Vordergrund trat. Sie bildete die Grundlage und den Ausgangspunkt für die Selbstpsychologie beispielsweise von Heinz Kohut, der Hartmanns Libidotheorie sowohl ablehnte als auch in ihr verwurzelt war«. (Gregory 2004, S. 270–271)

Das Entscheidende für mich war damals als Psychoanalytiker in Ausbildung in Göttingen, dass ich in seiner Arbeit »Ich-Psychologie und Anpassungsproblem« endlich Hinweise darauf fand, wie das seit Freuds Veröffentlichungen bestehende Durcheinander der Termini »Selbst« und »Ich« gelöst werden könnte und wie Ordnung in die Termini zu bringen wäre. Heinz Hartmann hat im Zuge seiner Erweiterung und Ausdifferenzierung der Psychoanalyse und Ich-Psychologie das Selbst als Instanz in die Theorien der Psychoanalyse eingeführt. Diese Instanz ist bei ihm ein weiteres übergreifendes psychisches System neben dem Es und dem Über-Ich. Es kann im Gegensatz zu den Objekten der Außenwelt ebenso wie das Ich mit libidinöser Energie besetzt werden. Dadurch ist es möglich, zwischen der Besetzung von Objekten der Außenwelt und der Besetzung der eigenen Person zu unterscheiden. Dieser theoretische Schritt hatte großen Einfluss auf die Objektbeziehungstheorie (Otto Kernberg) und die Selbstpsychologie von Heinz Kohut.

Hartmann floh 1938 nach dem »Anschluss« Österreichs in die USA, um den Nazis zu entkommen – er erreichte 1941 New York, wo er schnell einer der führenden Denker der New Yorker Psychoanalytic Society wurde. Zur gleichen Zeit begann auch Paul Federn mit der Ausbildung von Studenten und mit Lehranalysen am gleichen Institut. Einer seiner ersten Analysekandidaten war ab 1941 Eric Berne, der spätere Begründer der Transaktionsanalyse.

Mit all diesen Themen war auch John Watkins beschäftigt, er schreibt: »Während der siebziger und achtziger Jahre hielt ich meine Kenntnisse weiterhin auf dem Laufenden durch das Studium der neueren Generation von Psychoanalytikern und Objektbeziehungstheoretiker wie Hartmann, Kris, Fairbairn, Winnicott, Mahler, Kernberg und Kohut, wobei ich der Kontroverse zwischen den mehr orthodoxen ›Trieb‹-Theoretikern und den Anhängern des ›Beziehungs‹-Modells besonders aufmerksam folgte«. (Watkins 1992, S. 86)

Watkins war also auf dem Laufenden, was sich so an Innovativem in der Psychoanalytiker-Community tat.

3. Watkins-Weiss-Federn-Freud und die Loyalität

Mit all diesen interessanten Strömungen moderner Psychoanalyse in den USA vertraut, viel belesen und neugierig, entschied sich Watkins aber, seine Entdeckung der »offenen« und »verdeckten« Ego-States auf dem Dissoziations-Kontinuum (siehe oben) und seine Annahme über das Wesen und die Funktion der Ich-Zustände mit einer altbackenen Theorie aus den Anfängen der Psychoanalyse zu verbinden: der alten Freud'schen Energiebesetzungstheorie von 1923. Auch Paul Federn als treuer Freud-Schüler verwendet die klassischen Begriffe »Libido« und »Mortido« in seinen Schriften, aber meint damit keine sexuelle Energie wie Freud, sondern: »Unter Libido verstand Federn eine integrierende, aufbauende (liebende) Kraft, die einzelne Elemente auf einer höheren Ebene organischer Komplexität zusammenbringt. (…) Mortido war dagegen der Begriff für eine trennende, abstoßende (zerstörende) Kraft mit der Tendenz, Ganzheiten aufzuteilen und Organismen auf ihre einfachen Ursprünge zu reduzieren (Tod)«. (Watkins & Watkins 2003, S. 36)

Während Freud von einer libidinösen Energie oder Besetzung (engl. cathexis) sprach, die er als sexuell verstand, gab Federn die »Libido« im Lauf der Zeit auf und bezog sich immer häufiger auf zwei verschiedene Arten von Energien: Objekt-Besetzungs- und Ich-Besetzungs-Energie. Mir sind diese sperrigen Gedankenlinien von Watkins in Anlehnung an Paul Federn sehr unvertraut und stellen mich oft vor Rätsel.

Paul Federn postulierte aufgrund seiner Arbeit an Patienten mit Depersonalisation und Psychosen, abweichend von der Auffassung seines Lehrers Freud, die Theorie der **»Ich-Zustände«**. Er beschrieb das Ich als einen realen, erfahrbaren Gefühlszustand und nicht als ein einfaches theoretisches Konstrukt. Für Federn stellte das Ich keine Entität dar, sondern bestand aus »Sub-Persönlichkeiten«, segmentierten Persönlichkeitsstrukturen, zusammengehalten durch ein Identitätsgefühl. Jeder dieser Ich-Zustände, die in der frühen Kindheit entstehen, habe einen eigenen Ursprung, eine eigene Geschichte sowie eigene Gedanken und Gefühle. Die Fortentwicklung dieser analytischen Theorie im Sinne Paul Federns finden wir ausführlich dargestellt in den Arbeiten von Edoardo Weiss (1960, 1966), der, wie wir bereits wissen, auf die Entwicklung der Theorie und Therapie der Ich-Zustände gleichfalls großen Einfluss nahm.

Auch wenn Watkins durch seinen »Analysevater« Weiss auf die Theorie der Ich-Zustände (im englischen Ego States) bei Federn hingewiesen wurde und Edoardo Weiss durch seine Erklärungen im Vorwort des 1956 erschienenen Buches »Ich-Psychologie und die

Psychosen« (dt. Ausgabe 1978) die verwickelten Ausführungen von Federn etwas verständlicher macht, stelle ich mir die Frage: Warum adaptierte Watkins diese schwer verständliche, etwas museale Energietheorie nach Federn und Freud, um seine Theorie der Hypnoanalyse zu begründen? Es hätte Ende der 70er- und Anfang der 80er-Jahre genügend modernere Theorien in den USA gegeben!

Ich habe dafür nur eine Erklärung: Aus Loyalität vor allem zu Edoardo Weiss und Paul Federn.

Edardo Weiss und John Watkins hatten eine besondere Beziehung:

- »Nachdem mein ›Analytikervater‹ Weiss sie (die Hypnoanalyse, J. P.) nicht billigte« (Watkins 1992, S. 86) …
- »Weiss ein besonderes Interesse an mir hatte …« (Watkins 2009, S. 136).
- »Ich hatte mehrere Wochen hintereinander jeden Tag in der Woche eine Analyse bei ihm.« (Interview: Rowan-Watkins 2004, S. 16)

Watkins erwähnt immer wieder voller Stolz, dass er »… eine persönliche Analyse bei dem Lehranalytiker Edoardo Weiss, der seinerseits von Paul Federn analysiert und von Freud ausgebildet worden war …« (Watkins & Watkins 2003, S. 12), gemacht hatte: Watkins-Weiss-Federn-Freud. Früher wurden in einem Stammbaum die Analysanden von Lehranalytikern in ihrer Position nach Freud mit einer Nummer versehen: Watkins war ein F4, d. h. analysiert in direkter Folge nach Sigmund Freud. Loyalität spielt in dieser Männerreihung Watkins-Weiss-Federn-Freud eine wichtige Rolle.

Anna Maria Accerboni schreibt in der Internet-Enzyklopädie: »Von den Wiener Schülern arbeitete Federn am längsten mit Freud zusammen und wurde von ihm hochgeschätzt. Er war ein so treuer Anhänger Freuds, dass er als der ›Apostel Paulus‹ der psychoanalytischen Bewegung bezeichnet wurde. (…) Seine phänomenologische Beschreibung des Ichs als Erfahrung, die mit dem ›Ich-Gefühl‹ zusammenfällt, weicht erheblich von Freuds strukturellem Ansatz ab. Obwohl seine Schlussfolgerungen weit von denen Freuds entfernt waren, zog es Federn aus Loyalität vor, seine eigenen theoretischen Beiträge, wie das ›Ich-Gefühl‹, den ›Realitätssinn‹, die ›Grenzen‹ und ›Zustände‹ des Ichs, die ›Ich-Kathexis‹, die ›mittlere‹ Natur des Narzissmus und den ›Todestrieb‹ herunterzuspielen. Denn obwohl Freud großen Respekt vor Federn hatte, schätzte er Federns theoretische Vorschläge nicht sehr hoch ein.«[11]

Nach dem Tod seiner Ehefrau und belastet durch den langen Kampf gegen einen malignen Blasentumor, nahm sich Paul Federn am 4.5.1950 in seinem Arbeitszimmer mit einem Revolverschuss das Leben. Edoardo Weiss war verantwortlich für die postume Veröffentlichung von Federns Schriften »Ego Psychology and the Psychoses« (1952), ein Buch, das wesentlich zur Verbreitung der Ideen eines der frühesten und treuesten Pioniere der Psychoanalyse beitrug. Diese Veröffentlichung hatte Paul Federn aus Loyalität zu Sigmund Freud vor seinem Tode nicht gewagt, obwohl Freud ja schon am 23.9.1939 in Hampstead/London gestorben war.

4. Der »innere Beobachter« in der Hypnosetheorie des Ernest Hilgard

Nachdem wir nun das Substantiv »Analyse« im Terminus **Hypnoanalyse** erkundet haben, wollen wir uns mal das »Hypno« etwas näher ansehen. In dem Kapitel »Hypnose und Ich-Zustände« kommen John und Helen Watkins auf Ernest Hilgard zu sprechen und seine Entdeckung des sogenannten versteckten Beobachters (hidden observer). In den im Handbuch (2003) publizierten Fallschilderungen heißt es immer wieder: »Der … wurde in eine Hypnose geführt«, ohne dass wir erfahren, welche Induktionsmethoden die Watkins angewandt haben – vermutlich aber die direkte oder klassische Induktion und Exduktion. Was offensichtlich keine Rolle für die Watkins bei der Induktion gespielt hat, waren die Techniken von Milton Erickson, einem zur gleichen Zeit sehr bekannten Hypnothe-

11 https://www.encyclopedia.com/psychology/dictionaries-thesauruses-pictures-and-press-releases/federn-paul-1871-1950

rapeuten in den USA. Erickson wird auch im Handbuch nicht im Literaturverzeichnis erwähnt, genauso wie Eric Berne (1957), der Schöpfer der Transaktionsanalyse. Immerhin lag er bei Paul Federn von 1941 bis 1943 auf der Lehranalyse-Couch in NYC und publizierte schon ab 1956 erste Arbeiten zu den verschiedenen »Ich-Zuständen« Kind-Ich, Eltern-Ich und Erwachsenen-Ich – aber zurück zu Hilgard.

Da sich das Ehepaar Watkins in seiner Ego-State-Theorie stark auf die Forschungsergebnisse zum »hidden observer« bezieht, heißt diese innere Struktur in der Ego-State-Therapie wie bei Ernest Hilgard (1986, 1989) der »verstreckte Beobachter«. An einer anderen Stelle im Handbuch gibt es noch einen »objektiven Beobachter« (2003, S. 148) – vermutlich ist damit das Gleiche gemeint. Die Watkins meinten, dass Hilgards bahnbrechende Versuche mittels Hypnose auf »ein verborgenes kognitives Struktursystem« hinweisen (Watkins & Watkins 2003, S. 58) und dass der »hidden observer« und Ego-States »Phänomene der gleichen Kategorie« sind (ebd.).

In den 1970er Jahren experimentierte der Forschungspsychologe Ernest R. Hilgard (1904–2001) mit der hypnotischen Induktion von Analgesie und entdeckte dabei durch Zufall, dass ein »versteckter Beobachter« (hidden observer) bei jenen Personen in Hypnose aktiviert werden konnte, die behaupteten, keine Schmerzen zu empfinden. Er bat einen inneren Anteil dieser Versuchspersonen, den erlebten Schmerz (Cold-Pressor-Test) nach der Schwere auf einer Ratingskala mittels ideomotorischer Antworten einzuschätzen. Einige Probanden antworteten durch einen Innenteil von sich selbst, der sich des Schmerzes bewusst war und ihn auf einer Skala von null bis zehn während der Zeit, in der das Subjekt eine Analgesie erhalten hatte, bewerten konnte. Diese hervorgerufenen Teile ähnelten sich bei den Probanden. Normalerweise waren sie der Aufmerksamkeit des Subjekts verborgen, obwohl der Teil behauptete, immer da gewesen zu sein. Hilgard nannte diese Teile den »versteckten Beobachter«, da er von sich behauptete, zu jeder Zeit Beobachter der Erfahrungen der Person zu sein, ob die Versuchsperson hypnotisiert war oder nicht. Dieser Teil spielte keine Rolle bei der Ausführung von Handlungen und nahm auch nicht an der emotionalen Erfahrung des Subjekts teil. Die Versuchspersonen waren »hochhypnotisierbare Vpn« (Hilgard 1989, S. 8) – was möglicherweise die Aussagekraft der Ergebnisse einschränkt.

Dieses beschriebene Phänomen scheint zu zeigen, dass ein Teil des Bewusstseins vom hypnotisierten Zustand getrennt sein kann. Während der hypnotisierte Klient im Cold-Pressor-Test wenig Schmerzen meldet, kann der verborgene Beobachter-Teil des Bewusstseins sehr intensiven Schmerz melden. Das zeigt, dass sich das Bewusstsein in hypnotisierten Personen teilen kann – es befindet sich im Modus der »Parallelverarbeitung«. Dieses Phänomen könnte die hypnotische Amnesie erklären, da die »vergessenen« Erinnerungen in einem separaten Bewusstsein gespeichert sein könnten. Hypnotische Analgesie und Trance-Logik könnten auch das Ergebnis verschiedener Teile des Bewusstseins sein, auf die während der Hypnose zugegriffen wird.

Auf dieser Theorie basierend entwickelte Hilgard die Neo-Dissoziationstheorie. Seiner Theorie nach können Gedankensysteme vom Bewusstsein dissoziiert, also abgespalten werden und davon unabhängig tätig sein (Revenstorf 1990). Durch Hypnose wird diesen untergeordneten Systemen ein Zugang zum Bewusstsein dann wieder ermöglicht. Hilgard nimmt zahlreiche Subsysteme von Verhaltensgewohnheiten, Einstellungen, Interessen und Fähigkeiten an, die hierarchisch geordnet sind und miteinander kommunizieren. »Hierbei hat ein jedes System seinen eigenen Input und Output, und es bestehen vielfältige Feedbackschleifen zwischen allen Systemen. Über allem steht ein ausführendes Ich oder eine zentrale Kontrollstruktur, welcher die Planung, Überwachung und die gegenseitige Abstimmung obliegt, all das, was für angemessenes Denken und Handeln erforderlich ist.« (Hilgard 1989, S. 11)

Die Struktur der Hierarchie wechselt nach der Anweisung von Kontrollmechanismen, die ihrerseits einer zentralen Steuerungsinstanz unterstehen. In der Originalausgabe von 1973 nennt Hilgard die Instanz: »Executive Ego; Central Control Structure«. Sobald ein Subsystem aktiviert ist, kann es mit einem gewissen Grad an Autonomie weiterarbeiten, ohne im Bewusstsein repräsentiert zu bleiben. Ein

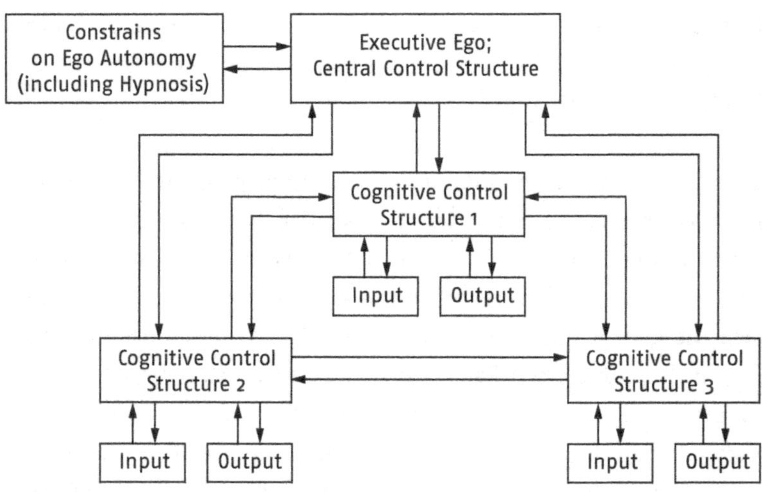

Abbildung 2: Hilgard

Beispiel dafür wären automatisierte Verhaltensweisen wie beispielsweise das Autofahren.

Hilgard sah im »hidden observer« bloß eine Metapher und keine »sekundäre Persönlichkeit, die ein eigenes Leben hat« (Watkins & Watkins 2003, S. 118). Im Original heißt es: »… er hat keine unabhängige Existenz als einem Teil der Persönlichkeit oder seines Kontrollsystems …«. (Hilgard 1977, S. 224)

Lydia Hantke fasst ihre Erkenntnisse über den »hidden observer« nach Textexegese der Arbeiten Hilgards zusammen und schreibt: »Der *versteckte Beobachter* kann im Modell folgendermaßen charakterisiert werden:

1. Er ist dissoziiert vom normalen Monitor.
2. Die Abspaltung passiert zum gleichen Zeitpunkt, zu dem eine Verleugnung der wahrgenommenen Eindrücke auf der bewussten Ebene erfolgt.[12]
3. Der versteckte Teil bleibt nach einer Reintegration durch Beenden der Hypnose als eine Erinnerung an einen Vorgang in der Hypnose erhalten und hat keine unabhängige Existenz als Teil der Per-

12 Hilgard 1977, S. 234.

sönlichkeit oder des Kontrollsystems[13]. Er kann aber unter angemessenen Bedingungen wiederhergestellt werden.« (Hantke 1999, S. 135)

Das alles spricht sehr dagegen, dass der »versteckte Beobachter« ein Ego-State ist.

5.4 Eine Alternative

Ich möchte hier die **alternative Idee** vorbringen, dass es sich beim »hidden observer« **nicht** um »dieselbe Kategorie von Phänomenen wie die Ich-Zustände, mit denen wir in der Therapie arbeiten« (Watkins & Watkins 2003, S. 126) handelt. Wäre der »Beobachter« ein Ego-State, müsste er die Entstehungsbedingen von Ego-States erfüllen:

- »…: normale Differenzierung, Introjektion bedeutsamer anderer und Reaktionen auf ein Trauma« (ebd. S. 51)
- »Ich-Zustände sind Energien der Persönlichkeit, die aus der Interaktion mit der Umwelt entstanden sind und oft der Notwendigkeit entspringen, Probleme zu lösen und Konflikte zu bewältigen.« (Frederick 2007, S. 19)

Ich denke, keine dieser Entstehungsbedingungen trifft auf den »versteckten Beobachter« zu.

Soweit ich Hilgards Modell (siehe Abb. 2) verstanden habe, sollen hier die verschiedenen Handlungs- und Planungsinstanzen bildlich vereinigt werden, um so die Möglichkeit von Informationsverarbeitung und Verhaltenskoordination darzustellen.

Die zentrale Kontrollstruktur in unserem Gehirn (oder ICH) unterteilt sich in:

---

13 Ebd.

- Überwachende Funktionen mit
  - »scanning«: Monitoring der sensorischen Informationen
  - »selection«: Auswahl für Handlungsplanung
  - »managing«: Feedback-Schleifen der Intentionen
- Ausführende Funktionen: Ausführung von lang-,mittel- und kurzfristigen Plänen

»Das zentrale Kontrollsystem verfügt über eine theoretisch unendliche Anzahl von Subsystemen …«[14] – und der »hidden observer« ist ein Subsystem dieses zentralen Steuerungssystems und kein Ego-State. Heute würde man diese selbstreflexive Fähigkeit der Selbstbeobachtung als hochentwickelte Funktion des präfrontalen Cortex beschreiben. Soweit ich die Literatur kenne, hat Hilgard die Vermutung von Watkins nie bestätigt.

5.5 Welchen Erklärungswert hatte der »hidden observer« für Watkins?

Leutner und Cronauer (2021) haben sich darüber Gedanken gemacht, was die Idee, »hidden observer« und Ego-State seien ein und dieselbe Kategorie für Watkins, für einen Erklärungswert abgeworfen hat. Sie finden zwei Argumente: Zum einen, dass der versteckte Beobachter eine hilfreiche Technik war, versteckte Ego-States bei Patienten zu finden, und zum anderen »… konnte die Neo-Dissoziationstheorie das Vorhandensein verdeckter Ego-States bei Subjekten erklären, die nicht dissoziativ waren, d. h. die nicht an dieser Dissoziativen Identitätsstörung (DIS) oder anderen schweren dissoziativen Störungen litten.« (Leutner & Cronauer, 2022, S. 50)

Vielleicht hatten John und Helen Watkins bei einer erneuten Rezeption von Pierre Janet entdeckt, dass dessen Dissoziationstheorie sich **nur** auf traumatische Dissoziation bezog (also nur auf den rechten Pol des Dissoziationskontinuums) und nicht auf Normalos

---

14 Lydia Handtke: Trauma und Dissoziation. https://www.traumatherapie.de/texte

(linker Pol) erweitert werden konnte, ohne der Theorie Gewalt anzutun. Das Dilemma hätte Hilgards Neo-Dissozationstheorie gelöst – nur die Aussage: »Offensichtlich gehören Hilgards versteckte Beobachter zur selben Kategorie von Phänomen wie die Ich-Zustände, mit denen wir in der Therapie arbeiten« (Wakins & Watkins 2003, S. 126) ist für mich nicht überzeugend. Als würde diese Form von Theoriewirrwar nicht reichen, fahren die Autoren nach dem Satz oben fort: »Unter den Bedingungen der Hypnose scheinen sie so etwas wie verborgene multiple Persönlichkeiten zu sein, Teil-Persönlichkeiten, von den jede eine spezifische Funktion und ein begrenztes Verhaltensrepertoire hat. Sie stellen sich als Subjekte dar, also mit individueller Identität, als ›Ich‹ oder ›Ich selbst‹, und sie nehmen einander wie auch die Gesamtpersönlichkeit als Objekt war, als ›sie‹, ›er‹ oder ›es‹.« (ebd.)

Was ist das denn? »verborgene multiple Persönlichkeit« bei Normalos? Sind Teil-Persönlichkeiten mehr als Ego-States? Das klingt fast so. Oder eine neue Kategorie? … Fragen über Fragen!

5.6 Resümee

Es knirscht im Theoriegebäude der Ego-State-Therapie, das vom Ehepaar Watkins im Handbuch 1997 (dt. 2003) ausformuliert wurde. John Watkins hatte sich aufgrund seiner Ausbildungserfahrungen am Psychoanalytischen Institut Chicago und seiner persönlichen Nähe zu seinem Lehranalytiker Edoardo Weiss für die rückwärtsgewandte und schwer verständliche, sperrige Energietheorie von Paul Federn entschieden, um seine Entdeckungen zur Multiplizität zu untermauern. Er hätte sich aus meiner Sicht auch für die Objektbeziehungstheorie oder die Selbstpsychologie – zwei moderne Versionen psychoanalytischer Theoriebildung, die in den 70er- und 80er-Jahren gerade populär waren – entscheiden können, hätte es da nicht vermutlich einen Loyalitätskonflikt zu Weiss und Federn gegeben. Fasziniert von den vielen »echten Multiplen«, die er in seiner Praxis behandelte, kam er zu dem Schluss, dass zwischen der »pathologischen Dissoziation« auf der rechten Seite eines Kontinuums und der adaptiven Differenzierung kein **qualitativer**, sondern nur ein **quantitativer** Unterschied liegt. Damit legte sich Watkins auf eine spezielle phänomenologische Sichtweise von »Dissoziation« fest und begann Theorien in der Literatur zu suchen, die das unterstützen würden: Er meinte, bei Pierre Janets Theorie der Dissoziation und Ernest Hilgards Neo-Dissoziationstheorie fündig geworden zu sein. Wie ich in diesem Kapitel ausgeführt habe, halte ich Watkins Annahmen für nicht haltbar, weil es zu viele offensichtliche Widersprüche gibt.

Als mir das in den letzten Jahren immer deutlicher wurde, begann ich nach Theorien zur Dissoziation zu suchen, die in sich kohärenter und weniger verwirrend waren, und stieß auf die Strukturelle Dissoziationstheorie von Ellert Nijenhuis, Onno van der Hart und Kathie Steel. Welche Probleme mir dort begegneten, will ich im nächsten Kapitel erörtern.

KAPITEL 6

Nijenhuis und Watkins: Zwei ganz unterschiedliche Teilekonzepte? Mein heutiger Blick auf die Ego-State-Therapie

Wenn Onno van der Hart, einer der drei Protagonisten der Theorie der »Strukturellen Dissoziation der Persönlichkeit« (TSDP) auf die zurzeit populären, breiter angelegten Theorien zur Multiplizität der Persönlichkeit schaut (z.B. Ego-State-Therapie, Schematherapie usw.), dann fragt er sich: Ist eine solche Konzeption eines Kontinuums der Dissoziation wie für die Ego-State-Theorie von mir im letzten Kapitel beschrieben in Übereinstimmung mit dem, was wir traumatische Dissoziation nennen? Können normale Differenzierung in der Persönlichkeitsentwicklung und eine innere Aufspaltung bei Trauma als gleichwertig postuliert werden und erklärt das auch die Phänomene (z.B. dissoziierte Teile der Persönlichkeit), die mit traumabezogener Dissoziation assoziiert sind? Und ein Letztes: »Oder, um es noch anders auszudrücken, können die Effekte traumatisierender Erfahrungen auf die Persönlichkeit einfach als eine Übertreibung der normalen Persönlichkeitsstruktur beschrieben werden?« (Moskowitz A; van der Hart, O. 2019, S.10)

Heute bin ich entschlossen, mit Onno van der Hart darauf dreimal mit einem überzeugten **»Nein«** zu antworten.

Ich habe mich nun in vielen Publikationen mit dem Ego-State-Modell in den letzten Jahren beschäftigt und im Laufe der Zeit meinen Blick darauf geschärft – von großer Begeisterung am Anfang bis hin zu zunehmender Skepsis –, Überlegungen, die in mir nach und reiften und die ich im vorhergegangenen Kapitel dargelegt habe.

Um das Theoriedilemma, dass mir in den letzten Jahren immer drängender bewusst wurde, zu lösen, überlegte ich einen Zweierschritt:

- Die Theorie der Ego-States zuständig für alle nicht-traumatischen Erfahrungen;
- kommt traumatische Dissoziation ins Spiel, dann die Theorie der TSDP oder der Enaktiven Therapie.

Warum es keine Option ist, ein »traumatisiertes, wütendes Kind-Ego-State« einfach in ein »EP-Kampf« umzuetikettieren, will ich nun erläutern.

6.1 Kurze Synopsis der Theorieposition der Ego-State-Theorie

Das von den Watkins beschriebene Modell der Ego-State-Therapie ist ein an der klinischen Praxis orientiertes Konzept der Arbeit mit inneren Anteilen, das John Watkins in seiner Lehranalyse am Ausbildungsinstitut für Psychoanalyse in Chicago in den fünfziger Jahren des letzten Jahrhunderts bei Edoardo Weiss kennengelernt hatte. Einiges habe ich schon in vorherigen Kapiteln beschrieben.

Zur Erinnerung: »Während Helen in diesen Jahren in erster Linie mit der allgemeinen klinischen Praxis zu tun hatte, beschränkte ich meine Behandlungsfälle nach und nach immer mehr auf offenkundig multiple Persönlichkeiten. Da wir beide versuchen mussten, sowohl offen in Erscheinung tretende als auch verborgene Persönlichkeitssegmente zu verstehen, spürten wir die Notwendigkeit, uns häufig gemeinsam zu besprechen (...) und gemeinsam eine kohärente Theorie von den Ich-Zuständen und ein entsprechendes Therapiesystem zu entwickeln.« (Watkins 2003, S. 13) Bitte beachten Sie: eine »kohärente Theorie«, wie im Differenzierungs-Dissoziations-Kontinuum oben beschrieben, war das Ziel – also ein quantitatives Modell der

Dissoziation, ein *dimensionales* Konstrukt! Die klassische Ego-State-Theorie hat ein konsequent phänomenologisches Verständnis von Dissoziation – Ego-States sind dissoziiert, wenn sie mehr oder weniger voneinander abgetrennt sind und nicht miteinander kommunizieren. In dem Kontinuum der Abbildung 1 auf S. 52 finden sich als zwei Kriterien:

1. Die States sind dissoziiert: die Grenzen zwischen den Teilen sind durchlässig bis undurchlässig (gestrichelte Balken bis dicke schwarze Balken) und
2. die States sind differenziert: von farblos ganz links bis prägnante Persönlichkeiten ganz rechts.

Und das alles innerhalb einer einheitlichen Identität der Persönlichkeit – angedeutet durch den durchgehenden Kreis, der die Teile in der Abbildung 1 umschließt (Kuchenmodell der Ego-State-Theorie). Im Lehrbuch (2003) der Watkins findet sich eine Abbildung auf S. 47, die neben einzelnen Ego-States im Zentrum »ein ziemlich amorphes Gebilde (zeigt). Man kann es als *Kern-Ich* bezeichnen, das eine Reihe von Verhaltens- und Erfahrungselementen enthält, die bei einem normalen Individuum mehr oder weniger konstant sind …«. (Watkins 2003, S. 47, kursiv im Original)

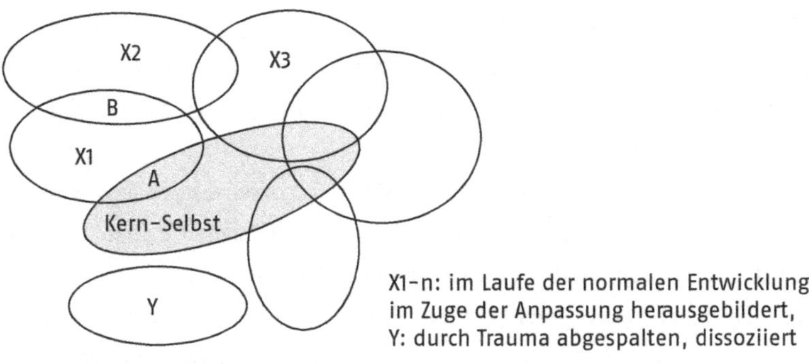

Abbildung 3: Core-Self (Watkins)

Dieses nicht weiter von Watkins definierte Gebilde heißt »Kern-Ich« oder »Kern-Selbst« und scheint so etwas wie die »umfassende Persönlichkeit« zu sein. Im unteren Teil der Abbildung 3 befindet sich eine ovale Struktur mit fester Grenze, die keinen Kontakt zum Kern-Selbst hat: »Sind die Grenzen stark festgelegt und undurchlässig, dann bezeichnen wir einen solchen Ich-Zustand als *dissoziiert*, was in extremer Form dazu führen kann, dass er zu einer Alter-Person einer multiplen Persönlichkeit werden kann« (ebd., kursiv im Original).

Diese Figur in Abbildung 3, so verrätselt sie für mich immer war, zeigt zumindest Folgendes: Das Kern-Selbst ist eine übergeordnete Struktur, die aus verschiedenen Teilmengen einzelner Ego-States besteht – wie das zustande kommt und welche Funktion sie genau hat, bleibt unklar. Erst unter dieser Metastruktur scheint sich die Ebene der Ego-States zu befinden. 2014 haben Woltemade Hartman und ich versucht, das bildlich darzustellen – siehe dazu Abbildung 4.

Und noch etwas sehr Entscheidendes: der besondere Gebrauch des Begriffs »dissoziiert« in der Hypnotherapie. Das Gegensatzpaar zu »dissoziiert« ist »assoziiert« und beschreibt eine Veränderung in einem Bewusstseinszustand oder dem Grad der Aufmerksamkeitsfokussierung. Die übliche Bedeutung von Dissoziation in der Hypnotherapie und dem NLP ist die Dissoziation von Gefühlen, von der Intensität des Erlebens. Dissoziiert bedeutet Abstand haben, nicht voll dabei sein, nicht zugehörig sein, innerlich Distanz halten, emotional wenig beteiligt sein, einen Außenstandpunkt einnehmen. Dagegen steht »assoziiert« für »ganz da sein«, intensiv in einem Zustand sein, voll auf etwas konzentriert sein. Wenn man sich über etwas intensiv freut oder man sehr verärgert ist, ist man aus Sicht des NLP »assoziiert«.

Das ist die phänomenologische Sicht auf dissoziierte Ego-States, wenn wir der klassischen Theorie der beiden Watkins folgen, wie sie sie in ihrem Lehrbuch 2003 dargelegt haben und wie sie von ihren Schülern bis heute gelehrt wird. Auch ich hatte, vermittelt durch meinen Lehrer Woltemade Hartman, diese Sicht lange Zeit verinnerlicht, bis ich mich intensiv mit den Arbeiten von Ellert Nijenhuis et al. und vor allem Pierre Janet auseinanderzusetzen begann. Die Unterschiede in der Definition von »Dissoziation« und infolge der

Ebene 4:
Kern-Selbst
Identitätsebene
»Objektiver Beobachter«:
neutral, weise,
mit Überblick

Ebene 3:
Executives Selbst =
mein Selbst im Hier und Jetzt
wechselt, je nach Kontext
Selbstgefühl =

Ebene 2
Ich-Ebene
Individuelle Ich-Zustände/
Ego-States
Programme/Handlungsmuster
Schemata

Ebene 1:
Verhaltens- und
Erfahrungselemente

Ebene 0
Vegetative- neuronale Ebenen
des Körpers – Hirnstamm
Autonomes Nervensystem

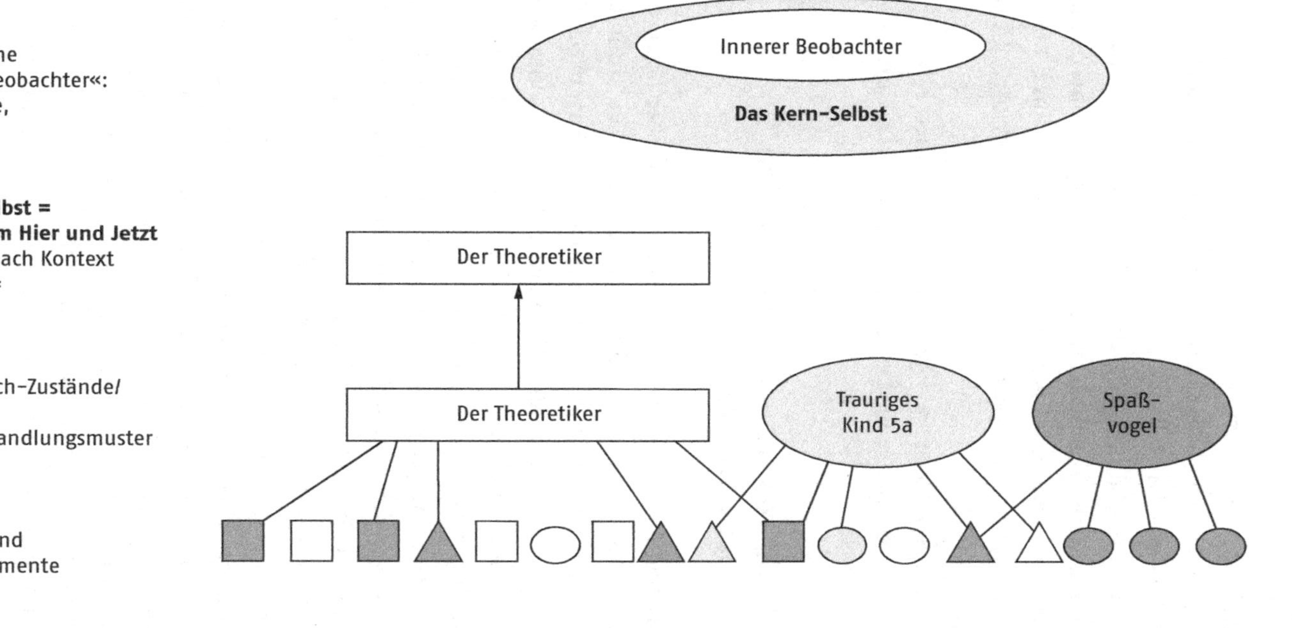

Abbildung 4: Das Modell von Ich-Zuständen und Kern-Selbst (Hartman/Peichl 2014)

Beschreibung von »dissoziierten Anteilen« versuchte ich lange zu überbrücken, indem ich behauptete, dissoziierte Ego-States und »Emotionale Teile der Persönlichkeit« (EPs der TSDP) seien das Gleiche und Alltagsdissoziation und pathologische »Dissoziation« ein quantitatives Phänomen – einfach mehr vom Gleichen. Heute denke ich völlig anders und will mit Susanne Leutner aus unserem E-Mail-Dialog am Ende dieses Buches sagen: »Mit dieser Verwirrung sollten wir aufhören.«

Dass dissoziative Anteile zwei ganz unterschiedlichen Konzeptwelten angehören können, will ich jetzt etwas näher beleuchten.

6.2 Die Trinität von Trauma – Konstellation dissoziativer Substrukturen

Die französischen Psychiater Janet und Charcot beschrieben bei ihrer Zusammenarbeit an der Pariser Salpetrière bereits im 19. Jahrhundert, dass der Dissoziation eine bestimmte Organisation der psychophysischen Systeme, welche die Persönlichkeit bilden, zugrunde liegt. Nach Nijenhuis et al. entsteht diese Organisation wahrscheinlich nicht zufällig, sondern erfolgt im Falle einer Traumatisierung an bestimmten entwicklungsgeschichtlich vorbelasteten Sollbruchstellen. Ausgehend von dieser Sicht der Persönlichkeit wurde der Begriff »strukturelle Dissoziation der Persönlichkeit« durch die Autoren van der Hart, Nijenhuis und Steele (2008) eingeführt

Die dissoziative Spaltung manifestiert sich aus den erwähnten entwicklungsgeschichtlichen Gründen überwiegend zwischen den beiden Hauptkategorien psychobiologischer Systeme, welche die Persönlichkeit ausmachen. Eine Hauptkategorie besteht aus Systemen, welche die Bewältigung von Alltagsaufgaben unterstützen, wie Nahrungsaufnahme, Fürsorge, Sexualität und Bindung (ANP = anscheinende normaler Teil der Persönlichkeit), und die andere aus Systemen, welche sich auf das Vermeiden aversiver Reize, Abwehr von Gefahren, Flucht und anschließende Erholung fokussieren (EP = Emotionaler Teil der Persönlichkeit). Diese psychobiologischen Systeme werden auch als Handlungssysteme bezeichnet. In einem späteren Abschnitt werde ich die Forschung von Jaak Panksepp vorstellen (Kapitel 8), der diese angeborenen mentalen Systeme im Hirnstamm als emotionale Betriebssysteme (emotional operating system) bezeichnete, um die affektive Ebene hervorzuheben. In seinen neueren Arbeiten schlägt Nijenhuis vor, sie als System des »Verlangens und Strebens« zu bezeichnen, Begriffe aus der Philosophie von Spinoza und Schopenhauer, auf die ich später kurz eingehen werde.

Aus der Traumforschung der letzten Jahre wissen wir, dass schwerer traumatischer Stress die Integrationsfähigkeit des Kindes überfordert und sich dadurch nicht integrierte Teile der Persönlichkeit als Subsysteme herausbilden. Der Wechsel zwischen den Subsystemen beeinflusst Wahrnehmung, Erleben, Denken, Handeln und Identität. Die auftretenden dissoziativen Symptome sind meist Folge dieser Wechsel zwischen ANP und EP. Dissoziation, schreibt Nijenhuis, ist ein Wechsel des Bewusstseins zwischen mindestens zwei Subsystemen mit je eigener Ich-Perspektive:

- Ich-Bewusstsein ANP
- Ich-Bewusstsein EP

Der emotionale Teil (EP) kann noch weiter unterteilt werden:

Emotionale Parts: Fragilität = EPf
Er verkörpert die Opferperspektive

Emotionale Parts: Kontrolle = EPc
Er verkörpert die Täterperspektive

Zwischen all den Subsystemen finden wir dissoziative Begrenzungen, aber auch Überschneidungen.

6.3 Die Sichtweise von Ellert Nijenhuis zum Begriff »Dissoziation« und die Grundidee der TSDP

In einer Arbeit, die er zusammen mit van der Hart und Brown vorlegte, macht Nijenhuis[15] schon 2004 unmissverständlich klar, wie unzufrieden er über »das allgegenwärtige Missverständnis über die Natur der Dissoziation« ist (van der Hart 2004, S. 906).

Einmal sei der Begriff »Dissoziation« viel zu weit gefasst, wenn verschiedene Autoren

- auch Absorption, bedrängende Bildvorstellungen, Tagträumerei darunter fassen,
- wenn sie die Auffassung vertreten, es gäbe ein Kontinuum zwischen normaler und pathologischer Dissoziation – wie in der Ego-State-Theorie – und
- auch noch Depersonalisation und Derealisation dazuzählen.

Zum anderen sei der Begriff zu eng gefasst, wenn nur negative Symptome wie Amnesie, aber nicht positive Symptome wie Intrusionen dazugezählt werden und neben den psychischen keinerlei somatoforme Symptome.

Um wieder konzeptuelle Klarheit zu erlangen, berufen Nijenhuis und Kollegen sich auf Pierre Janet und Charles Myers und ihre Postulate:

- Die Dissoziation ist eine »organisierte Aufteilung der Persönlichkeit« (Janet 1889).
- Dissoziation ist immer ein durch Trauma erzeugter, pathologischer Prozess.
- Es gibt nur eine Persönlichkeit, die ungenügend integriert ist.
- Dissoziation bedeutet die Aufteilung in einen dissoziativen Persönlichkeitsanteil, der für das täglichen Überleben zuständig ist

15 Wenn ich manchmal nur von Ellert Nijenhuis schreibe, meine ich immer auch seine Co-Autor*innen mit.

(ANP), und einen (oder mehrere) Teile, der für die Verteidigung zuständig ist (EPs) – der Beitrag von Charles Myers nach Beobachtungen an traumatisierten Soldaten im Ersten Weltkrieg.

Das alles sind die Grundaussagen der Strukturellen Dissoziationtheorie.

6.4 Warum sind dissoziative Ego-States und EPs nicht das Gleiche?

Genau am oben dargestellten »Kuchenmodell« der Ego-State-Theorie setzt die Kritik von Ellert Nijenhuis an, wenn er darlegt, dass Ego-State-Therapie mit ihren Ich-Zuständen und die Strukturelle Dissoziationstheorie der Persönlichkeit mit ihren dissoziierten Persönlichkeitsanteilen ANP und EP zwei ganz unterschiedliche Konzepte sind.

In seiner Erwiderung auf Colin Ross versucht Nijenhuis (2015c) aufzuzeigen, worin aus theoretischer, klinischer und wissenschaftlich/empirischer Sicht der Unterschied zwischen dissoziativen Teilen der Persönlichkeit, der TSDP und anderen integrativen Einschränkungen innerer Teile bestehen könnte. Nach seiner Definition der Dissoziation (Nijenhuis & van der Hart 2011a, 2011b; Nijenhuis 2015a, 2015b) und der Strukturellen Dissoziationstheorie (van der Hart et al. 2006) qualifizieren sich Ambivalenzen, Polyvalenzen, Stimmungsverschiebungen, Modi und Ego-States **nicht** als dissoziative Teile der Persönlichkeit des Einzelnen. Der Unterschied besteht darin, dass trotz eines Unterschiedserlebens zwischen den Teilen das Identitätserleben aufrechterhalten bleibt. Dazu ein längeres Zitat:

> Individuen, die diese Phänomene erleben und zeigen (z. B. häufige Konflikte oder Stimmungsschwankungen), personifizieren jedoch immer noch ihre unterschiedlichen Arten zu sein, d. h., sie verbinden sie immer noch und betten sie ein in eine übergreifende phänomenale Vorstellung von sich selbst, der Welt

> und des Selbst-als-Teil-der-Welt. Zum Beispiel: Obwohl verschiedene Ich-Zustände und Modi bewusste und sich selbst bewusste Strukturen sind und obwohl sie erhebliche Verschiebungen in der Vorstellung des Individuums von sich selbst, der Welt und des Selbst-als-Teil-der-Welt beinhalten können, so assoziiert das gesamte Organismus-Umweltsystem, das das Individuum umfasst, diese unterschiedlichen Vorstellungen immer noch mit einer übergreifenden Vorstellung von sich selbst (z.B. ich bin John). Als einer seiner Ich-Zustände möchte John vielleicht weiter rauchen, aber als ein anderer Ich-Zustand möchte er diese Sucht beenden. Aber John wird beide States als seine eigenen betrachten. Sie sind beide Teil seiner Identität, auch wenn er seine verschiedenen Zustände und die Wünsche, Gefühle, Gedanken, Willen und Handlungen, die diese Zustände beinhalten, möglicherweise nicht begrüßt. (Nijenhuis 2015a, S.64)

Wir können festhalten: In der Ego-State-Theorie bleibt das Bewusstsein einer einheitlichen Gesamtidentität (Kern-Selbst bei Watkins) trotz Aufteilung in einzelne Teile erhalten, und das ist bei der Definition von Dissoziation in der TSDP anders. Aber was sind dann Ego-States für Nijenhuis? *Er* bezeichnet sie als zwei Modi des Verlangens und Bestrebens (Spinoza, Schopenhauer), wobei diese Modi immer mit einem einzigen »Agens« (d.h. »Ego« oder »Ich«) verbunden bleiben. In unserem normalen Leben wechseln wir ständig von einem Verlangen in ein anderes, von einem Streben in ein anderes Erstreben, diese Modi sind irgendwie unterschieden, aber nicht getrennt und nicht geteilt. Aber was wir spüren, sind Konflikte zwischen den Modi, und unser Leben erscheint uns spannungsreich und anstrengend. Wenn verschiedene Modi in einer Person nicht gut integriert sind, dann nennt Nijenhuis das Ego-State-Disorder. Für mich kein sehr glücklicher Terminus, weil Ego-State-Disorder eigentlich in der amerikanischen Literatur häufig synonym mit einer partiellen Dissoziativen Störung verwendet wird (pDIS). Sind diese Modi aufgrund eines Traumas noch weniger integriert, dann entstehen zwei »Egos« oder »Ichs«, zwei Weisen des Seins und Werdens, jede mit eigenen Vorstellungen von eigenen Erfahrungen und darüber, wer man als Person ist. Es entstehen zwei Subsysteme, die schlecht miteinander verbunden sind. In der Diktion von Nijenhuis sind das keine Ego-States unter einem Ich/Ego mehr, sondern zwei organismische Arten zu sein, zwei dis-assoziierte (dissoziierte) Agens (= wirkendes, handelndes, tätiges Wesen oder Prinzip [Philosophie]).

6.5 Die Definition von »Dissoziation« im TSDP-Modell

Im Sinne einer konzeptuellen Klarheit ist es gut, zwischen Dissoziation als einer speziellen Organisation der Persönlichkeit und den Symptomen, die sich aus dieser Organisation ergeben und die wir dissoziative Symptome nennen, zu unterscheiden.

Grundsätzlich gilt: »Die strukturelle Dissoziation der Persönlichkeit ist kein Zufallsprodukt, sondern hat sich im Verlauf der Evolution mit der Entwicklung des Geistes als psychobiologisches Überlebenssystem oder als emotional arbeitendes System entwickelt.« (Panksepp, 1998) (Gysi 2021, S. 171–172) Ihre neurobiologischen Grundlagen werde ich in den Kapiteln 10 und 11 erörtern.

Es gibt fünf ganz entscheidende Unterschiede zwischen der Definition von Dissoziation im Modell der TSDP und anderen Theoriemodellen, die integrative Defizite im Ich-System (»Ich bin vielfältig«) beschreiben, so wie es die Ego-State-Theorie tut.

1. Der erste Unterschied ist die Beschränkung der TSDP darauf, dass Dissoziation sich auf die Aufspaltung (Division)[16] der Persönlichkeit bezieht und dass dissoziative Symptome die Manifestation von zwei oder mehr dissoziativen Teilen der Persönlichkeit sind – die Idee von »normaler« Dissoziation links und »pathologischer« Dissoziation rechts, wie im Dissoziations-Kontinuum von Wat-

16 Ellert Nijenhuis spricht in letzter Zeit anstelle von Spaltung eher von »Division«, um psychoanalytischen Sprachgebrauch zu vermeiden.

kins angenommen (siehe S. 52), hat in der Theorie der strukturellen Dissoziation keinen Platz.

2. Der zweite Unterschied liegt in dieser Darstellung darin, dass aktivierte dissoziative Teile der Persönlichkeit sich durch Aktionen auszeichnen, z.B. unter anderem durch die Hervorbringung ihrer eigenen, einzigartigen Bewusstheit ihrer Selbst (Erste-Person-Perspektive) und ihrer Umwelt (Zweite-Person-Perspektive) und beides zusammen im Bewusstsein eines Selbst-in-der-Welt-Sein (Quasi-zweite-Person-Perspektive). Bei der Ego-State-Theorie haben wir immer über den Ich-Zuständen, so eigenständig sie fühlen, denken und sich auch verhalten mögen, eine Meta-Identitätsstruktur, das Kern-Selbst.
3. Eines betonen Nijenhuis und Kollegen immer wieder: »Unsere Definition von Dissoziation bezieht sich auf die Aufspaltung der Persönlichkeit im Kontext von Traumatisierung.« (Nijenhuis & van der Hart 2011, S.441) Die Ego-State-Theorie will das ganze Spektrum von normal bis pathologisch mit einer Theorie erklären.
4. Dissoziation entsteht im TSDP-Modell durch das traumabedingte Aufbrechen der Handlungssysteme des Menschen an ihrer Sollbruchstelle. Die Handlungssysteme sind angebore, selbstorganisierende und selbststabilisierende Einheiten und haben einen Bezug zu den primären Emotionen von Jaap Panksepp – davon später mehr. Somit ist der Dissoziationsbegriff von Ellert Nijenhuis an die neurobiologischen Hirnstrukturen gebunden und ist keine phänomenologische Beschreibung von »Nähe versus Getrenntheit« von Ego-States wie bei den Watkins und deren Schülern.
5. Ein weiteres Argument findet sich bei Jan Gysi (2021): In der ICD-11 wird auf der dritten Achse neu die Kategorie »Strukturelle Dissoziation«, mit der »Dissoziativen Identitätsstörung« (DIS) und der »Partiellen dissoziativen Identitätsstörung« (pDIS) eingeführt. Die dabei entstehenden inneren Instanzen – hier genannt Persönlichkeitszustände oder »dissoziative Identitäten« –sind in bestimmten Situationen in der Lage, die **exekutive Kontrolle über das Handeln** zu übernehmen. Dieser Kontrollverlust, der sich beim Patienten zeigt, kann mit teildissoziiertem oder volldissoziiertem Handeln verbunden sein (dazu Gysi 2021, S.101ff.). Jeder

Persönlichkeitszustand beinhaltet ein eigenes Muster von Erleben, Wahrnehmen, Erfassen und Interagieren mit sich selbst, dem eigenen Körper und der Umwelt – das kennen wir schon aus der TSDP.

Was sagt er zu Ego-States? »Persönlichkeitszustände sind in der Lage, zwischenzeitlich die exekutive Kontrolle über das Handeln zu übernehmen (dadurch unterscheiden sie sich von Ego-States, Schema-Modi und anderen ›Ich-Anteilen‹.« (Gysi 2021, S. 102) Später im Buch führt er den Unterschied zwischen Ego-States und »dissoziativen Identitäten« weiter aus. »Es handelt sich dabei um unterschiedliche Seiten in uns, die sowohl ich-dyston als auch ich-synton sein können. Diese Ego-States können unterschiedliche und oft ambivalente Affekte, Impulse, Kognitionen und Körperempfindungen enthalten, sie sind aber **nicht** in der Lage, die Kontrolle über das Handeln zu übernehmen. Ego-States sind normale Aspekte menschlichen Erlebens und haben per se keinen Krankheitswert, d. h., sie sind nicht mit einer eigenen Diagnose versehen.« (ebd. S. 117–118, fett J. P.) Dennoch, so schreibt er weiter, können Ego-States zu psychischen Erkrankungen und Leid führen. Ich lasse diese sehr polarisierende Aussage von Gysi erst mal unkommentiert stehen, zumal es noch mehr an Forschung bedarf, um hier Klarheit zu schaffen.

6.6 Was die Ego-State-Theorie für mich eigentlich beschreibt

Wenn nun klar geworden ist, dass dissoziierte Anteile der Persönlichkeit und Ego-States ganz unterschiedlichen kategorialen Modellen angehören, dann müssen wir uns fragen, was die Ego-States inhaltlich umfassen und was mit ihnen im inneren System abgebildet wird und wie wir sinnvoll mit diesem Konzept bei nicht traumatisierten Menschen arbeiten können. Wie Nijenhuis denke ich, dass jeder Mensch– auch bei voller geistiger Gesundheit – in sich eine »Vielzahl von Modi des Verlangens und Erstrebens und daher auch miteinander unvereinbare Bedürfnisse und Begehren« (Nijenhuis

2018, Bd. 3, S. 125, dt. Ausgabe) besitzt. Diese so gut und geräuschlos wie möglich zu integrieren ist eine allgemeine Entwicklungsaufgabe von uns Menschen, und das gelingt mehr oder weniger gut. Gut bedeutet in diesem Zusammenhang ein Gefühl von innerer Stimmigkeit, weniger gut heißt ein konflikthaftes Gewahrwerden von sich widersprechenden Bedürfnissen und Begehren. Diese unterschiedlichen Bedürfnisse gehören meist zu unterschiedlichen Aktions- und Handlungssystemen (siehe nächstes Kapitel), im Falle einer (Sozio-)Phobie zwischen dem Abwehrsystem Flucht (das Meiden von »gefährlichen Orten« oder Nähe zu Menschen), dem Bindungssystem (Sehnsucht nach Nähe und Sicherheit), dem Neugier-/ Explorationssystem (»Ich möchte Neues kennenlernen«) und dem Spiel-System (»Ich möchte Spaß haben mit anderen«). Bei all dem Gesagten geht es um soziale Selbst- und Bindungskonflikte in einem pathogenen Umfeld und nicht um Hochstresserfahrungen und Abspaltung von Teilpersönlichkeiten.

»Diese Konflikte haben mit den Konflikten zwischen dissoziativen Anteilen nichts zu tun, weil hier keine verschiedenen phänomenalen Selbstinstanzen vorliegen, die die betreffenden pathologischen oder sonstigen Modi des Verlangens und Erstrebens personifizieren. Mit anderen Worten haben Menschen, die zwischen pathologischen und sonstigen Modi des Verlangens und Erstrebens hin und her wechseln, keine dissoziative Störung, solange diese Modi mit einem sie vereinenden phänomenalen Selbstempfinden oder einer Selbstkonzeption verbunden bleiben.« (ebd. S. 126)

Wir können uns fragen: Wie entstehen »Ich-Zustände« und manifestieren sich in unserem inneren System? Welche Aufgabe haben sie für den lebenslangen Anpassungsprozess und für das Ausleben unserer menschlichen Grundbedürfnisse von Bindung und Individuation?

Ego-States, so schreibt Nique Disja vom Trauma Center Assen-Drenthe[17] in den Niederlanden, sind Persönlichkeitszustände, die emotionsorientiert reagieren. Sie reagieren auf emotionale Bedürf-

17 Psychologically – Trauma & Dissociation: Nique EU Disja – www.complex-trauma.eu

nisse oder Ereignisse des täglichen Lebens und versorgen uns mit normalen und gesunden Reaktionen, die unsere eigene Persönlichkeit prägen. Sie können aber auch ein pathologisches Verhalten entwickeln und zu Störungen und Leid führen. Als Beispiel für Ego-States nennt sie: »Das Bedürfnis nach Aufmerksamkeit oder persönlichem Wohlbehagen oder das Bedürfnis, jemand zu sein (anerkannt zu werden), das Bedürfnis, stolz auf das zu sein, was man tut oder getan hat, das Bedürfnis, geliebt zu werden oder einer anderen Person Liebe zu geben, das Bedürfnis nach Sex oder erotischen Reaktionen, das Bedürfnis, seine Wut oder Traurigkeit auszudrücken usw. All diese Bedürfnisse sind normale menschliche Emotionen (Gefühle), die wir alle in uns tragen. Und wir tragen auch alle biologisch gegebene narzisstische oder psychopathische Gene in uns (wir sind alle in der Lage, uns zu unvorstellbarem oder ungesundem Verhalten hinreißen zu lassen). Das liegt in der menschlichen Natur.« (ebd.)

6.7 Meine Schlussfolgerung

Ich habe mich entschieden, das Ego-State-Modell auf die von Nique Disja oben beschriebenen Rollen- und Bedürfniskonflikte bei gut angepassten, neurotischen und persönlichkeitsgestörten Patienten zu begrenzen und mit Einsetzen der dissoziativen Spaltung der Persönlichkeit durch Traumatisierung auf die Theorie der Strukturellen Dissoziation der Persönlichkeit (TSDP) zu vertrauen. Durch meine Weiterbildung in Enaktiver Therapie bei Ellert Nijenhuis seit Januar 2022 wird sich meine Sichtweisen in der nächsten Zeit sicher noch weiter ausdifferenzieren. Bisher hat sich diese Zweiteilung des Teilemodells in meiner Traumapraxis gut bewährt.

KAPITEL 7

Aktions- und Handlungssysteme

»Wir und andere haben vermutet, dass die Dissoziation in Folge von Traumatisierung unterscheidbare Typen von dissoziativen Teilen umfasst (...), welche durch eine oder mehrere evolutionär entstandene Aktions-(Sub-)Systemen oder Emotionale Handlungssysteme (Panksepp 1998) vermittelt werden.« (Nijenhuis & van der Hart 2011, S. 422) Diese »Aktions-Systeme« werden als angeboren, aber erfahrungs- und reifungsabhängig definiert, und sie konstituieren viele für Menschen typische mentale und behaviorale Aktionen. Ihr Entstehungsort im Gehirn sind subkortikale neuronale Systeme (Mittelhirn und Hirnstamm), die mit höheren Hirnfunktionen verlinkt sind – entwicklungsgeschichtlich teilen wir Hominiden dieses Aktionssystem mit anderen Wesen des Tierreiches.

7.1 Die strukturelle Integration der Persönlichkeit

Aus einer psychobiologischen und evolutionären Perspektive ist die Persönlichkeit eines Menschen kein einfaches, genetisch fest angelegtes und einheitliches Konstrukt oder Programm, sondern sie besteht aus mehreren miteinander interagierenden Systemen. Diese Systeme dienen unterschiedlichen Funktionen. So sind spezielle Subsysteme verantwortlich für soziales Verhalten (Bindung), andere für die Reproduktion (Sexualität und Brutpflege) oder Verteidigung (Flucht-Kampf-Unterwerfung). Zusammen verfolgen sie alle das evolutionäre Ziel der Sicherung des Überlebens. Sie werden in der Literatur als motivationale Systeme (Bowlby 1969/1982), als emotional arbeitende Systeme (Panksepp 1998) oder als Handlungs- oder

Aktionssysteme (van der Hart, Nijenhuis & Steele 2006) bezeichnet, im Weiteren nutze ich den Begriff »Handlungssysteme«.

Handlungsysteme sind, wie oben beschrieben, angeborene Grundelemente der Persönlichkeit, die sich in Interaktionen mit der Umgebung auf höchst flexible und adaptive Weise entwickeln und die durch Lernerfahrungen modifiziert werden. Auf diese Weise ist allen Säugetieren eine überlebenswichtige Anpassung an die spezifischen Anforderungen ihres Kontextes, in dem sie leben, möglich (siehe dazu Panksepp 1989). Diese Systeme sind zielkorrigierend (z.B. Erkennen und Vermeiden von Gefahren) und hierarchisch (kognitiv-emotional-sensumotorisch) organisiert und werden über die kontinuierliche Analyse der Reize aus dem Organismus und aus der Umgebung und mittels unterschiedlicher Ist-Soll-Regelkreisläufe gesteuert. Im Falle eines Mangels wird bestimmtes, spezifisches Verhalten zur Erreichung des Soll-Zustandes eingesetzt. Unterschiedliche Handlungssysteme interagieren miteinander, einige arbeiten synchron und verstärken sich gegenseitig, andere hingegen arbeiten antagonistisch. Z.B. wird bei der Aktivierung des Bindungssystems das Explorationssystem gehemmt. Lassen Sie mich auf dieses für das theoretische Verständnis der psycho-physischen Reaktionen auf Trauma so wichtige Modell der »Handlungssysteme« einen ausführlicheren Blick werfen.

7.2 Die Rolle der Handlungssysteme

Alle unsere Erlebnisse, so schreibt Pat Ogden (2010), die wir im Leben haben, von der ruhigen Betrachtung eines schönen Bildes bis zur Kraftanstrengung einer Tagestour durchs Gebirge, setzen sich aus physischen und mentalen Aktivitäten zusammen und diese kognitiven, emotionalen und sensorischen Reaktionen werden durch Handlungssysteme organisiert. Diese evolutionär angelegten, psychobiologischen Aktionssysteme sind

- im Gehirn in neuronalen Netzwerken fest verdrahtet,
- durch klassische Konditionierung beeinflussbar,

- selbstorganisierend und
- selbststabilisierend.

Ich hatte oben schon angemerkt, dass für diese psychobiologischen Systeme im Lauf der letzten Jahre unterschiedliche Bezeichnungen in der Literatur auftauchten, die einzelne Aspekte der Handlungssysteme betonen. Ich werde mich im Folgenden auf die Arbeiten von Ogden und Kollegen beziehen, aber hier schon einen kleinen Hinweis auf das folgende Kapitel geben: Jack Panksepp (1998) beschreibt **»emotional operating systems«** und hebt mit dieser Namensgebung vor allem die emotionalen Motivatoren und deren evolutionäre Aufgabe für das Überleben der Spezies hervor. Davon später mehr – zurück zu Pat Ogden.

»Nach unserer Überzeugung bestimmen die festverdrahteten Handlungssysteme das physische Handeln, das Empfinden, die Emotionen und Kognitionen von Grund auf.« (Ogden et al. 2010, S. 166) Diese Systeme geben nicht unflexibel bestimmte Handlungsmuster vor, aber sie erzeugen zumindest eine Tendenz zum Handeln in bestimmten Situationen. Da die Handlungsmuster in unterscheidbaren neuronalen Schaltkreisen im Gehirn organisiert sind, entstehen, durch Triggerreize ausgelöst, relativ vorhersehbare Reaktionsmuster, um spezifische Ziele zu erreichen. »Sobald ein entsprechender Reiz wahrgenommen wird, wird ein Gedanke oder ein Gefühl in Verbindung mit einer vorbereiteten motorischen Reaktion evoziert, die dann ihrerseits beeinflusst, in welche Richtung sich die nächste Wahrnehmung bewegt, und/oder einen weiteren Gedanken oder ein entsprechendes Gefühl hervorruft.« (ebd.). Das ist ein spannendes Ineinandergreifen von Reiz und Reaktion, von Perzeption, Kognition und Emotion – mit jedem Handlungssystem werden bestimmte Emotionen assoziiert, die mit dem Verhalten koordiniert sind, um zielführende Handlung zu initiieren. »Neugier beispielsweise ist charakteristisch für das Handlungssystem Erforschen, Freude wird häufig durch das Handlungssystem Spiel aktiviert, Wut und Angst sind mit den Defensivreaktionen verbunden usw. (Panksepp 1998).« (ebd. 1998, S. 167). Jeder spezifischen Emotion wiederum entsprechen bestimmte Musteraktivierungen der mimischen

Muskulatur (Gesichtsausdruck) sowie spezifische Bewegungen, Empfindungen und Verhaltensweisen.

Wegen der Vielfalt der Herausforderungen, mit denen wir bei der Bewältigung des Alltags konfrontiert sind, brauchen wir ein großes Spektrum von Handlungssystemen, um uns optimal anzupassen, und die mentale Fähigkeit, verschiedene Systeme optimal zu kombinieren. Gerade das Letztere fällte Menschen mit einer Traumastresserfahrung äußerst schwer.

Schematisch können wir die Handlungssysteme in solche einteilen, die uns **langfristig** bei der Anpassung an die Umgebung und den Erhalt der Spezies unterstützen, und in solche, die uns **kurzfristig** helfen, in einer Gefahrensituation zu überleben und Sicherheit zu schaffen. Heute gehen wir von acht grundlegenden und miteinander vernetzten Handlungssystemen für die Steuerung des menschlichen Verhaltens aus:

1. Defensive Handlungssysteme (Flucht, Kampf, Unterwerfung)
2. Bindung
3. Erforschung
4. Energieregulierung
5. Fürsorge
6. Soziabilität
7. Spiel
8. Sexualität

Ein System ist aber besonders hervorzuheben: das Bindungssystem. »Aufgrund seiner wichtigen Aufgabe, das Überleben zu sichern und die für eine optimale Gehirnentwicklung notwendige biopsychosoziale Regulation zu ermöglichen, bildet das Handlungssystem Bindung die Grundlage aller übrigen Handlungssysteme.« (Ogden 2010, S. 169)

Ich möchte das Thema an dieser Stelle nicht weiter vertiefen und komme im nächsten Kapitel bei der Erörterung der Theorie der »Basalen Emotionen« von Jaak Panksepp darauf zurück. Wer die einzelnen oben aufgelisteten Handlungssysteme im Einzelnen besser kennenlernen will, dem empfehle ich Ogden 2010, S. 168 ff.

7.3 Das triune Gehirn nach MacLean

Das dreieinige Gehirn (engl. »triune brain«) ist ein vereinfachendes Gehirnmodell von Paul D. MacLean, in dem eine hierarchische Organisation des menschlichen Gehirns, bestehend aus drei stammesgeschichtlich unterschiedlich alten Grundtypen, beschrieben wird. Der Mensch besitzt demnach drei miteinander vielfach neuronal vernetzte »Gehirne« mit stark voneinander abweichender Struktur und Neurochemie, welche aus unterschiedlichen Epochen der Stammesgeschichte (Evolution) stammen und zusammen als ein »dreieiniges Gehirn« fungieren. Lassen Sie mich die drei Gehirnteile genauer erklären – einen Überblick finden Sie in Abbildung 5.

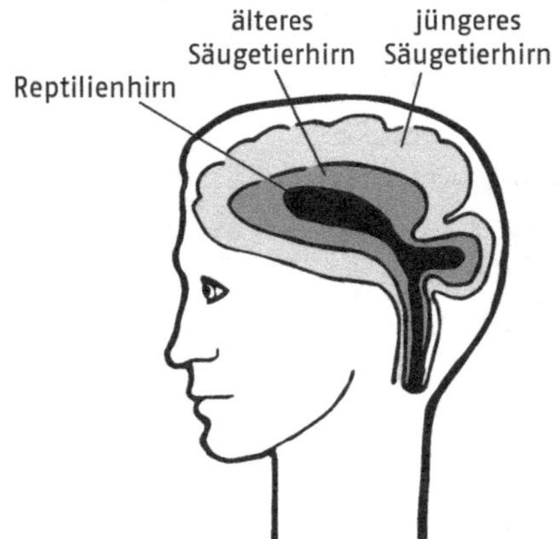

Abbildung 5: Das triune Gehirn nach MacLean

Das sogenannte Reptiliengehirn

Das Reptiliengehirn ist das erste hochkomplexe neuronale Netzwerk, welches in der Evolutionsgeschichte erscheint (vor ca. 300 Millionen Jahren) und welches für die grundlegenden physiologischen Funktionen zuständig ist: Blutkreislauf, Atmung, Verdauung und Ausscheidung. Es ist auch beteiligt am Paarungsverhalten und der territorialen Absicherung, der Hackordnung, der Verteidigung, der Aggression und bei den Emotionen Wut und Furcht. Bei Menschen sitzt es auf dem verlängerten Rückenmark und hat sich aus der Originalform bei den Echsen und Schlangen weiterentwickelt. Es hat ähnliche Funktionen wie bei diesen Tieren, ist aber in der Lage, mit übergeordneten und den im Lauf der Evolution entwickelten Gehirnen – dem limbischen System und dem Neocortex – zu kommunizieren.

Das limbische System

Da die Reptilien sich nicht um ihren Nachwuchs kümmern, haben sie kein Repertoire für die Brutpflege und Verteidigung der Brut entwickelt und vernachlässigen diese oder fressen die Eier sogar auf, nachdem sie von den Weibchen gelegt wurden. In der Evolution schien der Schutz des Nachwuchses eine sinnvolle Überlebensstrategie zu sein, das limbische System wurde entwickelt und begann diese Funktion zu erfüllen. Auf den Netzwerkstrukturen des Reptiliengehirns bildeten sich vor ca. 200 bis 250 Millionen Jahren der Thalamus, die Amygdala, der Hippocampus und der Hypothalamus aus. Der Schutz des Nachwuchses in territorial sicheren Grenzen, die über die Reptilienfunktion des Gehirns gewährleistet wurde, war das Ziel des limbischen Gehirns. Dazu brauchte es die Innovation des Wunsches und Hungers nach Kontakt und gegenseitigen Erkennens und Kommunizierens im Tierreich, also nach sozialen Interaktionen, bei denen z. B. die Bindung zwischen Mutter und Nachwuchs und der Kontakt zur Herde große Bedeutung für das Überleben gewann. Heute wissen wir, dass Gefühle von Liebe, Traurigkeit, Eifersucht, Hoffnung ihren Ursprung im limbischen System haben und wir diese Gefühle bei den frühen Säugetieren wie Katzen, Hunden oder Pferden oder anderen Warmblütern beobachten können.

Der Neocortex

Erst das schützende soziale Umfeld, welches durch das limbische System gewährleistet wird, ermöglichte die Geburt des Nachwuchses zu einem Zeitpunkt, an dem das Gehirn seine völlige Größe noch nicht erreicht hat. Die Evolution eines größeren und immer funktionaler über alle Ebenen vernetzten Gehirns machte die Entwicklung des Neocortex, die vor ca. 150 000 Jahren begann, möglich. Dieser für die Menschheitsentwicklung typische Hirnteil vermittelt höhere Funktionen wie Imitation, Sprechen, Schreiben, Planungsverhalten, symbolisches Denken und Konzeptrealisierung – das alles sind Funktionen des Neocortex, die unsere Anpassung an eine sich ständig ändernde Welt noch weiter optimierten.

7.4 Die Störung der Integration

Zwischen dem sensumotorischen, emotionalen und kognitiven Gehirn besteht normalenweise eine Funktionsaufteilung, d.h. verschiedene neuronale Netzwerke sind arbeitsteilig für bestimmte Aufgaben zuständig. »Funktionen- und Aufgabenverteilungen werden komplementär und synchronisiert vollzogen, im Rahmen einer Kooperation. Dabei sind Aktivierung und Hemmung die rhythmischen Schrittgeber des lebendigen Organismus. Das Miteinander der drei Gehirnfunktionen beinhaltet ihr strukturiertes und optimiertes Interagieren über die Handlungstendenzen und -vollzüge bei der kontextuellen Anpassung und Ausgestaltung des eigenen Lebens.« (Franco Biondi 2014[18], S. 4)

Nach traumatischen Erlebnissen arbeiten die drei Verarbeitungsebenen des Gehirns nicht immer gut zusammen, und die Integration der Informationsverarbeitung auf kognitiver, emotionaler und sensumotorischer Ebene ist oft schwer beeinträchtigt. Mit dem Terminus **»Dissoziation«** meinen wir ein unabgestimmtes, unintegriertes Interagieren des triunen Gehirns nach traumatischem Hochstress als Reaktion auf innere und äußere Stimuli. Die Folge ist eine unkoordinierte, fragmentarische und inadäquate Abspeicherung und Kartographierung der Erfahrungen als fragmentierte Bruchstücke in unterschiedlichen Hirnarealen (Assoziationscortex). Diese mehr oder weniger rudimentären Erfahrungsbruchstücke sind durch Trigger im Hier-und-Jetzt abrufbar und zeigen sich in gegenwartsunangepassten Handlungen, Gefühlen, Gedanken und Bildern.

---

18 https://www.praxis-institut.de/fileadmin/Redakteure/Sued/Praxis-Dialog/2014BiondiStrukturelleDissoziationlangeWeb-Version.pdf

In diesem Verständnis ist »Dissoziation« nach Trauma ein tiefgreifender Einschnitt in die Informationsverarbeitung des dreieinigen Gehirns und eine massive Störung der normalen Gedächtnisverarbeitung. »Dieses Versagen der Integration führt dazu, dass diese Ergebnisse in das persönliche Gesamtgedächtnis nicht kartographiert und in die Identität als Einheit eingegliedert werden können, sondern als sensumotorische bzw. emotionale oder kognitive Rudimente gespeichert bleiben und synchronisch und kontextangemessen abgerufen werden können.« (Biondi 2014, S. 2)

7.5 Handlungssysteme und Dissoziation

Wenn Sie wie ich dieses Modell der unterscheidbaren Handlungssysteme als hilfreich und überzeugend empfinden, dann möchte ich eine weitere Idee einführen: Für traumabezogene Störungen ist ein biphasisches Muster charakteristisch, d.h., die Betroffenen alternieren zwischen dem Wiedererleben des Traumas und den damit verbundenen Defensivreaktionen zur Sicherung des Überlebens (Flucht, Kampf, Unterwerfung usw.) und der Vermeidung der potentiell belastenden und dysregulierenden Erinnerungen an das Trauma zur Ermöglichung der Alltagsanpassung.

Wenn dieser biphasische Wechsel wiederholt und über einen längeren Zeitraum traumabedingt anhält, kann eine zunehmende Spaltung zwischen Wiedererleben des Traumas und der Vermeidung der Erinnerungsreize beobachtet werden. Diese Spaltung erzeugt »eine Art biphasisches dissoziatives Muster« (Ogden 2010, S. 197) und im Gefolge eines Traumas einen Selbst-Zustand oder einen Teil der Persönlichkeit, der für Alltagsaktivitäten zuständig ist, und einen Selbst-Zustand oder Persönlichkeitsanteil, der auf die Verteidigung der Bedrohung fixiert bleibt. Bei Nijenhuis et al. heißt der erstere Selbst-Zustand der »Anscheinend normale Teil der Persönlichkeit« (ANP) und der zweite der »Emotionale Teil der Persönlichkeit« (EP) – das hatten wir ja im letzten Kapitel ausführlich erörtert.

Ich habe bewusst das Wort »Spaltung« für das oben beschriebene biphasische Muster verwendet, denn Nijenhuis und van der Hart

(2011) schreiben: »Dissoziation meint mehr eine Spaltung (»division« im engl. Original, J.P.) der Persönlichkeit als eine Trennung (»Separation« im engl. Original, J.P.), denn dissoziierte Teile der Persönlichkeit sind nicht vollständig getrennt voneinander.« (S. 419) Die strukturelle Dissoziation der Persönlichkeit meint also ein tiefgehendes Versagen der Integration unter traumatischem Hochstress, somit sind die vielfältigen Handlungssysteme eines Menschen nicht in eine Gesamtpersönlichkeit integriert. Um dieses an einem Beispiel der Defensivsysteme zu erläutern und Ihnen zu zeigen, wie Selbstanteile um defensive Subsysteme mit deren jeweiligen Handlungstendenzen herum organisiert sind, referiere ich die sofort einleuchtenden Beschreibungen von Pat Ogden (2010, S. 200):

- **Emotionaler Anteil »Flucht« (kurz: EP-Flucht):** Bei diesem Teil werden die Selbstaspekte, die ihn ausmachen, durch »Flucht-Reaktionen« organisiert, eine physisch und psychisch dominierende Haltung des Rückzugs und Sich-Versteckens, Bewegungsimpulse in Beinen und Füßen und eine Orientierungsreaktion in Bezug auf Angst und Fluchtgedanken.

- **Emotionaler Anteil »Kampf« (kurz: EP-Kampf):** Dieser Selbstanteil zeigt erhöhtes allgemeines Arousal, entsprechend Anspannung und Muskelaktivierungen in den Armen, ein abweisendes Sozialverhalten, eine hypervigilante Orientierung auf Gefahren hin, zusammen mit Wut und aggressiven Gedanken. Dieser Teil spricht mit einer lauteren und markanteren Stimme und hat Zugang zu Erinnerungsspeichern mit belastenden und schwer zu bewältigenden autobiographischen Erinnerungen.

- **Emotionaler Anteil »Erstarrung« (kurz: EP-Freeze):** Hier finden wir noch ausreichend muskuläre Anspannung in den Extremitäten, aber schon eine starre Immobilität (heute nennen wir so etwas »tonische Immobilisierung« – davon später in Kapitel 11). Wir sehen starke Angstgefühle, die nun die Wut- und Aggressionsgefühle unterdrücken, hohes emotionales Arousal und Hyper-Wachsamkeit, Verlust der Fähigkeit, sich durch Sprache verständlich zu machen.

- **Emotionaler Anteil »Unterwerfung« (kurz: EP-Submit):** In diesem Selbstverständnis finden wir Erschlaffung in der Muskulatur, Taubheitsempfinden, Blockierung des Denkens, Trübung der Orientierungsreaktion in Verbindung mit einer Verringerung emotionaler und kognitiver Aktivitäten.

Die strukturelle Dissoziation der Persönlichkeit, wie sie uns von Ellert Nijenhuis et al. in den letzten Jahren in vielen Publikationen vorgelegt wurde, ist ein theoretisches Modell, ein psychophysiologisches Konstrukt, welches die traumabedingte Dissoziation als eine adaptive, neurobiologisch organisierte Reaktion auf das Trauma verstanden wissen will. In dem Konzept der »Emotionalen Teile der Persönlichkeit« (kurz EP) finden sich viele Parallelen und Bezüge zu den sensomotorischen Modellen von Pat Ogden, zu den »primären Emotionen« von Jaak Panksepp, der Polyvagal-Theorie von Stephen Porges und der Defensiv-Kaskade und Tierabwehr von Schauer und Elbert. Diesen Spuren möchte ich nun weiter nachgehen.

KAPITEL 8

Jaak Panksepp und die sieben basalen Emotionen

Das erste Mal hörte ich von diesem interessanten Wissenschaftler mit dem auffallenden Namen, als ich von Ulrich Sachsse, mit dem ich in Göttingen meine Psychoanalytiker-Ausbildung gemacht hatte, eine Arbeit mit dem Titel: »Disstress-Systeme beim Menschen« (2003) las. Hier wurden zwei fest im Gehirn verdrahtete, dem Überleben dienende neuronale Systeme dem Bereich Angst vs. Panik zugeordnet. Jaak Panksepp (1998) betrachtete das Thema Angst von einem entwicklungsbiologischen Standpunkt aus und grenzte innerhalb des Disstress-Systems ein Furchtsystem (basic-fear-system) von einem Paniksystem (panic-system) ab. So lernte ich, dass eine durch äußere oder innere Bedrohung ausgelöste Angst eines Menschen sich, je nach Art der Traumatisierung, aus den oben beschriebenen Teilkomponenten zusammensetzt: Vernichtungsangst (basic-fear-system) mit Aktivierung des Sympathikussystems und Trennungspanik (panic-system) mit Aktivierung des Parasympathikus. Beide hirnanatomisch getrennten Systeme weisen nach Panksepp funktionell vielfältige Verbindungen auf, denn in der Phase der Bedrohung werden im Gehirn beide Systeme, das basic-fear-system und das panic-system, aktiviert.

Das erste der beiden Systeme ist für die Vorbereitung auf die Flucht- oder Kampfsituation zuständig und wird durch den Sympathikus gesteuert, das zweite setzt das Bindungssuchsystem in Gang und steht unter Einfluss des Parasympathikus. Ziel des Letzteren ist es, andere Bezugspersonen zu veranlassen, dem bedrohten Hilflosen Schutz zu bieten oder durch Piepsen (z. B. bei Säugetieren) oder Weinen die Stärkeren zu veranlassen, sich als Verbündete mit dem Opfer zu solidarisieren und für dieses eine Lösung zu entwickeln.

Diese Unterscheidung wurde mir in den folgenden Jahren zu einer hilfreichen Erklärung für die Angst, die durch eine äußere Bedrohung entsteht (»Hilfe, ich bin in Lebensgefahr!«), und der Panik, die eigentlich eine Form von Trennungs- und Verlustangst (»Hilfe, Mama ist weg!«) repräsentiert.

Das zweite Mal kam ich vor drei Jahren mit Jaak Panksepp in Kontakt, als ich mich intensiv mit den Arbeiten der US-amerikanischen Ego-State- und EMDR-Therapeutin Sandra Paulsen beschäftigte. Vor allem ihr letztes Buch »When there are no words. Repairing early trauma and neglect from the attachment period with EMDR Therapy« (2017) hatte es mir angetan, wurde doch dort ein Therapiezugang zu früh traumatisierten Menschen geschildert, der für mich neu und überraschend war. Davon später mehr im Kapitel 16 dieses Buches.

Auf alle Fälle spielte das Modell der basalen Emotionen von Panksepp eine entscheidende Rolle bei Sandra Paulsen, und ich wurde neugierig und widmete mein Studium den Büchern von Jaak Panksepp (1998, 2012, Davis & Panksepp 2018). Ein Satz von Paulsen war mir besonders aufgefallen: »Paulsen, O'Shea & Lanius (2014) vermuten, dass die neuronalen Affektkreisläufe die Basis für die Entwicklung unterschiedlicher Ego-States darstellen. Ich befasse mich mit diesen Kreisläufen intensiver, nachdem ich Panksepps sekundäre und tertiäre Affektprozessierung dargestellt habe.« (Paulsen 2017, S. 73) Genau da will ich nun ansetzen.

8.1 Panksepps basale Emotionen – ein Überblick

Der Neurobiologe Jaak Panksepp hat sich mit dem Zusammenhang von neurochemischen und emotionalen Systemen im Gehirn befasst und sein Lebenswerk der Erforschung dieser »Basic Emotions« gewidmet. Einen Affekt nennen wir die subjektive Komponente des Erfahrungsgefühls, die eine körperliche Stimulation begleitet. Subkortikale affektive Prozesse treten in mindestens drei Hauptkategorien auf; (a) die homöostatischen inneren körperlichen Triebe (wie Hunger und Wärmeregulierung); (b) die sensorischen Affekte, die helfen, diese Antriebe zu regulieren (wie die affektiven Aspekte des Geschmacks und das Gefühl von Kälte und Wärme); und (c) die instinktiv-emotionalen Netzwerke des Gehirns, die die »action tools« verkörpern, die frei lebende Organismen benötigen, um ihre affektiven Triebe in der Außenwelt zu befriedigen (z.B. die Suche nach Nahrung und Wärme).

All dies sind komplexe, zentrale Funktionen des Gehirns, die durch Wahrnehmungen ausgelöst und die durch Erfahrung verfeinert werden. Es gibt eine große Anzahl von affektiven Zuständen, die jeweils unterschiedliche Neurodynamiken im Gehirn darstellen. Solche Gehirnsysteme arbeiten infolge evolutionärer Anpassung in der Phylogenese der Arten in subkortikalen Netzwerken und Regionen des Stammhirns – sie sind bei allen Säugetieren überwiegend gleich –, wobei Lernen und höhere Gehirnfunktionen als sekundäre und tertiäre Prozesse in entwicklungsgeschichtlich jüngeren Hirnteilen diese ergänzen (Davis & Panksepp, 2018).

Diese Gehirnsysteme erzeugen instinktive Verhaltensreaktionen, die eng mit den primitiven Affekten verknüpft sind, die mit solchen Aktivitäten einhergehen (Panksepp, 1998). Hier sehen wir schon erste Verbindungen zu dem oben ausführlich dargestellten Konzept der Handlungs- und Aktionssysteme von Ellert Nijenhuis et al.

Panksepps Theorie der affektiven Persönlichkeit (Davis & Panksepp 2018) legt nahe, dass solche affektiven Zustände, welche durch emotionale Reize induziert und durch die neuronalen Systeme moduliert werden, als Grundlage für die Herausbildung der Persönlichkeit dienen. Durch den Einsatz von Techniken wie der tiefen (subkortikalen) elektrischen Stimulation (DBS) und der pharmakologischen Manipulation wurden von Panksepp in jahrelanger Forschungsarbeit an Säugetieren sieben verschiedene primäre Emotionssysteme (im engl. Original: SEEK, CARE, LUST, PLAY, FEAR, RAGE und SADNESS) identifiziert, die in phylogenetisch alten Hirnarealen verankert sind (Panksepp, 1998). Primäre emotionale Systeme werden hier in Großbuchstaben gedruckt, um die primär instinkt-affektiven subkortikalen Netzwerke, die sich in allen Säugetiergehirnen finden, zu bezeichnen und sie von den in der Emotions- und Persönlichkeitsforschung traditionell verwendeten eingebürgerten emotionalen Begriffen (Gefühle) zu unterscheiden. Es geht nicht um subjektive Affekte oder Gefühle, sondern um fest verdrahtete subkortikale Kreisläufe, die seit der Geburt bei den Säugetieren bestehen und die nicht erst durch Übung aktiviert werden müssen.

Jedes System beeinflusst unterschiedliche affektive Aktivitäten, die einem anderen grundlegenden Persönlichkeitsmerkmal entsprechen können. Die sieben emotionalen Systeme werden entsprechend ihrer zugehörigen Wertigkeit in zwei Kategorien unterteilt. Das positive System umfasst SEEK (NEUGIER), CARE (FÜRSORGE), PLAY (SPIEL), LUST (LUST/SEX), während die sogenannten »survival tools« FEAR (ANGST), RAGE/SADNESS (WUT) in das negative System fallen.

Diese Kreisläufe sind nicht nur verantwortlich für eine emotionale Antwort, sondern stellen gleichzeitig ein integratives System dar. Sie sind hierarchisch organisiert, was auf ihre Entwicklung im Laufe der Evolution zurückzuführen ist. Diese fest verdrahteten Schaltkreise kommen bei allen Säugetieren vor, sind seit dem Moment der Geburt da und müssen nicht erlernt werden.

8.2 Die drei Ebenen der Emotionsverarbeitung

Wie wir gesehen haben, nimmt Jaak Panksepp die unterscheidbaren neuronalen Netzwerke des Gehirns als Basis für eine Einteilung der Emotionen. Sein Ansatz: Jedes Gefühl wird von unterschiedlichen, genetisch festgelegten Schaltkreisen des Gehirns gesteuert. Panksepp beschreibt drei Ebenen affektiver Verarbeitung im Gehirn. Zum besseren Verständnis soll Abbildung 6 dienen, die Paulsen und Panksepp zusammen angefertigt haben[19].

19 Ich möchte mich an dieser Stelle bei Sandra Paulsen bedanken, die dem Abdruck dieser Abbildung aus Paulsen 2021 zugestimmt hat.

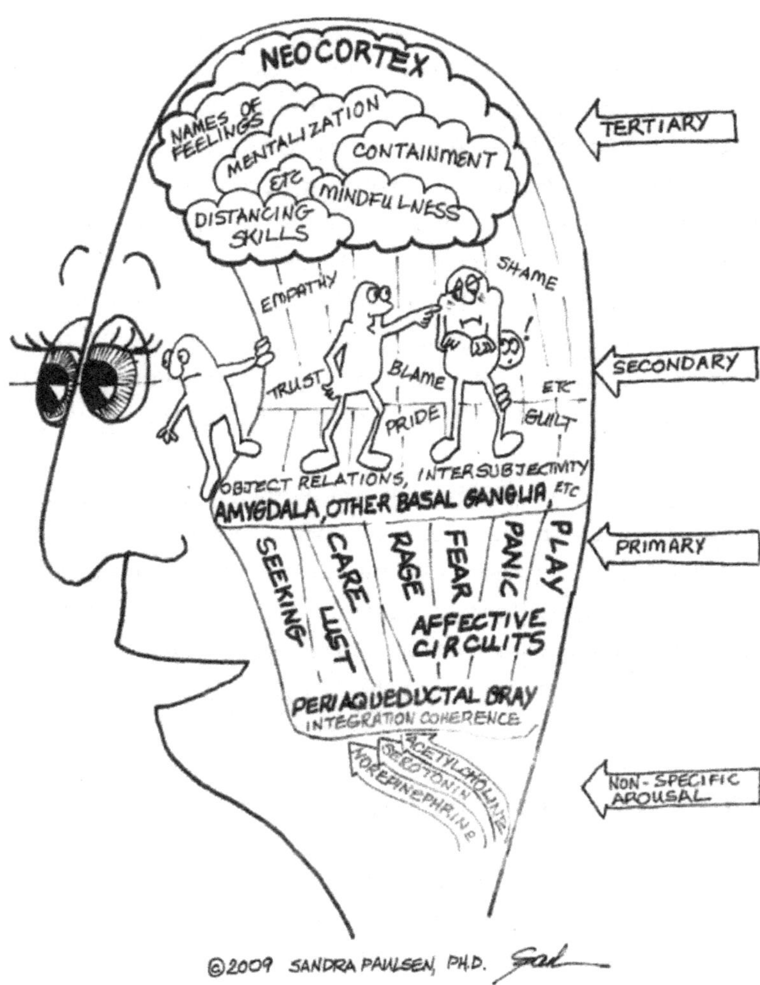

Abbildung 6: Die drei Ebenen affektiver Verarbeitung im Gehirn nach Sandra Paulsen und Jaak Pankseep

Die primäre Ebene

Die primäre Verarbeitung im Gehirn von Affekten ist die Ebene der subkortikalen affektiven Kreisläufe im Stammhirn. Die sieben Kreisläufe, die er bei seiner Forschung im Labor an Ratten gefunden hat[20],

20 Panksepp weist in seinen späten Arbeiten immer wieder darauf hin, dass seine Befunde auch auf das Säugetier Mensch übertragbar sind.

sind Exploration (SEEKING; die »Mutter« aller Kreisläufe), Wut (RAGE), Angst (FEAR), Spiel (PLAY), Wolllust (LUST), Fürsorgeverhalten (CARE, das Substrat für Liebe und Pflege). Der Panikkreislauf hat nichts mit Panikattacken zu tun, sondern meint kindlichen Trennungsstress und ist das Substrat für Traurigkeit und Depression. Diese Neurokreisläufe haben ihren Anfang auf der Ebene des Periductalen Grau (PAG) im Mittelhirn (Mesencephalon) und ziehen sich von dort bis hinauf ins Vorderhirn. Paulsen vermutet, dass diese affektiven Schaltkreise die Basis für die Entwicklung von unterscheidbaren Selbst-Zuständen sind, wie ich oben schon geschrieben habe.

Für die unspezifische Erregung und Aktivierung dieser affektiven Netzwerke sind die Neurotransmitter Acetylcholin, Serotonin und Norepinephrin (Noradrenalin) zuständig.

Die sekundäre Ebene

Panksepps zweite Verarbeitung des Affektes im Gehirn ist das von Anfang an bestehende Lernen eines Kindes während der Bindungserfahrungen mit den primären Bezugspersonen in den ersten Lebensjahren, dies schließt das Verinnerlichen von Objektbeziehungen, Intersubjektivität und klassische konditionierte Beziehungsmuster mit ein. Dieses Lernen findet auf der Ebene der Amygdala und anderen Basalganglien statt und ist die Basis für das Erlernen von Emotionen wie Scham, Schuld, Vertrauen, Empathie, aber auch Enttäuschung, Betrug usw. Bei normaler Bindung kann das Baby von diesen affektiven Schaltkreisen Gebrauch machen, weil eine liebende Bezugsperson beim Containment und der Regulation der Affekte hilft. Für das Kind braucht es liebevolle, haltende Arme, Synchronizität und Kohärenz im Dialog, es braucht Akzeptanz, um die Fähigkeit zur Selbstregulation zu entwickeln. Mit Hilfe liebevoller Helferpersonen erwirbt das Baby dann den gesunden Gebrauch dieser emotionalen Schaltkreise für affektive Informationen über Bindungen, Neugierverhalten, Gefahr, Ungerechtigkeit und die Notwendigkeit zum Kämpfen und Sich-Verteidigen. So entstehen durch diese Erfahrungen bei glücklichen Babys Selbstvertrauen, ein integriertes

Selbst, das Gefühl der Kontinuität von Zeit, Wahrnehmung und des Selbst in dieser Welt und ganz sanfte State-Wechsel. Ein unglückliches Baby erwirbt Beziehungsmuster, die auf der klassischen Konditionierung von Angstantworten auf Gefahr, Zurückweisung oder insuffizienter Fürsorge basieren. So entstehen über die frühen Objektbeziehungen die basalen Ego-States. Diese Aussage deckt sich mit dem Hinweis von Ellert Nijenhuis, dass Ego-States mit befriedigten oder blockierten Grundbedürfnissen von uns Menschen im Kleinkindalter zusammenhängen. »Ego-States sind Zustände der Persönlichkeit, die emotionsorientiert reagieren. Sie antworten auf emotionale tägliche Bedürfnisse des Lebens oder Ereignisse und gewährleisten normale und gesunde Reaktionen, die unsere Persönlichkeit bunt machen. Aber … sie können auch ein pathologisches Verhalten entwickeln …«. (Nique EU Disja 2014, S. 2[21])

Die dritte Verarbeitungsebene

Die dritte Verarbeitung des Affektes im Gehirn ist das Lernen auf neokortikaler Ebene. Hier ist der Erwerb von Achtsamkeit verankert, die Fähigkeit, den gefühlten Emotionen einen Namen zu geben, Durchsetzungsfähigkeiten und Distanzierung, Mentalisieren usw. Neokortikales Lernen umschließt Coping-Strategien, funktionale Möglichkeiten und soziale Fähigkeiten und all das andere Wissen über Emotionen. Traditionelle Sprechtherapie arbeitet meist auf dieser Ebene. Kognitive Verhaltenstherapie zum Beispiel versucht den Affekt »top-down« zu ändern, indem sie die damit verbundenen Glaubenssätze erforscht und mit alternativen Glaubenssätzen experimentiert. So kann neues Verhalten ausprobiert werden, um nicht mehr von den alten Emotionen gesteuert zu werden.

---

21 https://www.slideshare.net/JaniqueDissie/140925-anpephandlingsystem-41248928

8.3 Die drei Ebenen des ineinander geschachtelten Gehirns – die Beziehung von Panksepp zu Nijenhuis

Obwohl die Persönlichkeit eines Menschen im Prinzip in unzählige Anteile dissoziieren kann, so scheinen im Verständnis der strukturellen Dissoziation (TSDP) einige Ausprägungen der traumabedingten Aufspaltung viel wahrscheinlicher zu sein als andere. Für Ellert Nijenhuis et al. sind Individuen signifikant organisiert und motiviert durch evolutionär angelegte psychobiologische Systeme, und deshalb ist das Gleiche auch von den dissoziativen Teilen der Persönlichkeit zu erwarten. Die von verschiedenen Forschern in den letzten Dekaden beschriebenen angeborenen psychobiologischen Systeme unterscheiden sich in der Schwerpunktsetzung: Einmal werden diese Systeme aus psychoanalytischer Sicht als motivierend bezeichnet (z. B. Lichtenberg 1990, 2000), dann geht die Perspektive mehr in Richtung »Verhalten« (z. B. Bowlby 1969/1982) oder das »Funktionale« daran wird betont (Fanselow & Lester 1988), oder wir landen wieder bei Jaak Panksepps (1989) **»emotional operating systems«**, wie oben beschrieben.

»Ihr Zweck ist es, uns bei der Unterscheidung zwischen hilfreichen und schädlichen Erfahrungen zu helfen und um die beste Anpassung als Reaktionen auf die aktuellen Lebensumstände zu generieren. Wir bezeichnen sie als Aktionssysteme, weil sie eine angeborene Bereitschaft oder Neigung zum Handeln beinhalten. (…) Sie bestimmen Handlungen nicht starr, sondern beeinflussen Tendenzen zu bestimmten Handlungsmustern unter bestimmten Umständen.« (Steel et al. 2005, S. 16) Lassen Sie mich zu der Perspektive von Jaak Panksepp über die »Aktionssysteme« und die basalen Emotionen zurückkehren.

Für ihn sind die primären Emotionen und die damit verbundenen Affekte und Reaktionstendenzen ein von Geburt an bestehendes Überlebenssystem, welches uns in Bedrohungssituationen dazu drängt, in einer effektiven Art und Weise zu reagieren, die sich über Generationen bewährt hatte – sonst gäbe es uns als Menschen wohl gar nicht mehr. In weniger stressigen Situationen beeinflussen sie unsere Wahrnehmungen und Aktionen, »… produzieren konstante und kohärente Ströme von Gedanken und fügen durch die positiven und negativen Gefühle, die sie erzeugen, unseren Erfahrungen Werte und Bedeutung bei. Unsere primären Emotionen beginnen als *unkonditionierte Antworten* (der Begriff der Verhaltenstherapeuten für Instinkte) auf Stimuli durch lebensverändernde Herausforderung des Lebens (…) Wir alle nehmen die Welt durch die Linse unserer Emotionen wahr.« (Davis & Panksepp 2018, S. 9–10, kursiv im Original)

Die affektive Grundlage der Persönlichkeit entsteht für Panksepp durch diese instinktiven primären Emotionen – angeborenen zerebrale Tools zum Überleben –, die Gefühle, Gedanken, Wahrnehmungen und Verhalten steuern. Wie all dies zusammenspielt, versucht Panksepp in einem Systemmodell des in einander geschachtelten Gehirn zu verdeutlichen (im engl. Original: Nested Brain/Mind Hierarchies: Two-way or circular Causation). Siehe dazu Abbildung 7.

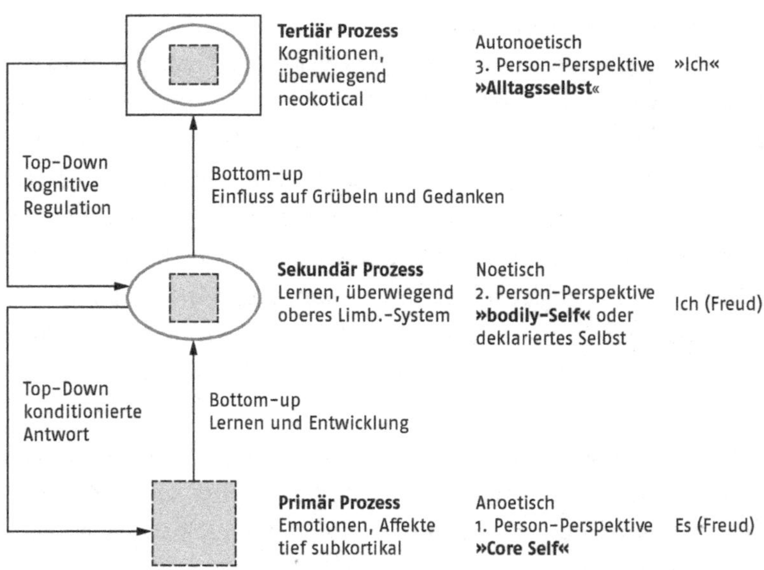

Abbildung 7: Verschachtelte Gehirn/Geist-Hierarchien nach Davis & Panksepp 2018 (vom Autor ergänzt)

Dieses Schaubild zeigt, wie jeder auftauchende Primärprozess (graues Quadrat) Emotion (lustvoll: SEEKING, LUST; PLAY; CARE; unlustvoll: RAGE, FEAR, PANIC/GRIEF) einen Sekundärprozess (Oval), eine Lernerfahrung stimuliert und in einen Tertiärprozess (Rechteck) – in Gedanken und Sprache – eingebettet wird. Die Pfeile an den Seiten weisen darauf hin, dass Gehirnfunktionen einer höheren Ebene top-down Hemmung und Regulation von tieferen Ebenen in Gang setzen können und umgekehrt, dass niedrigere Eben einen Einfluss auf höhere Hirnregionen ausüben – ein zirkuläres Model der Steuerung. Psychische Probleme entstehen durch Imbalancen im System – davon später mehr.

»Jede Primärprozess-Emotion hat eine besondere affektive Valenz – d. h., sie ist verbunden mit einer positiven Belohnungs- oder einer negativen Bestrafungserfahrung, die nicht nur das Treffen von Entscheidungen in Überlebenssituationen begleitet, sondern auch Lernen unterstützt, welches zu Veränderungen dieses primären, uralten Aktionssystems führt, um sich auf aktuelle Herausforderungen besser anpassen zu können«. (Davis & Panksepp 2018, S. 76) So weit ein paar Informationen zu diesem zirkulären »emotional operating system« von Jack Panksepp.

KAPITEL 9

Die zentrale Rolle der peritraumatischen Dissoziation bei der Entstehung dissoziativer Symptome und ihre Biochemie

Patienten, die in unsere Praxen kommen und um Hilfe nachfragen, zeigen ganz unterschiedliche erfahrungsbezogene, psychophysiologische und neurobiologische Reaktionen auf Traumatisierung. Dennoch lässt sich dieses breite Feld der Reaktionen meiner Erfahrung nach gut auf zwei Subtypen eingrenzen: Der eine Typ zeigt vorherrschende Muster von Übererregung (Hyperarousal), im Englischen auch als »Uproar-Typ« der PTBS bezeichnet, der andere Typ vorzugsweise Dissoziation und Erstarrung, auch der »Shutdown-Typ« der PTBS genannt. Beides sind einzigartige Wege in eine vielfältige Psychopathologie infolge von traumatischem Stress.

Wir haben uns in den letzten Kapiteln eingehend mit den dissozitiven Persönlichkeitsanteilen ANP und EP, entstanden an den Sollbruchstellen der Handlungssysteme (TSDP), und mit den primären Emotionen und dem »emotional operating system« (Jaak Panksepp) als basaler Grundlage dieser Handlungs- und Aktionssystem beschäftigt. Unser nächster Schritt ist zu verstehen, wie und warum diese dissoziierten Persönlichkeitsanteile unter traumatischem Stress entstehen und welche **neurobiologische Grundlage** das Ganze hat. Hierzu hilft mir ein Studium der Arbeiten des kanadischen Neuropsychologen und Traumatherapeuten Ulrich Lanius (2014) und seiner Kollegen.

»Wir vermuten, dass das Phänomen der peritraumatischen Dissoziation eine zentrale Rolle bei der Entstehung dissoziativer Symptome spielt und diese mit der Ausschüttung von schmerzdämpfenden neurochemischen Stoffen verbunden ist, welche die Kommunikation zwischen niedrigeren und höheren Gehirnstrukturen verändern, was wiederum zu einem Mangel der Integration von traumatischer Erfahrung führt, zu somatoformen Symptomen und zu separaten Selbstzuständen.« (Lanius et al. 2014, S. 19) Das ist ja eine ganz Menge, was sich aus dem Auftreten von peritraumatischer Dissoziation – eigentlich ein Überlebens- und Schutzmechanismus – alles an Folgen ergibt. Interessant für uns ist vor allem die Entstehung der »separaten Selbstzustände« durch Dissoziation – das hatten wir ja in den letzten Kapiteln erörtert.

9.1 Funktionale Mechanismen im Zuge von Dissoziation

Nach Lanius et al. (2014, S. 6 ff.) sind es vor allem neurobiologische Mechanismen, die für dissoziative Symptome und vor allem für die strukturelle Dissoziation der Persönlichkeit ursächlich sind. Folgende Elemente führen die Autoren auf peritraumatische, neurochemische Störfälle zurück:

- Die peritraumatische Dissoziation ist verknüpft mit der Ausschüttung von endogenen Opioiden und schmerzreduzierenden neurogenen Stoffen, welches die Kommunikation zwischen den triunen Hirnteilen (MacLean) oder Prozessebenen nach Jaak Panksepp beeinträchtigt.
- Spezielle endogene Opioide blocken den Thalamus, was zu einer Entkopplung der höheren (limbisches System und Neocortex) von den tiefer gelegenen Gehirnstrukturen (Hirnstamm) führt.
- Dadurch wird auch der Austausch der linken mit der rechten Hemisphäre über den Balken (Corpus callosum) stark beeinträchtigt.
- Der Mangel an Integration zwischen den Hirnebenen (vertikale Verknüpfungen) und zwischen den Hemisphären (horizontale Verknüpfung) führt dazu, dass die Verarbeitung traumatischer Erfahrungen scheitert.

- »Wir stellen die Hypothese auf, dass im Kern der strukturellen Dissoziation und der Herausbildung von separierten Selbst-States oder emotionalen Teilen (EPs) eine opioid-induzierte Deafferenzierung[22] der basalen Affektkreisläufe steht, welche unter Bedrohung mobilisiert wurden, was dann in Folge zu einer Abtrennung vom normalen Bewusstsein führt.« (Lanius et al. 2014, S. 6)

In der Architektur des Gehirns können wir die schon öfters erwähnte vertikale Schichtung mit ihren Top-down- und Bottom-up-Steuerungen von der horizontalen Organisation von Netzwerkmustern unterscheiden. Über all diese unbeschreibliche Konnektivität vom präfrontalen Cortex zum Hirnstamm und zurück und über Millionen von Kreisläufen auf horizontaler Ebene versucht das Gehirn über funktionale Spezialisierung und funktionale Integration die exterozeptiven und interozeptiven Prozesse zu steuern. Lanius et al. vermuten, dass ein **Mangel an vertikaler Integration** die entscheidende Ursache dafür ist, dass sich separate Selbst-States bilden, wir wie es von der TSDP kennen.

Neu und für mich interessant ist dabei seine Annahmen, dass zu dieser horizontalen und vertikalen Integration vor allem anderen die Integration der Sensorik, d. h. die Aufnahme von äußeren und inneren Reizen durch spezielle Regionen des Gehirns, gehört. Das ist verständlich, wenn wir das Gehirn als einen »Biocomputer« betrachten, dessen vornehmste Aufgabe es ist, die sensorischen Informationen schnell zu prozessieren, um die Chancen zu erhöhen, Gefahren besser einzuschätzen, Vorhersagen zu treffen und Sicherheit durch Handeln herzustellen.

Wenn wir also mit Lanius et al. annehmen, dass dissoziative Phänomene das Ergebnis des Zusammenbruchs der horizontalen und vertikalen Integration darstellen, dann sollten wir uns noch etwas mit der Verarbeitung sensorischer Reize beschäftigen, damit wir verstehen, was passiert, wenn wir dissoziieren.

---

22 Unterbrechnung des neuronalen Signaltransportes.

9.2 Die sensorische Integration und ihr Zusammenbruch

Wir müssen zwei Integrationsebenen im Gehirn unterscheiden:

1) Die Thalamusebene:
Auf einer *höheren Hirnebene*, etwas unterhalb des zerebralen Cortex, geschieht sensorische Integration auf der Ebene des Thalamus – der Thalamus bildet den größten Teil des Diencephalons (Zwischenhirn). Er setzt sich aus vielen Kerngebieten zusammen, die eine besonders starke Verbindung zum gesamten Neocortex aufweisen. Um sich der sensibel-sensorischen Informationen bewusst zu werden, müssen alle aufsteigenden Bahnen – mit Ausnahme der Riechbahn – auf ihrem Weg zum Cortex vorher im Thalamus verschaltet werden. Er wird deshalb oft als »Tor zum Bewusstsein« bezeichnet.[23]

»Ultimativ gehen wir von der Hypothese aus, dass auf der einen Seite eine Leitungsunterbrechung (im engl. Original: Deafferentation) auf der Ebene spezieller Kerngebiete des Thalamus für die Entstehung von traumatisierten Selbst-States (z.B. EPs mit starker subkortikaler Dominanz) verantwortlich ist. Zu anderen Zeiten können spezielle Kerne des Thalamus auch für das Switchen zwischen den States zuständig sein, vermittelt durch Loops über viele Ebenen, als auch für das Entstehen von adaptiven Selbst-States (z.B. ›anscheinend normaler Teil der Persönlichkeit‹ [ANP]) als Antwort auf sich ändernde innere und äußere Stimuli«. (Lanius et al 2014, S. 10).

2) Die Ebenen der unteren Vierhügelplatte:
Auf einer *niedrigen Ebene* des Gehirns finden wir im Hirnstamm (Mesencephalon = Mittelhirn) eine Struktur, die etwas poetisch Vierhügelplatte (Lamina tecti) heißt und die aus den zwei oberen (Colliculi superiores) und den beiden unteren Hügeln (Colliculi inferiores) besteht. Diese Hügel ermöglichen uns, den sensorischen

23 https://flexikon.doccheck.com/de/Thalamus

Input mit anderen, aus dem Körper kommenden Informationen zu verbinden, in Abgleich mit den basalen affektiven Antworten aus dem PAG, um das Überleben des Organismus zu ermöglichen. PAG steht für »Peri-Aquäduktales Grau«, der Ort im Hirnstamm, von wo Panksepps primäre Emotionen ihren Ausgang nehmen. Die Fähigkeit zur Integration sensorischer Reize in den niedrigen Gehirnstrukturen hängt von diesen Colliculi ab.

Nicht-traumatisierte Menschen nutzen beide beschriebenen Ebenen zur Integration sensorischer Stimuli, mit differenzierten Gefühlsausdrücken und angepasster Informationsverarbeitung top-down. Traumatischer Stress, so können wir mit Lanius et al. vermuten, unterbricht die sensorische Integration auf der höheren Ebene des Thalamus, und durch den Zusammenbruch seiner Steuerungsfunktion versucht nun der untere Hirnstamm mit den inferioren und superioren Colliculi diese Aufgabe zu übernehmen. Der physiologische Vorteil dieser Maßnahme ist, dass das Gehirn schneller reagieren kann, jedoch nur mit Defensivreaktionen aus dem Repertoire des primitiven »Reptiliengehirns« – Flucht, Kampf, Unterwerfung, Einfrieren usw. Mehr dazu im nächsten Kapitel dieses Buches.

Wie ich schon oben beschrieben habe, werden endogene Opioide und endogene Cannabinoide[24] zuerst als Reaktion auf Furcht und Schmerz ausgeschüttet und entstehen dann infolge der im Mittelhirn erzeugten primären Emotionen und Defensivreaktionen. »Wir vermuten, dass extreme Ausschüttung von endogenen Opioiden, genauso wie andere schmerzunterdrückende neurochemische Substanzen als zweite Antwort auf Stress dazu führt, dass sich das Bewusstsein ändert, dass es gedämpft wird und letztlich das Bewusstsein gespalten wird, ein Prozess, der sich sowohl auf der Thalamusebene wie auf der PAG-Ebene vollzieht. Besonders β-Endorphin ist für die Amnesie und für die Immobilisierung verantwortlich, das

24 Das endogene Cannabinoidsystem (ECS) spielt eine wichtige Rolle bei zahlreichen Aspekten der neuronalen Funktionen, unter anderem bei der Kontrolle von Bewegung und motorischer Koordination, Lernen und Gedächtnis, Emotionen und Motivation, süchtigem Verhalten und Schmerzmodulation.

Opioid Dynorphin besonders für Depersonalisation und Derealisation«. (Lanius et al. 2014, S. 13)

Lassen Sie mich das Wichtigste, was wir von Lanius et al. lernen können, noch einmal zusammenfassen:

1. Vermutlich sind separierte Selbst-States die direkte Folge des Zusammenbruchs der integrativen Funktionen des Gehirns durch Unterbrechung von neuronalen Verschaltungen zwischen den Verarbeitungsebenen des Gehirns.
2. Bei lebensbedrohlicher Traumatisierung wird massive Schmerzreduktion durch Ausschüttung endogener Substanzen zum Überleben aktiviert.
3. Vermutlich ist die Getrenntheit der Selbst-States eine Konsequenz der Aktivierung endogener neurochemischer Schmerzmittel, die eine Überladung des Gehirns in Übererregungszuständen verhindern sollen.
4. Diese endogenen neurochemischen Schmerzmittel (Opioide und Cannabinoide) sind Teil der dorso-vagalen parasympathischen Antwort auf Lebensbedrohung (siehe Polyvagal-Theorie).
5. Dadurch kommt es zum Abschalten des Thalamus, »dem Tor zum Bewusstsein«, und neokortikale, also höhere Bewältigungsstrategien sind nicht mehr verfügbar.
6. Separierte Selbst-States entstehen, ein Teil sind komplexe, hoch emotionale Zustände, verbunden mit Defensivreaktionen, die Nijenhuis als EPs bezeichnet, oder States, die wenig affektive Ladung und defensive Aufladung zeigen und die wir als ANP beschrieben haben.

Soweit eine erste Einführung in die Neurophysiologie der peritraumatischen Dissoziation und die opioidbedingte Aufspaltung in strukturell dissoziierte Selbstanteile.

KAPITEL 10

Endogene Opiate und funktionale Mechanismen der traumatischen Dissoziation

Eine meiner Patientinnen hatte einmal ihre dissoziativen Zustände, in die sie öfters geriet, als einen »Nebel«, der sich »wie aus heiterem Himmel« über sie herabsenke und von dem sie nun wisse, er wolle sie vor etwas beschützen, bezeichnet. Aber wie entsteht so ein »Nebel«, und welchen Zweck erfüllt er in unserem menschlichen Gehirn, das, einem »Biocomputer« vergleichbar, auf maximale Effektivität aus ist?

»Es gibt wenig Zweifel daran, dass Dissoziation letztlich zum Teil durch Endorphine und endogene Opioide verursacht wird (...), welche für dissoziative Phänomene wie Betäubtsein, Verwirrtheit und kognitive Einschränkungen inklusive Amnesien verantwortlich ist (...)« (Lanius 2014, S. 81) – so hatten wir es im letzten Kapitel gelernt.

Die meisten der Erkenntnisse über die **funktionalen Mechanismen der Dissoziation**, mit denen ich Sie in diesem Kapitel vertraut machen will, wurden zuerst am Tiermodell nachgewiesen, konnten aber in den letzten Jahren beim Menschen bestätigt werden.

Der Terminus »Opioid« verweist auf eine Reihe von chemischen Substanzen, die an Opiatrezeptoren des Organismus binden (opiatagonistisch), die sich bei uns Menschen vorwiegend im zentralen Nervensystem (ZNS) und im Gastrointestinaltrakt befinden. Exogene Opioide werden vorwiegend zur Anaesthesie und Analgesie eingesetzt, und endogene Opioide wie Endorphine und Enkephaline werden im Körper als Neuromodulatoren und Neurohormone z. B. in der Hypophyse produziert. Generell finden wir folgende Wirkung:

- Unterdrückung von zentral-nervösen Funktionen:
  - Blockierung der sensorischen Fasern im Rückenmark (Schmerzblockade)
  - Reduktion der Respirationsrate (Atemdepression)
  - Angstminderung
  - Stressminderung mit Blutdruck- und Pulsreduktion
- Sedierung

Sieht sich eine Person einer Bedrohung ausgesetzt, dann spricht in der Regel das autonome Nervensystem (ANS) als Erstes an, und die Aktivierung des Sympathikus bereitet uns auf Flucht oder Kampf vor – dafür stellt der Körper in kürzester Zeit die Energiereserven zur Verfügung. Ist die Bedrohung aber so überwältigend, dass die Defensivreaktion »Mobilisierung« nicht ausgelöst werden kann (Angreifer zu nah oder zu stark, keine Fluchtmöglichkeit oder Erleben von Hilflosigkeit), dann übernimmt die parasympathische Aktivierung und wird nach einer Übergangszeit dominant[25]. Die Folge dieses parasympathischen Arousals ist begleitet von einer Erhöhung des doralen vagalen Tonus (siehe Polyvagal-Theorie von Stephen Porges), Abnahme von Blutdruck, der Herzfrequenz und metabolischer Aktivität bei noch gleichzeitig hohen Dosen von Adrenalin im Blutsystem – ein Gefühl, als würde man bei Vollgas auf der Bremse stehen. Diesen vorübergehenden Zustand nennen wir »tonische Immobilisierung« oder Fright (Schreckstarre) – aber davon später mehr.

Sobald sich der parasympathische Tonus dominant durchsetzt, verstärkt sich die defensive »Immobilisierungsreaktion« und das Opfer erscheint motorisch einzufrieren (Katatonie) und beginnt zu dissoziieren – eine maximale Strategie, um zu überleben.

»Im Zustand der Selbstaufgabe und der katatonischen Reaktion ist aller Schmerz gestillt und eine besänftigende Betäubtheit breitet sich aus.« (Krystal 1968, S. 117)

Entwicklungsgeschichtlich gesehen ist der parasympathische Zustand ein »primär hypometabolischer Regulationsprozess« (Schore 2001), in dem das Individuum Energie spart, in eine todesähnliche

25 Die Halbwertszeit von Adrenalin im Blut ist ca. drei Minuten.

Körperhaltung geht und, wenn alles überwunden ist, dem Körper Zeit zur Wundheilung und Erholung gibt. Dissoziation bedeutet Rückzug von einer unerträglichen Situation, einer psychischen Katastrophe oder, wie Putnam schreibt, »eine Flucht, wenn es keine Flucht mehr gibt«. (in Schore 2001)

Darüber hinaus blockieren die freigesetzten Opioide und/oder die dorso-vagale Aktivierung (siehe Porges) die Fähigkeit, den sensorischen Input adäquat zu verarbeiten. Dies passiert entweder, wie im letzten Kapitel beschrieben (siehe S. 115), nach dem Abschalten des Thalamus, dem Sammelpunkt aller einlaufenden sensorischen Erfahrungen (außer dem Geruchssinn!), oder zusammen mit einer »Out-of-body«-Erfahrung, die in der Insula erzeugt wird: Hierbei werden sensorische Erfahrungen einem anderen zugeordnet, was dann ein verändertes Selbstgefühl erzeugt. »Die Erfahrung, den sensorischen Input einem ›Nicht-Ich‹ zuzuordnen, ist vermutlich ein entscheidender Aspekt in der Entwicklung von verändertes Selbst-Zuständen und struktureller Dissoziation.« (Lanius 2014, S. 86)

10.1 Tonische Immobilisierung

Immobilisierung ist eine phylogenetisch alte Defensivreaktion, welche letztlich zum großen Teil durch Opioidaktivierung ausgelöst wird (Mucha 1980). Sie ist ein natürlicher Zustand der Lähmung oder Immobilisierung, die bei Tieren eintritt, die mit einer Bedrohung aus der Umwelt konfrontiert sind oder mit einer massiven Einschränkung der Bewegungsfreiheit von außen (festgehalten werden). Dieser Zustand der motorischen Hemmung ist eine angeborene und im Gehirn fest verdrahtete Defensivreaktion, sie erfolgt, wenn Flucht oder Kampf als ausweglos erscheinen. Für Reptilien, die keinen Neocortex besitzen und weniger Bedarf an Sauerstoff haben, sind diese kataleptischen Zustände eine effektive Strategie; bei uns Menschen kann der Shutdown der Physis mit Hypotonus, Bradykardie und reduzierter Atmung aber gefährlich werden und ist potentiell letal. Was ist dennoch der phylogenetische Vorteil dieser Defensivreaktion?

Wie kommt es zum Wechsel der Defensivstrategie beim Tier und/oder Säugetier »Mensch« von Mobilisierung (Flucht/Kampf) zur Erstarrung und »Sich-tot-Stellen«? Wie ist der Ausgangspunkt?

Das Gewahrwerden einer Bedrohung hatte über eine gleichzeitige Aktivierung des lateralen PAG[26] über direkte Projektion aus der Amygdala und dem limbischen Vorderhirn zur Aktivierung motorischer Muster von Kampf oder Flucht geführt, die über weitere Schleifenprozesse (Basalganglien, Kleinhirn) zu grundlegenden motorischen Mustern moduliert wurden, die wir als **aktive Verteidigungsstrategien** »Flucht« und/oder »Kampf« bezeichnen. Des Weiteren beinhaltet die Kampf-oder-Flucht-Reaktion eine nicht-opioide, sondern eine Endocannabinoid-vermittelte Analgesie, die durch Kerngebiete im Hirnstamm (lateraler PAG) evoziert werden.

Und jetzt kommt ein entscheidender Moment: Die Erkenntnis des Organismus, dass er wenig bis gar keine Überlebenschance hat, leitet nun einen Strategiewechsel ein. In einem Kaskaden-Modell der Verteidigungsreaktionen (siehe dazu ausführlich Kapitel 11) folgt nun eine reaktionslose Immobilität oder das Vortäuschen des Todes (Totstellreflex), um das Interesse des Raubtieres/Täters zu verringern, was zuerst zu einer tonischen (engl. fright) und dann zu einer zeitlich verzögerten, kollabierten Immobilität (engl. flag) führen kann. Diese Art von defensiver Immobilisierungsreaktion ist der Moment, wo ein veränderter neurobiologischer Zustand beginnt, den wir Dissoziation nennen. Dieser »onset of dissociation« wird durch tonische Immobilität eingeleitet, bei der die Aktivierung taktiler sensorischer, propriozeptiver und viszeraler Afferenzen mit Angst gekoppelt ist. »Hier ist kein Urteilsvermögen höherer Ordnung involviert, sondern diese Prozesse stützen sich auf phylogenetisch alte Hirnregionen (wie das ventrolaterale PAG [VLPAG]) und treten bei Organismen ohne hoch entwickelte Großhirnrinde auf, wie z.B. bei Insekten und Vögeln (…). Das VLPAG empfängt über das Dorsalhorn des Rückenmarks und die parabrachialen und vagalen sensorischen Kerne Signale von Muskel- und viszeralem Gewebe

26 PAG = periaquäduktales Grau im Reptiliengehirn.

und löst eine tonische Immobilität aus (Kozlowska et al., 2015).« (Boyd et al. 2016, S. 13)

Auf diese Weise wird das motorische Kampf-oder-Flucht-Muster gehemmt und der Organismus wird nun zunehmend unempfindlich gegenüber sensorischen Reizen, einschließlich Schmerz (jetzt opinoid-vermittelt), und die Angst weicht einem Gefühl gedämpfter Gleichgültigkeit.

Zusammenfassend können wir sagen:
Opiode beeinflussen die Erfahrung von Angst oder Ängstlichkeit, können aber insgesamt das Gefühlsempfinden und das affektive Defensivverhalten massiv reduzieren. »Das bedeutet, Opioide hemmen sowohl Vermeidungsverhalten und Flucht vor physischer Bedrohung als auch aggressives Verhalten, welches den Angreifer reizen könnte.« (Lanius 2014, S. 89). **Opiode reduzieren die Angst und bereiten uns so auf einen »schönen Tod« vor und blockieren unsere Gegenaggression.**

10.2 Tonische Immobilisierung bei Vergewaltigungsopfern

In den letzten Jahren wurde das Phänomen der tonischen Immobilisierung auch vermehrt beim Menschen erforscht, nachdem man durch Schilderungen von Kindern, die einen sexuellen Missbrauch erlitten hatten, oder von Überlebenden einer Vergewaltigung auf diesen Zustand »angespannter Bewegungslosigkeit« (engl. »tonic immobility« oder »unresponsive immobility«) aufmerksam wurde. Fast die Hälfte der Überlebenden berichtete, dass sie während der Attacke eine ungewollte körperliche Blockierung verspürten, begleitet von Zittern, Schlottern, der Unfähigkeit, sich zu artikulieren und einem Absinken der Körpertemperatur. Das Auftreten der tonischen Immobilisierung ist zwar bei sexueller Gewalt besonders auffallend, wurde aber auch bei anderen Formen der Gewalt in den letzten Jahren nachgewiesen.

»Wenn man alles zusammen betrachtet, dann lässt sich vermuten, dass tonische Immobilisierung beim Menschen durch unzählige traumatische Ereignisse ausgelöst wird und dass die Erfahrung der tonischen Immobilisierung ein Weg ist, auf dem Überlebende dieser Ereignisse nachfolgend Psychopathologien entwickeln, besonders die PTBS.« (Lanius 2014, S. 58)

Vor allem die PTBS vom Shutdown-Typ, also die Hypoarousal-PTBS, könnte so erklärt werden.

Lassen Sie uns nun einen Schritt weiter zu der eben schon erwähnten Defensiv-Kaskade gehen, das, was wir die »Tierabwehr« nennen.

KAPITEL 11

Die Defensiv-Kaskade nach Schauer und Elbert

Wie andere Säugetiere zeigen Menschen eine Reihe von aktiven und passiven Abwehrreaktionen, die das Gehirn zielorientiert einsetzt, wenn sich ein Individuum verunsichert, bedroht oder in Todesgefahr fühlt. Das **»Verteidigungskaskadenmodell«** bietet einen wichtigen evolutionären Rahmen für das Verständnis, wie sich ein Individuum auf unterschiedlichen Ebenen gegen eine Attacke aus dem Lebensumfeld verteidigt. Alle Verteidigungsreaktionen sind dynamisch, d.h. sie werden nach der subjektiven Einschätzung der Bedrohungslage, der zur Verfügung stehenden persönlichen Stärke und Kompetenz, die Bedrohung zu meistern, unbewusst aktiviert. Passive Verteidigungsreaktionen dienen so als letzte Schutzlinie, wenn Flucht und Kampf als aktive Reaktionen nicht möglich oder zielführend sind und somit die Bedrohung am Höhepunkt ist – im Englischen heißt das »unescapable threat«.

Bei der Betrachtung der Verteidigungsreaktionen von Wirbeltieren beschreibt Ratner (1967) vier Stadien der Reaktionsmuster gegenüber dem Aggressor: (1) Freeze, (2) Flucht, (3) Kampf und (4) Immobilisierung. Der Fortgang von einem Stadium zum nächsten wird in seiner Analyse durch die Nähe des Angreifers zum Opfer bestimmt. Bei großer Distanz hilft das Einfrieren, um nicht entdeckt zu werden, auf der anderen Seite, bei Null-Distanz, minimiert die Immobilisierung die Angriffsreaktionen des Aggressors und steigert so die Überlebenschance.

Schauer und Elbert (2010) erweiterten dieses Modell und beschrieben sechs Abwehrreaktionen, die erfolgen, nachdem ein Säugetier eine Bedrohung durch einen Beutejäger ausgemacht hat:

(1) Freeze (= Orientierungsreaktion),
(2) Flucht (flight),
(3) Kampf (fight),
(4) Tonische Immobilisierung (fright = Schreckstarre),
(5) Erschlaffen (flag) und
(6) Ohnmacht (faint).

Die ersten drei der defensiven Reflexe der sogenannten »defensiven Kaskade« – an anderer Stelle heißt sie auch »Tierabwehr« – sind primär vom sympathischen Nervensystem orchestriert und die zweiten drei vom parasympathischen Nervensystem. Die tonische Immobilisierung ist eine Übergangszone, in der beide autonomen Nervensysteme aktiv sind.

Lassen Sie uns die genannten Reaktionsmodi auf Stress und Bedrohung im Einzelnen anschauen (s. dazu Abbildung 8 auf S. 132).

»Freeze« (Stadium 1)

Eine andere Bezeichnung für diesen Zustand ist »Orientierungsreaktion«, abgekürzt OR. Wie der Name sagt, versucht sich der Organismus durch Unterbrechung des aktuellen Verhaltens mit allen Sinnesorganen auf eine meist äußere Reizquelle einzustellen, indem die Sensibilität der Wahrnehmung und der Aufmerksamkeit drastisch erhöht wird. Forscher fanden bei psychophysiologischen Untersuchungen eine Abnahme der Herzfrequenz im EKG, eine Erhöhung der Hautleitfähigkeit, eine Vasokonstriktion der peripheren Blutgefäße und Veränderungen der Hirnströme im EEG (Veränderung der P300-Komponente und Blockierung des Alphabandes) und viele weitere Reaktionskomponenten (siehe dazu Schandry 1988), was auf eine Aktivierung des Sympathikus hindeutet.

Der Körper eines Tieres oder auch eines Menschen ist auf die Reizquelle hin ausgerichtet, er »friert« in Sekundenschnelle ein und verwandelt sich vom Normalzustand in eine aufmerksame Unbeweglichkeit – deshalb spricht man in der englischen Literatur von »attentive immobility«. Die Person im Zustand der OR bleibt stehen, schaut, hört zu und bewertet die Situation nach der Frage: »Bin ich sicher oder bin ich in Gefahr? Muss ich lebensrettende Maßnahmen ergreifen?« Diesen Zustand der Informationssammlung, durch den sich der Körper auf weitere Stufen der Defensivreaktion vorbereitet, bezeichnet man als Hypervigilanz oder Hyperarousal: auf der Hut sein, wachsam und bereit sein zu antworten. Nach Schauer und Elbert (2010) hat man »gegensätzlich zu dem klassischen Stressreaktionsmodell und im Einklang mit der Verteidigungskaskadenperspektive (Adenauer et al. 2009) in Studien festgestellt, dass die anfängliche Reaktion auf aversive Reize eher durch eine Abnahme als durch eine Zunahme der Herzfrequenz einhergeht und das zusammen mit einer Hemmung der Schreckreaktion« (S. 112). Diese »Angst-Bradykardie« (Aufmerksamkeit oder Alarmierungsreaktion) dauert nur einige Sekunden und kehrt sich in Richtung Herzbeschleunigung und einer Erhöhung des Schreckreflexes um. Das bedeutet, dass auf einen kurzen Moment der parasympathischen Aktivierung eine Sympatikusreaktion folgt.

Bei Menschen erscheint es mir wichtig, zwischen unterschiedlichen Szenarien zu unterscheiden, in denen eine Bedrohung wahrgenommen wird und man sich dann entweder ganz auf sich gestellt sieht oder in einer Gemeinschaft reagiert. Aber dazu weiter unten.

Flucht und Kampf (Stadium 2 und 3)

Abhängig von früheren Erfahrungen im Leben, den potentiellen Fluchtmöglichkeiten sowie der Einschätzung der relativen Stärke einer Person im Bezug zum Angreifer entscheidet sich ein Individuum dann zwischen Flucht oder Kampf. Diese Verteidigungsreaktion wird erst durch die massive Zunahme der sympathischen Erregung möglich, als Nebenwirkungen berichten Menschen in diesem Modus vom Erleben von Schwindelgefühlen, von Benommenheit,

Herzklopfen, trockenem Mund, Betäubung, Muskelverspannungen und einem Gefühl der Reizbarkeit.

Tonische Immobilisierung (Stadium 4)

Wenn die Flucht- oder Kampfreaktionen scheitern, dann wird die »Schreck« -Reaktion ausgelöst; diese sogenannte »tonische Immobilität« (TI) ist eine unwillkürliche Reflexionsreaktion, die durch die Wahrnehmung einer unvermeidbaren, tödlichen Gefahr ausgelöst wird. Sie ist gekennzeichnet durch eine reversible tiefgreifende motorische Hemmung und eine relative Unempfindlichkeit gegenüber externen Reizen (Ratner 1967); diese kann zwischen Sekunden und Stunden anhalten. Sie ist charakterisiert durch tonische Unbeweglichkeit, schnellen Herzschlag (Tachykardie > 100 Herzschläge/min), schnelle Durchblutung (Vasokonstriktion), Bluthochdruck, Hyperalertheit, hohe emotionale Erregung und Angstreaktionen, die den Zorn aus der Kampfphase (3) jetzt weitgehend unterdrücken.

Systematische Studien bei Menschen in den letzten Jahren, basierend auf retrospektiven Berichten und Fragebogenmessungen mit TI-Skalen, die durch objektive biologische Aufzeichnungen weiter bestätigt wurden (siehe Volchan et al. 2017) lassen vermuten, dass TI auch Bestandteil traumatischer Reaktionsmuster von Menschen im Hochstress ist. Obwohl die genauen neurobiologischen Auslöser der menschlichen TI erst in Ansätzen entschlüsselt wurden, beschreiben Volchan et al. (2011) biologische Indikatoren unter Verwendung von Posturographie[27]- und Elektrokardiographie-Aufzeichnungen: verringerte Körperbewegungen, Tachykardie und geringe Herzfrequenzvariabilität. Bei retrospektiven Berichten wurde in einer großen epidemiologischen Stichprobe festgestellt, dass höhere TI-Werte mit PTBS assoziiert sind (Kalaf et al. 2015). Andere Studien beobachteten, dass retrospektive Berichte über peritraumatische TI mit der Schwere der PTBS-Symptome korrelieren (Maia et al al. 2015; Kleine et al. 2018).

27 Posturographie ist Gleichgewichtsanalyse.

Was lässt sich in der Literatur über diesen Zustand bei Menschen finden?

»Die Erfahrung von TI bei Menschen wurde zuerst durch Einzelberichte von kindlichem sexuellen Missbrauch und durch Überlebende einer Vergewaltigung bestätigt; diese Überlebenden berichteten, dass sie während der Überfälle unwillkürliche körperliche Unbeweglichkeit, Zittern, Schütteln, unterdrückte Vokalisierung und verminderte Körpertemperatur erlebt hatten.« (Bovin M.J. et al. 2014, S. 57) Hatte man zu Beginn der Forschung in Bezug auf tonische Immobilisierung beim Menschen noch angenommen, dass diese Schilderungen vor allem bei Opfern sexueller Gewalt gehäuft auftraten (zwischen 37 % bei Galliano et al. 1993 und 52 % bei Heidt et al. 2005, man nennt das »rape paralysis«), zeigen Untersuchungen aus der neueren Zeit, dass die TI auch bei Opfern nichtsexueller Gewalt gefunden wurde (Lima et al. 2010). Der Beginn der tonischen Immobilisierung markiert nach Schauer und Elbert (2010) auch den Beginn der Dissoziation durch Aktivierung des Opioid- und Cannabinoid-Systems, wie ich ihn in den letzten beiden Kapiteln aufgrund der Forschung von Lanius et al. beschrieben habe.

Zusammenfassung

Vergleich von Erstarrung in Stadium 1 und Stadium 4:

- **Freezing** (Reaktionsmodus 1): Alarmiert und unbeweglich, aber in der Lage, sich zu bewegen, keine Aggression, die physiologischen Veränderungen dienen der schnellen Informationsaufnahme und -verarbeitung.
- **Tonische Immobilisierung** (Reaktionsmodus 4): Gelähmt, man kann sich nicht bewegen oder sprechen (»der Körper gehorcht mir nicht«), noch volles Bewusstsein.

Wichtige Parameter der tonischen Immobilisierung:

- Verursacht durch extreme Angst, körperlichen Kontakt mit einem Täter, Einengung und die Erkenntnis, nicht mehr flüchten zu können.
- Bis zu 50 % der Opfer von Gewalt erleben tonische Immobilisierung.
- Plötzlicher Beginn und Beendigung – Dauer zwischen Sekunden und Stunden.
- Gleichzeitig sympathisch und parasympathisch orchestriert (Erleben: Vollgas und gleichzeitig Vollbremsung).
- Beeinträchtigt weder die Aufmerksamkeit noch das Gedächtnis.
- Körpererleben: Zittern und Schütteln, rigide Muskulatur, Kältegefühl, Schmerzunempfindlichkeit, unfokussiertes Starren der Augen oder zwischenzeitlich geschlossene Augen
- **Beginn der Dissoziation!**

Flag (Erschlaffen) (Stadium 5)

Beim Erleben anhaltender Aggressionen, bei denen das Opfer keine Chance hat zu flüchten, um sich in Sicherheit zu bringen oder seinen Angreifer zu besiegen (z.B. Folter oder Vergewaltigung), wechselt der Körper von einer Überfunktion (»Schreck«-Reaktion mit gleichzeitiger sympathischer und parasympathischer Aktivierung in der tonischen Immobilisierung) zu einer Hypofunktion (»Abschalt«-Reaktion). Die Aktivierung des parasympathischen Nervensystems und die damit verbundenen Systeme (dorsaler Vagusnerv) in der Phase der tonischen Immobilisierung werden jetzt dominant und verursachen diese »Abschalt«-Reaktion des Opfers – ein Zustand, den wir als Kapitulation, Unterwerfung oder engl. »submit« bezeichnen. Dieser Flag-Zustand ist gekennzeichnet durch Verlangsamung des Herzschlags (Bradykardie, <60 Herzschläge/min), Verringerung der Durchblutung (Vasodilatation), Muskelentspannung (Hypotonie), Verringerung der Erregung. Das Opfer hat kapituliert und ist unfähig, die Informationen der Umgebung zu verarbeiten (kognitives Versagen), die Emotionen sind betäubt und es versucht so in einem »Totstellreflex« die Schädigung durch den Angreifer zu begrenzen. Diese »Abschalt«-Reaktionen sind umso wahrscheinlicher, wenn das traumatische Ereignis mit Körperflüssigkeiten (z.B. Blut, Urin, Sperma) und einem Ekelgefühl wegen deren Geruch verbunden ist.

Im Englischen wird diese fünfte Phase auch »collapsed immobility« genannt, ein Zustand der Bewegungslosigkeit, den wir umgangssprachlich als »totstellen« bezeichnen, obwohl diese Beschreibung ungenau ist, da das Gehirn diesen Verteidigungsmodus aktiv hergestellt hat.

Sie ist eine Variante der tonischen Immobilität von Reaktionsmodus 4, und die sogenannte »Kollaps-Immobilität« wurde früher als allgemeine Ohnmachtsreaktion beschrieben, bei der der Muskeltonus verloren geht (physischer Kollaps), verbunden mit einer Bewusstseinsveränderung, die von einer Beeinträchtigung bis zu einem vollständigen Bewusstseinsverlust reicht. Die »Kollaps-Immobilität« wurde erstmals 1920 in einem Artikel über menschliche Überlebensinstinkte erwähnt und erst in den letzten Jahren der Defensiv-Kaskade als eigenständiger Defensivmodus 5 hinzugefügt.

Sie ist gekennzeichnet durch die einsetzende Dominanz des Parasympathikus, wodurch es zu einer verringerten Herzfrequenz, einem verringerten Blutdruck und einem verringerten Sauerstoffgehalt des Gehirns kommt. Die Folge sind ein Verlust des Muskeltonus (Erschlaffen) und eine Unfähigkeit zu sprechen oder sich zu bewegen. Dies wird von Überlebenden so beschrieben, als würden sie während des Angriffs plötzlich einschlafen oder wären kurz davor, in Ohnmacht zu fallen. Die neuronalen »Embodiment«-Schaltkreise – das System in ihrem Gehirn, mit dem ein Mensch seinen Körper fühlen kann – sind stark beeinträchtigt. **Die dissoziativen Zustände erreichen jetzt den Höhepunkt, ebenso die Blutspiegel von Beta-Endorphin und Endocannabinoid.**

Diese vielleicht schwerwiegendste Reaktion im Kontinuum der Defensiv-Kaskade, die »Kollaps-Immobilität«, kann im weiteren Leben des Traumaüberlebenden als Reaktion auf die erneute Exposition gegenüber der traumatischen Erfahrung (Retraumatisierung) oder die Exposition gegenüber Erfahrungen, die an vergangene Traumata erinnern oder dem Trauma nur ähneln, erneut auftreten. Diese Menschen können einen teilweisen oder vollständigen Bewusstseinsverlust zeigen, ein Zittern oder eine Schwäche beschreiben und das Gedächtnis für die Ohnmachtsanfälle behalten oder auch nicht.

Zusammenfassung

- Massive parasymathische Stimulation mit
  - extremem Abfall der Herzrate und des Blutdruckes
  - beginnenden Gefühlen von Ohnmacht, »Schläfrigkeit« und Bewusstseinsverlust
  - Verlust des Muskeltonus
- Oft begleitet vom »Gefühl, besiegt zu sein«
- Kann durch die Exposition von Blut, Einstiche in die Haut oder Messer ausgelöst werden
- Ist oft verbunden mit heftigen Schamgefühlen bei den Opfern nach dem Ereignis
- Dies alles sind normale, gehirngesteuerte Antworten auf eine Todesgefahr, der man nicht entkommen kann.

Faint (Ohnmacht) (Stadium 6)

Die letzte Reaktion ist »Ohnmacht«. Die Körperfunktion ist auf dem niedrigsten Niveau, Informationen (sensorisch, interozeptiv, emotional, kognitiv, Ort, Zeit, Geschehen) werden vom Gehirn weder verarbeitet noch im Gedächtnis gespeichert.

Eine Zusammenfassung der Defensiv-Kaskade von Schauer und Elbert finden Sie in Abbildung 8.

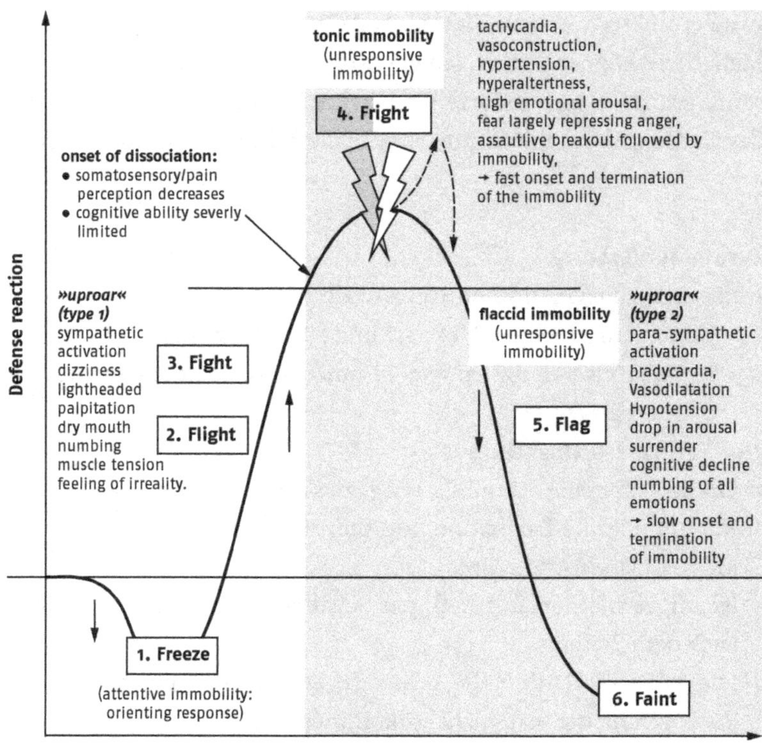

Abbildung 8: Die Defensiv-Kaskade von Schauer und Elbert

Die Verbindung von Lanius und Schauer & Elbert

In dieser Originalgraphik der englischen Arbeit von Schauer und Elbert (2010) ist der Punkt, an dem die Dissoziation unter Traumahochstress beginnt (»onset of dissociation«) mit einem Pfeil markiert[28], es ist der Beginn der tonischen Immobilisierung. Die Autoren haben an dieser Stelle über die einsetzende Dissoziation vermerkt:

28 Siehe dazu: https://www.centrum45.nl/sites/default/files/domain-6/documents/2014-03-21netsymposiumcentrum452014teinmaggie-6-1448960750922703621.pdf

- Die somatosensorische/Schmerz-Wahrnehmung schwindet.
- Kognitive Möglichkeiten ernsthaft begrenzt.

Die Ursachen für diese peritraumatische Dissoziation kennen wir schon aus den Forschungen von Lanius et al., wie ich sie im neunten Kapitel beschrieben habe, hier nochmal das Zitat: »Wir vermuten, dass das Phänomen der peritraumatischen Dissoziation eine zentrale Rolle bei der Entstehung dissoziativer Symptome spielt und diese mit der Ausschüttung von schmerzdämpfenden neurochemischen Stoffen verbunden ist, welche die Kommunikation zwischen niedrigeren und höheren Gehirnstrukturen verändern, was wiederum zu einem Mangel der Integration von traumatischer Erfahrung führt, zu somatoformen Symptomen und zu separaten Selbstzuständen.« (Lanius 2014, S. 19) Das, was Ellert Nijenhuis in der Strukturellen Theorie der Dissoziation mit der Aufteilung in zwei unterscheidbare dissoziative Persönlichkeitsanteile (ANP und EPs) beschreibt, hat hier seinen Ausgangspunkt – die eben genannten »separaten Selbstzustände« an den Sollbruchstellen der Handlungssysteme (siehe Kapitel 6).

In Kapitel 9 haben wir die neurobiologischen Grundlagen der Opioide und ihre Beziehung zur Phänomenologie der Dissoziation sowie eine Reihe anderer damit verbundener neurobiologischer Prozesse untersucht. Liest man die Arbeiten von Lanius und Kollegen der letzten Jahre aufmerksam, dann spricht heute vieles dafür, dass die Exposition gegenüber hohen Konzentrationen endogener Opioide in Kombination mit verminderten Konzentrationen von Opioidrezeptoren wahrscheinlich die Vorlage für eine erhöhte dorso-vagale Aktivierung während der Exposition gegenüber Stressoren bildet. Der Begriff »dorso-vagale Aktivierung« verweist auf die Polyvagal-Theorie von Stephen Porges, mit der im mich im folgenden Kapitel beschäftigen werde. Dieser Prozess der Ausschüttung endogener Opioide zu Beginn der tonischen Immobilisierung ist wahrscheinlich zumindest teilweise für mehrere Aspekte verantwortlich, die für unser Verständnis von traumatischen Stresssyndromen nach Lanius et al. (2014) relevant sind. Neben der peritraumatischen Dissoziation (PD) sind endogene Opioide wahrscheinlich an Amnesie, erlernter

Hilflosigkeit (LH), stressinduzierter Analgesie (SIA), Alexithymie und affektiver Dysregulation sowie einer Reihe anderer Phänomene im Zusammenhang mit Dissoziation beteiligt. Gleichzeitig hält es Lanius für wahrscheinlich, dass endogene Opioide nicht die einzigen Neurochemikalien sind, die an der Auslösung der peritraumatischen Dissoziation beteiligt sind. In der Tat gibt es neue Beweise dafür, dass endogene Cannabinoide auch zur Schmerzlinderung, Angstreduktion und Dissoziation beitragen können.

KAPITEL 12

Die Polyvagal-Theorie und intrauterine Reflexe

Wie lässt sich die Polyvagal-Theorie von Stephen Porges in das Defensiv-Kaskaden-Modell eingliedern? Welche wichtigen Erkenntnisse der Körpertherapie können das Traumaschema von Porges ergänzen und uns helfen, die Reaktionsmodi unserer Patienten in ihrer Körpersprache besser zu verstehen? Dafür werde ich Ihnen Überlegungen von Müller-Schwefe, basierend auf Forschungsarbeiten von Goddard (2004) vorstellen.

12.1 Zur Erinnerung: Überblick über die polyvagale Theorie[29]:

Um einen guten Überblick über die polyvagale Theorie zu erreichen, schauen Sie sich bitte zuerst die Abbildung 9 an.

Die polyvagale Theorie von Stephen Porges unterscheidet drei neuronale Schaltkreise, die unser Verhalten regulieren:

1. Immobillisierung

Dieser phylogenetisch älteste, nicht myelinisierte Teil des Vagusnervs (d.h. der Nerv ist nicht von einer Schwand'schen Scheide umgeben und leitet deshalb langsamer) wird als »Dorsaler Vagaler Komplex« (DVC) bezeichnet. Das Adjektiv »dorsal« (hinten – Richtung Rückenmark = medulla dorsalis) bezieht sich auf seine Lage im

29 Um sich über die Polyvagal-Theorie einen Überblick zu verschaffen, eignet sich besonders: Porges, Stephen W. (2010): Die Polyvagale Theorie. Paderborn: Junfermann.

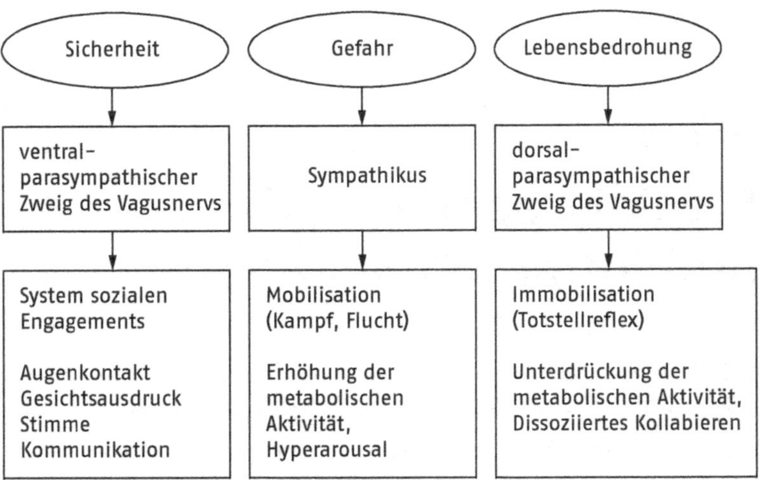

Abbildung 9: Die polyvagale Theorie von Stephen Porges im Überblick

Hirnstamm, dem Quellgebiet des zehnten Hirnnerven, des Nervus Vagus. Dieser Vagusast beeinflusst die Herzrate und reguliert die Organe unterhalb des Zwerchfells, den Tonus des Darms und die Verdauungsprozesse (Porges 2010, S. 165). Bei Bedrohung reagiert er mit Immobilisierung: Verhaltensstarre und Totstellen. Entsprechend werden Lebensprozesse bis zum oder nahe an den Nullpunkt heruntergefahren und die »Sauerstoffzufuhr zum Gehirn verringert, was Ohnmachten und dissoziative Erlebnisse zur Folge haben kann«. (Porges 2010, S. 252) Das kennen wir von Stadium 5 und 6 der Defensiv-Kaskade.

Dieser evolutionsgeschichtlich älteste Teil des autonomen Nervensystems ist bei absoluter Todesbedrohung die letzte dem Menschen verbleibende Möglichkeit, das Überleben zu sichern. Dieser Teil des Vagusnervs ist stammesgeschichtlich die älteste Antwort des autonomen Nervensystems auf Lebensgefahr – er existiert bereits bei kieferlosen Fischen (Knorpelfischen, z. B. Rochen), also seit etwa 500 Millionen Jahren und existiert auch bei höher entwickelten Lebewesen, sowohl in der Tierwelt als auch beim Menschen. Dieser stammesgeschichtlich älteste Teil der Verhaltensantwort auf »unescapable threat« entspricht dem, was wir im letzten Kapitel in der Defensiv-Kaskade mit dem Einsetzen der tonischen Immobilisierung (Schritt 4) und den folgenden weiteren Schritten 5 und 6 bei Elbert und Schauer beschrieben haben.

Was sagen die Körpertherapeuten dazu?

Müller-Schwefe (2015) vermutet, dass die oben beschriebene Immobilisierung unserem ersten Reflex, dem intrauterin nach ca. fünf bis sieben Wochen erscheinenden »Rückzugsreflex« (vgl. Goddard 2004) entspricht, bei dem der Embryo mit einer schnellen, amöbenartigen Rückzugsbewegung des gesamten Organismus reagiert. Der Autor meint, dass diese »Einrollbewegung« zum Eigenschutz dem entspricht, was »wir üblicherweise als Totstellen verstehen, eine phylogenetisch alte Strategie der Reptilien, die in Säugern als letzte Option fortbesteht, allerdings ›für Säugetiere tödlich sein kann‹ (Porges 2010, S. 299)« (Müller-Schwefe 2015, S. 85). Und Müller-Schwefe weiter: »Wenn der Rückzugsreflex nicht erfolgreich durch den Moro-Reflex gehemmt und damit abgelöst wird, kann er als Furcht-Lähmungs-Reflex, mit Tendenz zu Bradykardie, Atemstillstand, Schmerzhemmung und Muskellähmung bestehen bleiben (Goddard, S. 219 ff.)« (ebd. S. 85). Zum Moro-Reflex siehe nächster Abschnitt.

Zusammenfassung

a. Der dorsale Vagus-Komplex (DVC) ist zuständig für Verdauung, Entspannung und Reproduktion. Unter Lebensgefahr schaltet er die inneren Organe auf Minimalbetrieb, die Stoffwechselaktivität wird eingestellt. Lunge, Herz und Gedärm ziehen sich zusammen, eine Körperstarre wird eingeleitet.
b. Der dorsale Vagus ist genetisch fix programmiert und willentlich nicht beeinflussbar – er schaltet die stammesgeschichtlich jüngeren Systeme bei Vorliegen von Lebensgefahr aus.
c. Der Erstarrungsreflex ist das letzte Mittel des Selbstschutzes vor dem Tod, bei dem auch die Schmerzwahrnehmung völlig unterbunden wird.
d. Die beschriebene Immobilisierung entspricht vermutlich unserem ersten Reflex, dem intrauterinen **»Rückzugsreflex«**, der nach ca. fünf bis sieben Wochen nachzuweisen ist.

2. Mobilisierung

Alle Tiere in der Entwicklungsgeschichte ab den Knochenfischen (ca. vor 175 Millionen Jahren) verfügen über ein sympathisches Nervensystem, das für Mobilisation und für Kampf und Flucht zuständig ist. Dieses Nervensystem reagiert auf Stressherausforderungen mit einer Steigerung der Energieproduktion, welche zur Mobilisierung für Kampf- oder Fluchtverhalten essentiell ist. Gleichzeitig wird der stammesgeschichtlich jüngere Neocortex vom limbischen System ausgeschaltet. Die Fähigkeit zu Mitgefühl, vorausschauendem Denken und sozialer Kommunikation ist durch die Blockierung des präfrontalen Cortex stark eingeschränkt. Der Mensch ist voller Wut und Angst, energetisch erregt und geladen, was auch seinen Vorteil hat: Nur so haben wir die Energie, den Mut und die Kühnheit, um Handlungen zu unternehmen, die uns durch Flucht oder Kampf retten können. Durch diese Fokussierung des Gehirns auf Überleben fühlt sich der Mensch im Hochstress von anderen isoliert und schaut nur noch auf sich und für sich – wenn wir uns unsicher oder in Gefahr fühlen, wird unser soziales Engagement-System (siehe oben und im nächsten Abschnitt) offline geschaltet und wir befinden uns in einem defensiven Kampf-/Fluchtzustand. Wenn wir zur Flucht neigen, dann wird diese Handlung oft mit einer Gefühlskaskade begleitet: zuerst Beunruhigung und Sorge, dann Ängstlichkeit, Furcht bis Panik. Die Gefühle, die wir bei der Bereitschaft zur Konfrontation mit der Bedrohung und vor oder beim Kampf in uns wahrnehmen, unterscheiden sich deutlich: Wir erleben zuerst Frustration, Irritation, Wut und Hass. Bei einer Flucht, der Bewegung **weg** von der Störquelle, hilft uns die Angst/Panik, ungeahnte Kräfte zu mobilisieren, bei Kampf, der Bewegung **hin** zu der Störquelle, hilft uns der Hass, den anderen »ungespitzt in den Boden zu rammen«. Körperphysiologisch gesehen erhöhen sich unser Blutdruck, unsere Herzfrequenz und unser Adrenalin- und Noradrenalin- und Kortisol-Output, und die Verdauung, die Schmerzschwelle und die Immunantworten verringern sich.

Die Ergänzung zu diesem Thema durch die Körpertherapeuten

Nach Goddard (2004) entspringt der Mobilisierung durch das Sympathikus-System der intrauterin nach neun bis 32 Wochen erscheinende Moro-Reflex. Dieser Reflex löst beim Baby das Anklammern oder den Kampf-Flucht Mechanismus aus und wird »extrauterin mit ca. 4 Monaten durch die reifere Schreckreaktion (den sogenannten Strauss-Reflex) abgelöst«. (Müller-Schwefe 2015, S. 85) Diese reifere Schreckreaktion hemmt die früheren Muster – also den Rückzugs- und den Moro-Reflex –, die dann nur »in Situationen *extremer* Gewalt wieder erweckt werden«. (Goddard 2004, S. 61, kursiv im Original)

Zusammenfassung

Die Mobilitätsstrategie der »Kampf und Flucht«-Reaktion ist eine Überlebensstrategie, eine Antwort des sympathischen Nervensystems auf Bedrohung, die dann sinnvoll erscheint, wenn wir uns eine Chance auf Überleben ausrechnen.

- Folgende physiologischen Parameter sind
  gesteigert: Blutdruck, Herzrate, Kraft und Energieverfügbarkeit, Adrenalin, Sauerstoffversorgung der lebenswichtigen Organe, Blutplättchen Kohärenz, Pupillengröße, und
  abgesenkt: Kraftreserven, Insulinaktivität, Verdauung, Speichelfluss, Beziehungsfähigkeit, Immunantwort
- Nach Goddard (2004) entspringt der Mobilisierung durch das Sympathikus-System der intrauterin nach neun bis 32 Wochen erscheinende **Moro-Reflex**.

3. Soziales Engagement (social engagement)

Stammesgeschichtlich als Letztes entwickelte sich ab der Stufe der Säugetiere der myelenisierte, d. h. mit einer »Isolationsschicht« ausgestattete ventrale Vagus-Komplex (VVC) – »ventral« meint, nach vorne Richtung Bauch gelegen. Er entspringt dem im Hirnstamm gelegenen Nucleus ambiguus, einem Nervenknoten, in dem Nerven zusammenlaufen, die Saugen, Stimmgebung, Gesichtsausdruck, Augenbewegungen und Hören steuern – alles Tätigkeiten, die durch verschiedene Hirnnerven orchestriert werden. Dieser VVC steht in einem engen Zusammenhang mit zwischenmenschlichem Kontakt, mit Resonanz (sich aufeinander einschwingen) und den Spiegelneuronen des PFC (präfrontaler Cortx) – er wird deshalb auch als »soziales Nervensystem« oder engl. als »social engagement system« bezeichnet.

Der phylogenetisch jüngste Ast des Vagusnervs im parasympathischen Nervensystem reguliert die gestreiften, »kommunikativen« Muskeln von Kopf und Gesicht, beeinflusst Herz und Bronchien und fördert soziales Verhalten, indem er die Einflüsse des Sympathikus hemmt und beruhigend wirkt. Deshalb hilft er uns, aggressives Verhalten zu regulieren, uns selbst zu beruhigen und gelassen zu bleiben in Situationen, die noch nicht so bedrohlich sind, dass besser Flucht oder Kampf angesagt ist. Diese Hemmung in sozial sicheren Situationen nennt Porges die »vagale Bremse«.

Zusammenfassung
Der stammesgeschichtlich zuletzt entstandene myelinisierte ventrale (bauchseitige) Vagus-Komplex findet sich erst bei den Säugetieren. Er steht somit in einem engen Zusammenhang mit zwischenmenschlichem Kontakt, mit Resonanz (sich aufeinander einschwingen) und Spiegelneuronen. Wenn das soziale Nervensystem aktiv ist, erleben wir Wohlbefinden, Frieden, Freude, Ruhe, Leichtigkeit, Weite. Wir fühlen anderen Menschen gegenüber Verbundenheit, Mitgefühl und Liebe.

12.2 Traumatischer Stress: Die Verbindung von Polyvagal-Theorie und Defensiv-Kaskade

Wie wir im letzten Kapitel erfahren haben, reagiert unser Organismus auf gefährliche und lebensbedrohliche Situationen mit einer Abfolge intuitiver Überlebensstrategien, die wir in der Millionen Jahre dauernden Entwicklungsgeschichte vom Knorpelfisch zum menschlichen Säugetier Schritt für Schritt entwickelt haben. Die Abbildung 10 zeigt exemplarisch die Differenzierung der Regulation der Herzfrequenz in Reaktion auf Umweltreize in die Phylogenese.

	Chromaffines Gewebe (Katecholamine)	Dorsaler motorischer Vaguskern	Spinales sympathisches Nervensystem	Nebennierenmark (Katecholamine)	Nuclesu Ambiguus (ventraler motorischer Vaguskern
Kieferlose Fische	↑				
Knorpelfische	↑	↓			
Knochenfische	↑	↓	↑		
Reptilien	↑	↓	↑	↑	
Säugetiere	↑	↓	↑	↑	↓

Abbildung 10: Die Regulation der Herzfrequenz im Lichte der Polyvagal-Theorie von Stephen Porges

Wie wir im letzten Kapitel gesehen haben, wird die Reaktionsantwort auf die Bedrohung unserer Homöostase heute in der Traumatherapie als Defensiv-Kaskade (Schauer & Elbert 2010) bezeichnet, und diese lässt sich gut mit den oben beschriebenen Phasenbeschreibungen der Polyvagal-Theorie von Stephen Porges verbinden.

Der Zustand von Sicherheit und Wohlbefinden

Im Zustand der **Sicherheit** ist das ventrale Vagussystem (VVC) dominant und alle in der Kaskade nach Schauer & Elbert (2010) beschriebenen Defensivmuster sind heruntergefahren. Dieser parasympathisch orchestrierte »Normalmodus« des Organismus hilft uns Menschen, zur Ruhe zu kommen, unsere sozialen Bedürfnisse nach Kommunikation zu erfüllen, und schafft durch Dämpfung des Sympathikus ein Gefühl der Ruhe, Gelassenheit und Verbundenheit mit anderen. Wir fühlen uns in der »Gegenwart«, sind neugierig, können Mitgefühl zeigen und sind unserer selbst bewusst (engl. mindful). Betrachtet man die Physiologie eines Menschen in diesem Zustand des »social engagement«, dann findet sich eine Zunahme der Verdauungstätigkeit, eine Resistenz gegen Infektionen, eine funktionierende Immunantwort, eine Durchblutung auch der nichtlebenswichtigen Organe wie Haut und Extremitäten und eine Ausschüttung von Oxytocin bei sozialem Kontakt. Der VVC steht auch in enger Beziehung zum enterischen Nervensystem (»Bauchgefühl«) und zu den Spiegelneuronen im präfrontalen Cortex (Empathie und zwischenmenschliche Resonanz). Kurz gesagt: Wir sind verbunden, sicher und in der Umwelt orientiert.

Wenn wir jetzt auch noch die Erkenntnisse von Jaak Panksepp zu den basalen Emotionen dazunehmen, dann können wir annehmen, dass in diesem Zustand mit VVC-Dominanz positive Emotionen geweckt werden – z.B. SEEKING, LUST, CARE und Aspekte von PLAY – die negativen Emotionen wie RAGE, FEAR/GRIEF sind abgeschaltet. Die Annahme psychischer Motivationssysteme, z.B. in den Arbeiten von Lichtenberg und Stechler et al. (1987) lassen sich aus meiner Sicht gut mit den neurobiologischen Motivationssystemen von Jaak Panksepp zusammenschließen, welche, wie wir gehört haben, die biologische Basis für den menschlichen Antrieb darstellen, welcher durch lohnenswerte Ziele aus der Umwelt ausgelöst wird. »Die Ziele sind immer in einen Beziehungskontext eingebettet. Es geht um das Streben nach Anerkennung, Zuwendung und Wertschätzung, das in jedem Menschen angelegt ist. Positive Beziehungserfahrungen führen einen Zustand des Wohlbefindens herbei, was wiederum eine Steigerung der Motivation nach sich zieht und uns weiter Kontakt suchen lässt, der uns Vertrauen, Geborgenheit und Aufmerksamkeit verspricht (Bauer, 2006, z.B. S.36 ff.). Die Befriedigung der Bindungsbedürfnisse hat ein physiologisches Substrat, indem sie mit der Produktion von Neurotransmittern einhergeht.« (Rabenstein 2015, S.14)

Beunruhigung und Beruhigung

Aber plötzlich kann in diese scheinbar sichere Welt ein Ereignis hereinplatzen, was unsere gut austarierte Homöostase zwischen Organismus und Umwelt ins Kippen bringt und als aller Erstes eine Gefühls- und/oder Körperantwort auslöst: Plötzlich fühlen wir

Angst, Schmerz, Ekel und/oder Scham. Kurz darauf folgt eine körperliche Stressreaktion, zunächst mit kurzer Immobilität zur Orientierung, auch Schrecksekunde genannt, wie es von Schauer & Elbert (2010) für die Defensivreaktion »Freeze« oder »tonische Orientierungsreaktion« (OR) beschrieben wurde. Gleichzeitig springt das Bindungssystem an, und über eine Verstärkung des VVC wird der Mensch als Herdentier versuchen, mit den Handlungssystemen des ventralen Vagussystems »Kopf, Herz, Sprache und Kontakt« Schutz in der Gemeinschaft zu suchen. Parallel dazu wird über den Sympathikus die Aktivität von Herz, Kreislauf, Atmung und Muskulatur angeregt, um sich auf Flucht oder Kampf vorzubereiten. Hat der Mensch genug Ressourcen, um sich selbst zu beruhigen oder findet er Schutz und Unterstützung in der Gemeinschaft, wird das sprungbereite sympathische System wieder blockiert und die Homöostase kehrt zurück – wir atmen einmal tief durch und sind erleichtert – und um eine Erfahrung reicher.

Beunruhigung und Bedrohung

Sind wir aber »mutterseelenallein« und keine schützende Bindungsperson in der Nähe, dann tritt Angst auf. Nimmt man noch die Theorie der basalen Emotionen nach Jaak Panksepp dazu, dann wird jetzt das »FEAR-System« im Hirnstamm aktiviert. Angst ist das Gefühl, welches sich so langsam aus einem Unwohlsein, einer ängstlichen Angespanntheit heraus entwickelt und die Triebkraft für das Fluchtverhalten darstellt. Können wir aber nicht flüchten, weil der Aggressor schon zu nahe oder der Fluchtweg verbaut ist, dann können wir den Ort nicht erreichen, an dem wir in Sicherheit und geschützt sind – früher waren das Mutters Rockzipfel oder Papas starke Arme –, wir finden keine Hilfe und fühlen uns dem entsprechend **»hilf-los«**.

Jetzt bleibt uns noch die Option, den Kampf, die Auseinandersetzung zu suchen. Unser Gefühl wechselt von Angst auf Wut und Hass, ein Zeichen, dass das basale Emotionssystem RAGE (siehe Jaak Panksepp) erfolgreich aktiviert wurde. Diese Wut und dieser Hass geben uns die Energie und den tollkühnen Mut, den Gegner vernichten zu wollen. Wenn der Gegner uns aber überlegen ist, wenn wir nichts gegen ihn ausrichten können, dann haben wir keine Macht über die Situation und wir fühlen uns dementsprechend **»macht-los«.**

Unentrinnbare Bedrohung

Besteht keine Möglichkeit zu Flucht (no Flight) oder Kampf (no Fight), dann fühlen wir uns **»ausgeliefert«,** unser Körper erstarrt bei gleichzeitiger Übererregung (Fright – Schockzustand). Wir sind noch vollgepumpt mit Adrenalin bis zum Anschlag, das wir für Flucht und Kampf gebraucht haben, und gleichzeitig beginnt der zehnte Hirnnerv, der Nervus vagus, als Teil des parasymapthischen Nervensystems zu feuern: Es ist wie Vollgas und Vollbremsung gleichzeitig – von vielen Gewaltopfern als ein unerträglicher Zustand beschrieben. Wir können noch denken, beobachten und wahrnehmen und fühlen uns gleichzeitig wie gelähmt, können nicht mehr schreien.

Der Organismus erschlafft, das Bewusstsein trübt sich jetzt bei zunehmender Bedrohung und Todesgefahr immer weiter ein, die kognitiven Funktionen werden heruntergefahren und wir sind im Zustand des Erschlaffens, in Phase 5 der Defensiv-Kaskade, dem Flag.

Die Unterwerfung und Vorbereitung auf den Tod

Schließlich folgt die völlige Unterwerfung mit Untererregung durch die dominante Parasympathikus-Aktivität. Das Bewusstsein wird abgespalten, sodass das Geschehen wie von außen betrachtet wird (Dissoziation) bis hin zur Ohnmacht – Phase 6: Faint.

Im Übergang dieser Phase 5 zum Shutdown, welchen das wahrnehmende Bewusstsein mit Eintrübung und Ohnmacht registriert, verarbeitet und speichert das Gehirn Erfahrungen völlig anders als bei der Abspeicherung von alltäglichen Erlebnissen. Es kommt zur Fragmentierung des ganzheitlichen Erlebens, d.h. der körperlichen, kognitiven und emotionalen Erinnerungen, die im Bewusstsein bei Traumatisierungen später dann nicht zu einer ganzheitlichen Wahrnehmung zusammengeführt werden können. So wird das traumatische Ereignis nicht als ganzheitliche Erfahrung im expliziten Gedächtnis via Hippocampus durch Träume im REM-Schlaf gespeichert, sondern die strukturierenden Aspekte eines ganzheitlichen Erlebens (was habe ich gesehen, gehört, gefühlt, gespürt, gedacht, gemacht …) werden an verschiedenen Stellen des Cortex in den sekundären Assoziationsfeldern abgelegt und eingefroren. Sie sind durch »Trigger« (Schlüsselreize) jederzeit abruf- und auslösbar und rufen ein vollständiges oder unvollständiges Wiedererleben von Reaktionen der alten Situation hervor (Flashbacks, Übererregbarkeit, Vermeidung, Betäubung …), ohne dass der Patient immer gleich die traumatische Geschichte dazu erinnern könnte.

12.3 Der blockierte Mensch: Verschiedene Formen der Immobilisierung

Wie wir gesehen haben, werden durch die Defensiv-Kaskade drei Formen der Immobilisierung beschrieben, die ich zum besseren Verständnis noch einmal aufzählen möchte:

Typ 1: Die »Orientierungsstarre« (attentive immobility) der Phase 1 (Freeze)

Typ 2: Die »Lähmungsstarre« (unresponsive tonic immobility) der Phase 4 (Fright)

Typ 3: Der dorsal-vagale Rückzug (unresponsive flag immobility) der Phase 5 und 6 (Flag und Faint).

Wie lassen sich diese unterschiedlichen Zustände kurz und prägnant unterscheiden? Warum ist es so wichtig, den Unterschied zu kennen? Die letzte Frage zuerst: Weil ich die Reaktionen des Patienten bei der Traumakonfrontation so besser zuordnen kann und erfahre, welche Phasen der Defensiv-Kaskade er erlebt und durchlaufen hat, um Bedrohung oder unausweichliche Gewalt zu überleben. Nun zur Beschreibung der Unterschiede.

1. Die Orientierungsstarre: Die »Orientierungsstarre« (Freeze Typ 1) ist, wie oben beschrieben, durch eine erhöhte Wachsamkeit und Beobachtung der Umgebung gekennzeichnet, bei gleichzeitiger muskulärer Bereitschaftsspannung, um aus dem »angehaltenen Modus« sofort in Flucht oder Kampf zu wechseln oder im Modus »unbemerkt bleiben« zu verharren. Die Entscheidung dafür kommt via Neurozeption[30] des Menschen (siehe Porges), die mit Hilfe des ventralen Vagus-Komplexes (VVC) und seiner neuronalen Verbindungen zu den Hirnnerven im Hirnstamm die Umgebung und die Überlebenschancen einschätzt und so den Grad der Sicherheit oder Bedrohung ermittelt.

2. Lähmungsstarre: Bei der »Lähmungsstarre« (Freeze Typ 2) ist die Entscheidung bereits gefallen: Sich wegducken oder flüchten und auch kämpfen sind keine Optionen mehr. Der Bedroher ist entweder zu nah und wir finden keinen Aus- und Fluchtweg zu einem sicheren Ort oder zu jemandem, der stark ist und helfen kann – Mamas Rockzipfel ist nicht in Sicht, deshalb sind wir »hilf-los«. Oder der Gegner ist zu stark und unsere Kräfte und Macht würden für einen Kampf nicht ausreichen – wir sind »macht-los«. Bei Tieren wird der nun folgende Zustand der Lähmungsstarre durch Berührung oder durch den Geruch des Jägers ausgelöst: Die Bereitschaftsspannung der Muskeln wird zur tonischen Lähmung. Die gleichzeitige Aktivierung von Sympathikus und Parasympathikus bewirkt, dass jetzt Flucht oder Kampf nicht mehr möglich sind. Gleichzeitig sind die kognitiven Fähigkeiten und die Einschätzung der Situation noch erhalten – wir nehmen deutlich wahr, was um uns herum passiert.

Gemeinsam ist beiden Arten von Freezing, dass die Gefahrensituation zuallererst eine starke, sympathische Reaktion hervorgerufen hat, die dann gehemmt wird. Die Hemmung muss die erfolgte Mobilisierung anhalten oder unterbrechen, damit sie einerseits nicht eine noch größere Gefahr heraufbeschwört –

30 »… eine Form des Erfassens, bei der weder Gewahrsein noch Bewusstsein eine Rolle spielt. Es handelt sich um einen neuronalen Schaltkreis, der anhand verschiedener Anzeichen Gefahren in der Umgebung beurteilt« (Porges 2017, S. 40).

> etwa die Aggression des Täters herausfordert – und andererseits die Bereitschaft zur sofortigen, lebensrettenden Aktion aufrechterhält (Typ 1 Freezing). Bei hoher sympathischer Mobilisierung muss auch die Hemmung stark sein und kann dann – bei Aussichtslosigkeit – zu gefährlichen Zuständen gleichzeitiger sympathischer und parasympathischer Stimulierung (Typ II Freezing) führen. (Rothschild 2002, S. 163 f.)

Wie Müller-Schwefe (2015) ausführt, sind es die arretierten und angehaltenen Impulse im bedrohten Menschen, die in ihm als sogenanntes »Traumaschema« weiterleben, »(…) während die Hemmung das kompensatorische Schema begründet. In der Therapie trägt die emotionale wie somatische Befriedigung und Vollendung der Kampf- und Fluchtimpulse wesentlich zur Verarbeitung traumatischer Erlebnisse bei.« (S. 87) Dieser Ansatz ist die Domäne der Therapiemethode des »somatic experiencing« (SE) nach Peter Levine (1999). Noch ein Wort zum Begriff »Traumaschema«: Gemäß seiner Definition meint man damit ein zentrales, in der traumatischen Situation aktiviertes Wahrnehmungs- und Handlungsschema, das die traumatische Erfahrung im Gedächtnis speichert. Der Terminus »Trauma« wird dabei im Sinne einer unterbrochenen Handlung verstanden, und in der traumatischen Situation werden Wahrnehmungseindrücke nicht mehr kategorial erfasst und geordnet, sondern als zusammenhangslose olfaktorische, visuelle, akustische und kinästhetische Eindrücke fragmentiert.

3. Vagaler Rückzug: Von dem oben beschriebenen Freezing Typ 1 und 2 müssen wir einen weiteren Zustand der Immobilisierung abgrenzen, die »flaccid immobility« (Flag) der Defensiv-Kaskade. Die antreibende und energieverbrauchende Tätigkeit des sympathischen Nervensystems ist vollends blockiert und der Parasympathikus übernimmt das Kommando. Dieser Zustand wird von Müller-Schwefe (2015) als **primärer** oder **vagaler Rückzug** bezeichnet, »bei dem es zu Unterwerfung, Ohnmacht, Dissoziation, physischer und psychischer Aufgabe und sogar zum vagalen oder ›psychogenen Tod‹ (Schmidt GB 2009) kommt.« (Müller-Schwefe 2015, S. 88)

Die Aktivierung des dorsalen Vaguskomplexes (Porges) führt das Opfer nun in einen Zustand des Totstellens, wobei das neuromuskuläre System nicht erstarrt, sondern erschlafft, die Körperperipherie aufgegeben wird und der »Rückzugsreflex« – wie oben beschrieben – dafür sorgt, dass der Körper sich wie beim Embryo einrollt und damit die lebenswichtigen Eingeweide in Brust und Bauch schützt.

Körperpsychotherapeuten wie Müller-Schwefe gehen nun davon aus, dass diese »temporäre Aufgabe des Lebens« zwar auf der einen Seite das Leben retten kann, wenn der Aggressor durch diese Geste der Unterwerfung ablässt und so die unabwendbare Bedrohung vorübergeht, auf der anderen Seite kann ein traumatisierter Mensch in diesem »vagalen Rückzug« steckenbleiben und sein Energiepotential langfristig verlieren. Wichtig ist, diesen primären Rückzug in den Zustand eines eingeschränkten Bewusstseins von depressiven und Erschöpfungszuständen abzugrenzen, wie sie aus chronischer Blockierung von Flucht- und Kampfimpulsen resultieren. Mehr dazu findet sich in den Arbeiten von Peter Levine und der »sensumotorisch orientierten Psychotherapie« nach Pat Ogden et al. (2010).

Ich werde auf diesen zuletzt beschriebenen »Submit-Zustand« noch einmal aus meiner Sicht zurückkommen, wenn ich mich mit der Grenzüberschreitung durch den Täter beschäftige, die dieser dem Opfer antut.

KAPITEL 13

Das Teileselbstmodell (Parts) als Anpassungs- und Überlebensstrategie – die Arbeiten von Janina Fisher

In dem Kapitel über die »Strukturelle Dissoziationstheorie« hatte ich die Arbeiten von Nijenhuis et al. zitiert und deren Dissoziationsbegriff von dem der Ego-State-Theorie nach Watkins abgegrenzt. Die Autoren beschreiben, wie sich infolge von dissoziationsauslösenden Erlebnissen die Gesamtpersönlichkeit des Opfers in zwei oder mehr nebeneinander koexistierenden Selbstanteilen organisiert: mit einem »anscheinend normalen Persönlichkeitsanteil« (ANP) und einem oder mehreren dissoziierten »emotionalen Persönlichkeitsanteil(en)« (EPs). Der anscheinend normale Persönlichkeitsanteil (ANP) ist primär darum bemüht, die Alltagsfunktionen zu bewältigen. Hingegen steckt der emotionale Persönlichkeitsanteil (EP) im Traumakontext fest, aus dem er hervorgegangen ist, handelt aus der Traumazange heraus und ist in erster Linie darauf konzentriert, trauma-assoziierbare Gefahren abzuwehren.

In meinem Kapitel über die TSDP hatte ich die einzelnen emotionalen Persönlichkeitsanteile nur benannt, aber nicht weiter unterschieden, was ich nun nachholen möchte. Entlang der oben dargestellten »Defensiv-Kaskade« (Tierabwehr) von Schauer und Elbert (2010) lassen sich einzelne EPs benennen, die eine spezifische Form der Verteidigungsabwehr repräsentieren. Ich stelle dies nun ausführlicher dar, weil das die Grundlage der Ausdifferenzierung in »Parts« bei Janina Fisher darstellt, die sich ausdrücklich auf Ellert Nijenhuis et al. mit ihrem Konzept bezieht.

Bei der »sekundären strukturellen Dissoziation« (siehe Abbildung 11), wie sie die TSDP beschreibt, differenziert sich der EP zu unterschiedlichen Empfindungs- und Verhaltensmustern, die in bestimmten Situationen dominant werden.

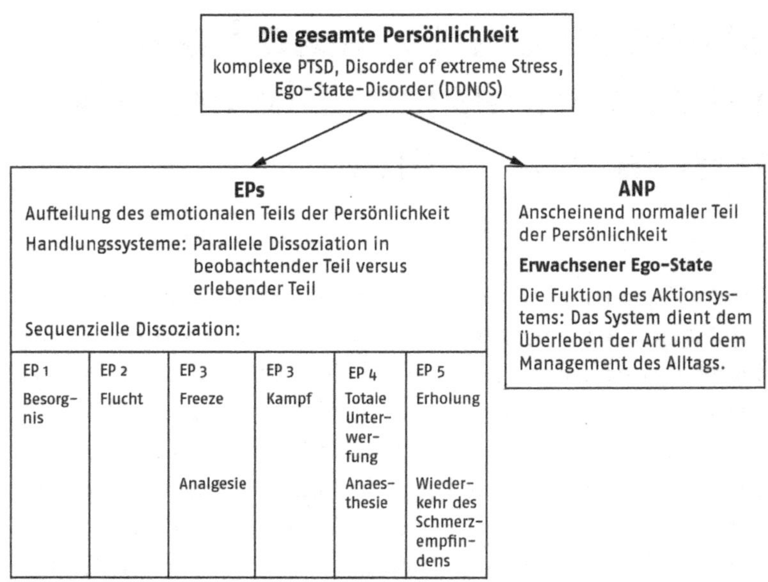

Abbildung 11: Die sekundäre strukturelle Dissoziation nach Nijenhuis et al. 2004

Häufig vorkommende funktionelle EP-Anteile (Subsysteme/Parts) sind: Besorgnis – Einfrieren/Analgesie (Schmerzunempfindlichkeit) – Flucht – Kampf – Unterwerfung, auch die Möglichkeit der Aufteilung in einen erlebenden und einen beobachtenden Anteil. Die »Sekundäre strukturelle Dissoziation« findet sich vorrangig bei Betroffenen mit K-PTBS (Komplexe Posttraumatische Belastungsstörung/DESNOS) und Borderline-Syndrom. Um diese Aufteilung in Subsysteme besser zu verstehen, helfen uns die Abfolge der Defensivreaktionen eines bedrohten Säugetiers, wie wir sie in der Defensiv-Kaskade von Elbert und Schauer (2010) beschrieben finden, und die Theorie der basalen Emotionen von Jaak Panksepp. Das Letztere ist deshalb so hilfreich zum Verständnis der Entstehung von

EPs, da diese in erster Linie darauf konzentriert sind, trauma-assoziierbare Gefahren abzuwehren. »Aus diesem Grund ist er (der emotionale Teil der Persönlichkeit, J.P.) von der Erregungsphysiologie getrieben und manifestiert sich trigger-konditioniert über die konditionierbaren Reaktionsmuster von ›Flucht‹, ›Kampf‹, ›Unterwerfung‹, ›Erstarrung‹.« (Biondi 2014, S. 5–6).

13.1 Habituiertes Defensivmuster und Herausbildung von Persönlichkeitszügen

Auch wenn der Kurvenverlauf der Defensiv-Kaskade von Schauer und Elbert (2010) es nahelegt, dass mit zunehmender Bedrohung die Abwehrreaktionen eines Menschen hierarchisch aufeinander aufbauen, so dürfen wir sicher annehmen, dass die Defensiv-Kaskade von einem Traumaopfer nicht immer vollständig durchlaufen wird – von der Orientierungsreaktion bis hin zur Ohnmacht. Im Gegenteil, ich vermute, dass jedes Opfer ein bevorzugtes Defensivmuster ausbildet, welches dann über die Zeit habituiert und das wir bei unseren Patienten im Erwachsenalter als Persönlichkeitszüge beobachten können. Das könnte dann auch zu unterscheidbaren traumatisierten Ego-States führen und zu reaktiven Anteilen, die im Rahmen einer Traumabewältigung entstanden sind. Um das zu prüfen, schauen wir uns nun weiter in der Fachliteratur zum Thema »Trauma und Traumabewältigung« um und sehen, was wir dafür nutzen können – wir müssen das Rad ja nicht immer wieder neu erfinden.

Um diese Defensivreaktionen besser unterscheiden und die Herausbildung von Selbstanteilen in diesem defensiven Abwehrprozess besser benennen zu können, werfen wir in diesem Kapitel einen genaueren Blick auf die Arbeiten von Janina Fisher. Schon der Titel ihres Buches »Die Arbeit mit Selbstanteilen in der Traumatherapie« (2019) klingt verheißungsvoll.

13.2 Grundsätzliche Überlegungen von Janina Fisher[31]

In einer modernen Traumatherapie geht nicht so sehr darum, was seinerzeit genau geschah und historisch richtig erinnert wird (die sogenannte historische »Wahrheit«), es geht vielmehr um die Auswirkungen der traumatischen Vergangenheit, um die gestörten Abläufe im Körper, im Gehirn und im Nervensystem des Opfers, schreibt Fisher in der Einführung des Buches.

»Die neurobiologische Perspektive führt auch zu einem Paradigmenwechsel: Wenn Gehirn und Körper ihrem Wesen nach auf Umweltanpassung ausgerichtet sind, dann sind auch die Nachwirkungen eines Traumas nicht etwa als ein pathologisches Geschehen, sondern als Anpassungsversuche aufzufassen.« (Fisher et al. 2019, S. 18) Bei der Anpassung an eine als gefährlich erlebte Umwelt geht es einzig und allein um die Suche nach Sicherheit, Schutz und Überleben, wie wir es schon in dem Konzept der **Neurozeption** von Stephen Porges in einem vorherigen Kapitel kennengelernt haben. Das verändert aber unseren Blick auf Verhaltensweisen, Beschwerden und Persönlichkeitsstile, die unsere Patienten in die Therapie mitbringen. Bei Janina Fisher liest sich das so: Das Symptom ist demnach eine findige Lösung des Körpers, die für das heranwachsende Kind oder den gefährdeten Erwachsenen den **Anschein von Sicherheit** erzeugt (ebd. S. 18).

Bemerkenswert an diesem Statement finde ich, dass sie die Bedeutung des Körpers damit unterstreicht, der eine unbewusste und instinktgesteuerte Überlebensantwort auf eine Gefahr oder unausweichliche Bedrohung findet – also mehr Reptiliengehirn als präfrontaler Cortex zur Überlebenssicherung. Dieses Denken kommt aus einer neuro- und körperorientierten Tradition in der Psychotraumatologie, die in den letzten Dekaden vor allem aus den USA zu uns drang: »The body keeps the score« von Bessel van der Kolk (2014, dt. 2018) ist eines der bekanntesten und wichtigsten Bücher[32],

31 Wenn ich im Folgenden immer nur von Janina Fisher schreibe, dann sollen dabei auch immer ihre Kollegen Kekuni Minton und Clare Pain mitgemeint sein.

32 Dt. »Verkörperter Schrecken. Traumaspuren in Gehirn, Geist und Körper und wie man sie heilen kann«.

daneben die Arbeiten von Pat Ogden und Peter Levine, die ich wegen ihrer Bedeutung für mein traumatherapeutisches Denken immer wieder erwähnt habe.

In der Defensiv-Kaskade hatten wir gesehen, dass es im Zustand der »Erschlaffung = flacid immobility« (Phase 5: Flag), im Moment des Schwindens der Sinne auf dem Weg zum totalen Shutdown des Systems, zu einer Fragmentierung der Erlebnisverarbeitung kommt: Die Anpassung an die Umwelt hatte eine derart gravierende Aufspaltung des Selbst und der Identität des Opfers erzwungen, dass seine Innenwelt zu einem Kriegsschauplatz unterschiedlicher »Ambivalenzen« geworden ist (siehe Fisher et al. 2019, S. 18). Genau diese Frakturierung und Fragmentierung ist eine kreative und zu **würdigende Überlebensleistung des inneren Systems** in einer Notfallsituation. Fisher beschreibt, wie erleichtert ihre Patienten waren, wenn sie Ihnen die Dissoziation und Aufspaltung als eine normale Abwehrreaktion des Körpers auf Trauma erklärte. Dafür nutzte sie als psychoedukative Erklärung die Theorie der Strukturellen Dissoziation (van der Hart, Nijenhuis & Steele 2006), »(…) um dann die für diese Theorie zentralen Konzepte der Selbstanteile und der überlebensdienlichen instinktiven Selbstschutzreaktionen zu nutzen, um ihre innere Not einzuordnen«. (ebd.)

Dieses auf traumaassoziierte Spaltung- und Kompartmentalisierungsprozesse zentrierte Modell von Janina Fisher (2003, 2014, 2017, 2018, 2019) mit Anleihen bei der Theorie der Strukturellen Dissoziation kommt mir sehr entgegen, dennoch muss ich mich – wie schon beim Abgleich des Ego-State-Modells mit der TSDP im Kapitel 6 – auch hier fragen: Ist ihr Konzept der Selbstanteile das Gleiche wie mein Konzept der traumatischen Ego-States? Meinen wir unter Ich- oder Selbstanteilen dasselbe oder nur das Gleiche?

Inzwischen wissen wir, dass das ANP (anscheinend normaler Teil der Persönlichkeit) und das EP (emotionaler Teil der Persönlichkeit) bei Nijenhuis et al. nicht dasselbe ist wie ein »Erwachsen-Ego-State« oder ein »dissoziierter Kind-Ego-State« der Ego-State-Theorie. Um nicht wieder in die Falle zu tappen, Theorien aus unterschiedlichen Welten zu vermengen, sollten wir auch bei den Theorien von Janina Fisher genau hinschauen.

13.3 Das Seitenmodell als Überlebensstrategie

In dem Modell von Janina Fisher, das ich Ihnen hier vorstelle, steht der Patient, der unter einer Traumafolgestörung leidet, im Konflikt zwischen verschiedenen Seiten – man könnte es auch so ausdrücken: Er ist nicht nur ambi-valent sondern poly-valent. »Jede **Seite** eines Konflikts spiegelte eine Strategie wider, mit der das nicht zu Ertragende doch zu überstehen und die Gegensätze, die so oft wesentlicher Bestandteil der traumatischen Erfahrungen sind, miteinander zu versöhnen waren.« (Fisher et al. 2019, S. 21, Hervorhebung J. P.) Diese »Seiten des Konfliktes« (siehe Zitat) verdichten sich zu Selbstanteilen, entstanden als nachvollziehbare und notwendige Reaktion angesichts von Gefahr und Verlassenheit. Werden diese in der Therapie benannt und als wertzuschätzende Überlebensstrategie des Patienten eingeordnet und »rekontextualisiert«, kann der Patient zu ihnen in Beziehung treten und setzt so – nach der Erfahrung von Fisher – schnelle Fortschritte in der Therapie in Gang.[33] Der Patient erkennt in sich, dass da verschiedene Selbstanteile miteinander in Konflikt liegen und streiten, was in einer Bedrohungssituation mehr Sicherheit versprach und in Zukunft versprechen kann: sich totstellen oder den Kampf aufnehmen, um Hilfe rufen oder besser stumm bleiben?

Wichtige Grundannahmen von Janina Fisher:

- Ihr Modell basiert auf den Theoriegrundlagen der TSDP von Nijenhuis et al.
- Die von ihr postulierten »Parts«[34] entsprechen den in der Defensiv-Kaskade beschriebenen Haltestellen in der Kaskade von Schritt 1 bis Schritt 6.
- Fisher fordert von uns Traumatherapeuten, unser bisheriges Persönlichkeitsmodell vom einem »unipolaren Bewusstsein« hin zu einem »multiplen Bewusstsein« zu erweitern (ebd. S. 29 f).

---

33 Die einzelnen Therapieschritte folgen im nächsten Kapitel.

34 » Parts« im englischen Original wurde durchgehend in der dt. Fassung mit »Selbstanteile« übersetzt, der Begriff »Ego-State« kommt bei Fisher nicht vor.

- In diesem Therapiemodell ist von der Annahme auszugehen, dass alle quälenden und belastenden Gedanken, Gefühle und Körperreaktionen als Botschaften von traumaassoziierten Selbstanteilen zu verstehen sind (ebd. S. 29–30).

13.4 Die Choreographie der Selbstanteile

In leichter Abwandlung zur Nomenklatur der strukturellen Dissoziation von Nijenhuis et al. nennt sie den nach traumatischer Aufspaltung der Handlungssysteme verbleibenden alltagstauglichen Teil nicht ANP (anscheinend normalen Teil der Persönlichkeit), sondern »Das normal-weiterleben-Selbst« (im engl. Original: »Going on with normal life part«), und die EPs (emotionale Teile der Persönlichkeit) nennt sie die »traumaassoziierten Anteile der Persönlichkeit« (im engl. Original: »trauma-related parts«). Einen Überblick über die Anteile im Modell von Janina Fisher finden Sie in Abbildung 12.

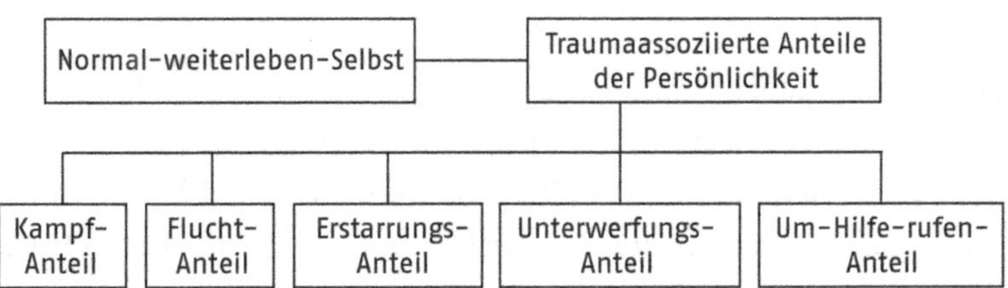

Abbildung 12: Die Choreograhie der Selbstanteile in der Nomenklatur von Janina Fisher

Beim Lesen ihrer Texte wird mir immer deutlicher, dass Janina Fisher nicht ein allgemeines Persönlichkeitsmodell meint, welches ein Kontinuum zwischen normaler Differenzierung im Lauf einer menschlichen Entwicklung bis hin zu einer Reaktion auf traumatischen Stress beschreibt, wie etwa in der Theorie der Ego-States bei John und Helen Watkins. Ebenso wie in der TSDP bei Ellert Nijenhuis et al. ist Dissoziation für Fisher ein Terminus, der eine Reaktion auf massive Lebensbedrohung meint.

Die Aufspaltung in Selbstanteile ist eine Überlebensstrategie in einer Situation von hoffnungsloser Bedrohung und damit eine Theorie über Reaktionen auf Trauma und nicht über Alltagserfahrungen.

> Damit wir in der Lage sind, ›nicht aufzugeben und immer weiterzumachen‹, müssen wir uns psychisch von dem absetzen, was gerade geschieht, was vor wenigen Augenblicken geschehen ist und was demnächst geschehen könnte. (...) Sich von ›dem anderen‹ oder ›der anderen‹ in sich selbst abzugrenzen, ist dann eine Überlebensreaktion: Die übermächtigen Gefühle sind dann nicht länger die unseren; die Scham brennt nicht in uns, sondern in ›ihm‹ oder ›ihr‹; der Teil, der da zur Weißglut getrieben wird und in dem sich gewalttätige Impulse regen, gehört nicht zu uns! Indem wir unsere traumatisierten Anteile und/oder unsere ›nicht-zu-mir-gehörigen Selbstzustände‹ auslagern, uns emotional von ihnen abkoppeln oder mittels Dissoziation unser Bewusstsein von ihnen abziehen, verhindern wir, dass die Bitterkeit unser Lebenssituation in unsere Herzen und in unsere Seele eindringt. (Fisher 2019, S. 89–90)

Es geht aber nicht nur um Affektreduktion und Vermeidung von Bitternis, sondern um etwas noch Bedeutsameres: Die Überlebensstrategie der Distanzierung vom Trauma hilft uns Menschen in einer verzweifelten Situation nicht nur weiterzumachen, sondern uns trotz allem, was uns widerfährt, weiterzuentwickeln, im Alltag zu funktionieren und mittels des »Normal-weiterleben-Selbst« am Leben irgendwie teilzunehmen.

Wenn wir jetzt einen Blick auf die »traumaassoziierten Anteile der Persönlichkeit« in Abbildung 13 werfen, finden wir dort eine Reihe von unterscheidbaren »Parts«, die uns an die einzelnen Stufen der Defensiv-Kaskade erinnern. Sie repräsentieren die möglichen Reaktionen auf traumatischen Stress und sind nach den Defensivreaktionen benannt: der »emotionale Teil der Persönlichkeit« lässt sich nach Fisher weiter unterteilen, und zwar in Flucht-, Kampf-, Erstarrungs-, Unterwerfungs- und Bindungsanteile zum Überleben. Für mich als

Kliniker ist der nächste Schritt für die praktische Arbeit äußerst hilfreich: Sie ordnet diesen Selbstanteilen spezifische Rollenbeschreibungen und Verhaltensmuster zu, an denen sie bei Patienten erkannt und unterschieden werden können. Diese Rollenbeschreibungen finden Sie ebenfalls in Abbildung 13.

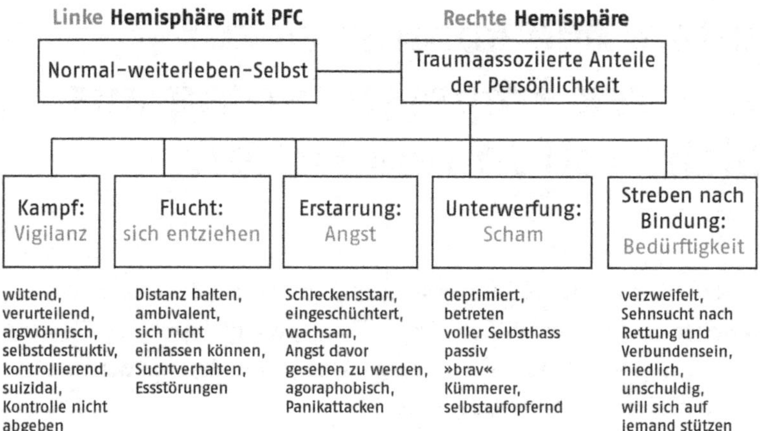

Abbildung 13: Die Selbstanteile und ihre Rollenmuster nach Fisher et al. 2019

Das ist sicher für unser Teilekonzept eine spannende Idee, können wir doch davon ausgehen, dass uns diese Rollenbeschreibung von »Parts« helfen könnte, das Zerbrechen des Selbst in einzelne Defensivmuster im Traumaschock besser zu differenzieren.

KAPITEL 14

Die drei Bruchlinien der Seele oder: Wie kommt es zur inneren Fragmentierung aus Sicht von Janina Fisher?

Sie haben in der Abbildung 13 sicher bemerkt, dass das »Normal-weiterleben-Selbst« der linken Hemisphäre plus PFC unseres Gehirns zugeordnet wurde und die »traumaassoziierten Anteile der Persönlichkeit« der rechten Hemisphäre.

Das Modell, das diese Phänomene für Janina Fisher am besten erklärt, ist das der strukturellen Dissoziation. Diesem Modell zufolge kann es in einer Bedrohungssituation aufgrund des vorgegebenen Aufbaus unseres Gehirns mit seinen zwei voneinander getrennten spezialisierten Hemisphären recht leicht dazu kommen, dass linke und rechte Gehirnhälfte sich entkoppeln – auf diesen Pathomechanismus hatte ja auch Lanius in Kapitel 9 mit dem Verlust der »vertikalen« und »horizontalen« Verknüpfung im Gehirn hingewiesen.

Mit Blick auf die bekannte Tendenz der linken Gehirnhälfte, unter Stress positiv, aufgabenorientiert und rational zu bleiben, gingen Nijenhuis et al. davon aus, dass diese linke Seite auch bei der Entkopplung auf die Aufgaben des Alltagslebens organisiert bleibt (deshalb ANP = anscheinend normaler Teil der Persönlichkeit), » … während die rechte Gehirnhälfte ein implizites Selbst unterstützt, das im Überlebensmodus verharrt, sich gegen Gefahren wappnet, fluchtbereit ist, in Angststarre verfällt, zitternd auf Rettung hofft oder sich so sehr schämt, dass ihm nichts bleibt, als sich zu unterwerfen«. (Fisher 2019, S. 21)

So nutzen wir Menschen in Hochstresssituationen das uns angeborene Vermögen des menschlichen Gehirns zur Spaltung oder Kompartmentierung – neben der Depersonalisation und Derealisation eine gesteigerte Überlebensreaktion der Strategie der Dissoziation im Defensiv-Modus FRIGHT und FLAG in der Defensiv-Kaskade.

So sehr diese Form der Aufspaltung oder Fragmentierung auch eine sinnvolle Anpassungsstrategie ist, so zahlen wir dafür doch einen hohen Preis. Das Abgespaltene muss ständig unter hohem (Verleugnungs-)Aufwand vom Bewusstsein ferngehalten werden. »Am Ende hat es (das Kind J.P.) den Mangel an Geborgenheit, die Gewalt und den Verrat überlebt, aber um den Preis, dass es die verletzlichsten und am tiefsten verwundeten Aspekte seines Selbst als nicht zu sich gehörig behandelt.« (Fisher 2019, S. 39)

Grundlage des neurobiologischen Denkens in diesem Modell ist, dass Kompartmentierung unter Stress ein normaler und weitverbreiteter Vorgang ist und an den vorgegebenen »Bruchlinien« des menschlichen Gehirns erfolgt. Was ist damit gemeint? Vielleicht erinnern Sie sich, dass ich schon in Kapitel 3 von den »Sollbruchstellen« der Handlungs- und Aktionssysteme gesprochen habe, um die Aufspaltung in ANP und EP in der TSDP unter traumatischem Stress zu erklären. Diese Idee will ich nun vertiefen.

Die Theorie der Strukturellen Dissoziation (van der Hart et al. 2004) nennt drei Bruchlinien:

14.1 Bruchlinie 1: Aufteilung in linke und rechte Gehirnhälfte

Die seit der Geburt für eine Spaltung bereitliegende »Bruchlinie« ist die Aufteilung in linke und rechte Gehirnhälfte. Die rechte Hemisphäre ist bis zum Erreichen des vierten Lebensjahres dominant (siehe dazu Allan Schore 2009) und in der sich langsam entwickelnden linken Gehirnhälfte gibt es Wachstumsschübe, wenn das Kind sprechen lernt und dann wieder in der Adoleszenz. Somit ist in den ersten Kindheitsjahren die rechtshemisphärische Erfahrung relativ unabhängig von der linkshemisphärischen Erfahrung, was bei Bedarf

Spaltungsvorgängen Vorschub leistet. Es gibt zwar ein gemeinsames Wissen des Patienten von den Vorgängen, die beiden Gehirnhälften zugänglich sind, doch nur die linke Seite setzt Sprache ein, um Erfahrungen und Informationen dazu zu erstellen, während die rechte eher visuell ausgerichtet ist und Unterschiede und Ähnlichkeiten zwischen Reizen besser erfassen kann. Die rechte Seite tendiert zum episodischen und impliziten Erinnern, während die linke Seite auf autobiographisches Gedächtnis und erworbenes Wissen spezialisiert ist (für Details siehe dazu Fisher 2019, S. 43–44).

14.2 Bruchlinie 2: Desorganisierte Bindung

Diese Bruchlinie bezieht sich auf die Forschung zur des-orientierten, des-organisierten Bindung, wobei sich hier zwei Gruppen von widerstreitenden Instinkten beim Kind gegenüberstehen: Auf der einen Seite lässt der Bindungsinstinkt das Kind bei Bindungsfiguren nach Nähe, Trost und Schutz suchen, auf der anderen Seite wirken gleichermaßen starke elementare Verteidigungsinstinkte auf Erstarrung, Kampf, Flucht, Unterwerfung oder Dissoziation hin, damit das Kind den Angst erregenden Bezugspersonen nicht zu nahe kommen muss. Dies nennen wir dissoziative Spaltung, und es ist ein unlösbarer Konflikt zwischen zwei inneren Triebkräften (mehr Details bei Liotti 1999).

14.3 Bruchlinie 3: Dissoziative Aufteilung der Handlungssysteme

Hier geht es um die Bruchlinien, entlang denen eine dissoziative Aufteilung wie in Abb. 11 dargestellt erfolgt, nämlich es geht um die Handlungssysteme oder Triebkräfte, die das Kind in seiner Entwicklungsphase und in der Anpassung an seine Umgebung braucht, um sich phasengerecht zu entwickeln. Hier spielt der Unterschied zwischen Alltags-Ich (Bindung suchen, spielen, Umgebung erkunden) und Abwehr- und Verteidigungsmustern (Hypervigilanz, Hilfeschrei, Kampf und Flucht, Erstarrung, Zusammenbruch und Unterwerfung) eine Rolle, wie wir sie aus der Strukturellen Dissoziationstheorie kennen (Details siehe van der Hart et al. 2004, 2006).

So weit ist das nun sicher sehr informativ und einleuchtend, aber was sind nun »Parts« im Gegensatz zu »Ego-States«?

14.4 Was genau sind »Parts« im Verständnis von Janina Fisher?

Ich möchte Ihnen zuerst mehrere Ebenen des Verstehens anbieten. Diese inneren Anteile, diese »Parts«/Selbstanteile sind:

1. Neurobiologische Erklärung: Gedächtnis ist nicht einem einzelnen Ort im Gehirn zuzuordnen, sondern ist »aus vielen Komponenten um weitreichende Netzwerke herum aufgebaut«. (Goldman-Rakic 1994, S. 68) Gedächtnisprozesse finden in diesen weitverzweigten, vielgliedrigen Netzwerken statt – diese sogenannten »neuronalen Netze« (engl. »cell assemblies«) stellen die Bereitschaft zur Aktivierung bestimmter neuronaler Erregungsmuster dar. Diese Bausteine unseres Gedächtnisvermögens, unser Wissen, bilden Muster und sind multicodiert. »In der Fachsprache sagt man, wenn man darüber sprechen will, ... dass in einem neuronalen Netz Informationen aus den verschiedensten Hirnregionen zur Einheit verbunden sind: Neuronale Netzte sind multicodierte.« (Storch 2002, S. 286) Dies bedeutet, dass in den Netzen Sinneseindrücke (sensorische Signale), sprachlich-kognitive Aspekte, emotionale Aspekte und Körpererinnerungen zusammengeschlossen sind. Diese Musterbildungen neuronaler Netze (Gunther Schmidt) können wir »Parts« nennen.

2. Entwicklungspsychologische Erklärung: Teile sind Teilpersönlichkeiten oder Aspekte unserer Persönlichkeit, die innerlich in Sequenzen und Stilen interagieren, die der Art und Weise ähneln, wie Menschen interagieren. Teile können auf verschiedene Weise erlebt werden: als Gedanken, Gefühle, Empfindungen, Energien der Persönlichkeit (Claire Frederick). Durch Personifizierung und Verdinglichung sprechen wir über »Parts«, als seien es innere Persönlichkeiten mit sehr menschlichen Zügen, Wünschen und Bedürfnissen. Alle Teile wollen etwas Positives für das Individuum und werden eine Vielzahl von Strategien anwenden, um Einfluss innerhalb des inneren Systems zu gewinnen.

3. Traumatherapeutische Erklärung – Erinnerungscontainer: C. G. Jung beschreibt »Parts« als psychische Komplexe, wie dies auch die Neo-Dissoziationstheorie von Hilgard für die dissoziativen Persönlichkeitsanteile formuliert. Jung beschreibt den Komplex als ein psychisches Phänomen, das ein Kernelement (ein Symbol, ein Grundgedanke oder eine seelische Grundannahme, möglicherweise aber auch eine traumatische Erinnerungssequenz) enthält. Das wird von den Watkins in der Ego-State-Theorie aufgegriffen, wenn sie Konflikte zwischen Ego-States beschreiben: Aus der Sicht der Ego-State-Therapie könnte man davon sprechen, dass verschiedene Anteile sich voreinander fürchten bzw. sich ablehnen, hassen oder schlichtweg nicht kennen. Die Angst der Ego-States voreinander wird v. a. durch die Traumaskripts, durch Erinnerungssequenzen, Bilder, Gefühle und anderes traumaassoziiertes Material bedingt, das von bestimmten Ego-States sozusagen verwahrt wird und aus Jungs Sicht ein Teil dieses Komplexes ist. Das ist die Idee des inneren Anteils, der »Parts« als »Erinnerungscontainer«.

4. Traumatherapeutische Erklärung – Tierabwehr und Überlebensstrategie
Hier haben wir einen Paradigmenwechsel bei Janina Fisher (2019), weg von dem »Container-Modell« oben, hin zu neurophysiologisch erklärbaren Notfallreaktionen des Organismus bei Bedrohung: Wenn Gehirn und Körper ihrem Wesen nach auf Umweltanpassung ausgerichtet sind, dann sollten wir die Nachwirkungen eines Traumas nicht als ein pathologisches Geschehen begreifen, sondern als Anpassungsversuche des Organismus auf das Ereignis. Die Autorin vertritt in ihren Schriften ein auf traumaassoziierte Spaltungs- und Kompartmentalisierungsprozesse zentriertes Modell, das dem Überleben dient. Patienten stehen im Konflikt zwischen verschiedenen Parts, Seiten oder Selbstanteilen. Jede Seite eines Konflikts spiegelt

eine Strategie wider, mit der das nicht zu Ertragende doch zu überstehen und die Gegensätze, die so oft wesentlicher Bestandteil der traumatischen Erfahrungen sind, miteinander zu versöhnen waren. Das ist ein Modell, das jedes Verhalten als nachvollziehbare und notwendige Reaktion angesichts von Gefahr und Verlassenheit einordnet und es als Überlebensstrategie eines bestimmten Selbstanteiles rekontextualisiert, zu dem der Patient in Beziehung treten kann.

Definition für »Parts« nach Janina Fisher:

> Im letzteren Sinne sind Parts/Selbstanteile bei Janina Fisher gezielte – sicher automatisierte – Handlungsreaktionen eines Kindes auf traumatischen Stress im Moment der Aussichtslosigkeit, um sich durch Flucht oder Kampf zu retten. »Die Muster der Kompartmentalisierung lassen sich als traumabezogenes prozedurales Lernen begreifen: Das Kind gewinnt für sich mehr Sicherheit, wenn es sich mithilfe eines Systems mehrerer Selbste anpasst, als wenn es ein vollständig integriertes Selbst entwickelt.« (Fisher 2019, S. 46)

Der von van der Hart und Kollegen für diese »Triebkräfte oder Systeme« (ebd.) gewählte Begriff ist »Persönlichkeitsanteil« – interessanterweise in Anführungszeichen gesetzt. Der in der psychiatrischen Fachwelt sehr umstrittene Begriff »Persönlichkeitsanteil« biete laut Fisher einige Vorteile: Die Komponente »Anteil« verweist darauf, dass es noch eine »Gesamtpersönlichkeit« gibt, dass mit »Teil« auf eine bei Menschen häufige Ambivalenz oder einen inneren Konflikt Bezug genommen wird (damit sehr einleuchtend für Patienten), und es knüpft an die Vorstellung an, »… dass das Gehirn die Tendenz hat, neuronale Netzwerke zu bilden, deren Leitungsbahnen durchgängig gemeinsam ›feuern‹ und häufig komplexe Systeme von Eigenschaften oder Systeme enkodieren, die Aspekte unserer Persönlichkeit oder unseres Wesens repräsentieren« (ebd.).

Parts sind Überlebensreaktionen und keine »Erinnerungsdepots«

Fisher warnt uns davor, das »Normal-weiterleben-Selbst« als das »falsche Selbst«[35] eines Menschen abzuwerten und die traumaassoziierten Reaktionsmuster (Hilfeschrei, Kampf und Flucht, Erstarrung, Zusammenbruch und Unterwerfung) zum »wahren Selbst« zu überhöhen. Unser Therapieziel sollte es sein, dem Patienten zu helfen, das »Normal-weiterleben-Selbst« zu stärken, um die chaotischen Emotionen und traumassoziierten Anteile der Persönlichkeit unter Kontrolle zu bekommen, anstatt sie zu ignorieren oder zu etwas Besonderem zu machen. Die Aktionen und Reaktionen dieser Selbstanteile sind nichts anderes als dem Überleben dienende Handlungsmuster, jeder Selbstanteil ist als eine Strategie zu sehen, eine Gefahrensituation zu überstehen, eine Möglichkeit des Selbstschutzes. »So gesehen sind die Selbstanteile keine **Erinnerungsdepots** (Hervorhebung J. P.); ihre Herausbildung war ein Mittel, das Allerschlimmste zu überstehen und diente nicht dazu, es in Erinnerung zu behalten.« (ebd. S. 47)

Dieser letzte Satz mit dem »Erinnerungsdepot« steht nun wiederum voll gegen die Auffassung anderer Teilemodelle, die in den traumatisierten Kind-Anteilen (Ego-State-Theorie) oder »Exiles« (Innere Familiensystemtheorie [IFS] von Richard Schwartz) Erinnerungscontainer des autobiographischen Gedächtnisses für Traumaerfahrungen sehen.

Im nächsten Kapitel möchte ich einen Blick auf die Therapiestrategien werfen, die Fisher für die Behandlung komplex-traumatisierter Menschen vorgibt. Dieses sehr stark top-down orientierte Modell war mich sehr hilfreich bei der Neukonzeption von Therapiestrategien, um Ego-State-Konzepte mit hypnotherapeutischem Vorgehen zu verbinden – top-down steht für die Nutzung einer steuernden, erwachsenen Instanz, von der aus das innere System erforscht und in Richtung Synergie beeinflusst wird, »... indem wir die Frontallappen ›aufwecken‹« (Fisher 2003, S. 4).

35 Für Fisher liegt die Abwertung schon in der Bezeichnung ANP = **anscheinend** normaler Teil der Persönlichkeit

KAPITEL 15

Ziele und Therapiestrategien des Modells von Janina Fisher

In ihren Webinaren[36] berichtet Fisher immer wieder aus den Anfangszeiten ihrer Arbeit als Traumatherapeutin, als Trauma-Überlebende in ihre Praxis kamen, für die neurobiologische und psychologische Auswirkungen eines hyperaktiven, autonomen Nervensystems und desorganisierter Bindungsmuster zu einer leidvollen Erfahrung des Lebensalltags geworden waren. Zusätzlich hatten diese Opfer traumatischer Gewalt auch noch andere Symptome entwickelt, die man als **tapfere neurobiologische** – so sagt sie wörtlich – Versuche verstehen konnte, mit dem Schrecken des Traumas fertigzuwerden: Selbstverletzung und Suizidalität, Risikobereitschaft, Re-enactment-Verhalten, Fürsorge und Selbstaufopferung, erneute Viktimisierung und süchtiges Verhalten – alles kreative Versuche, das dysregulierte Nervensystem zu steuern.

15.1 Die Auswirkungen dieser Ereignisse behandeln

Aus Fishers Sicht haben wir in den letzten Dekaden in der Traumatherapie meist einseitig die traumatischen Ereignisse als solche in den Fokus genommen und behandelt: In den psychodynamischen Therapien, indem wir die Erinnerungen und die damit assoziierten Emotionen aktivierten; in der Verhaltenstherapie durch den Versuch, den Patienten durch »Expositionstechniken« gegenüber den Auswirkungen der Erinnerungen zu desensibilisieren; in der EMDR-Therapie (Eye Movement Desensitization and Reprocessing) durch

36 Verschiedene kostenlose Webinare bei Youtube.

das »Prozessieren« der visuellen Bilder, kognitiven Schemata, Emotionen und Körperempfindungen, die mit dem Ereignis verbunden sind. Die Gefahr bestand darin, dass diese narrativen Erinnerungen stark mit intensiven Zuständen autonomer Erregung verbunden waren und so eine Retraumatisierung nicht ausgeschlossen werden konnte.

In der folgenden Aussage steckt schon viel von dem, was ich als Therapieziele und Handlungsanweisungen an uns Therapeuten in Janina Fishers Schriften und Seminaren finden konnte:

> Anstatt die Ereignisse durch erzählerisches Erinnern zu behandeln, müssen wir die **Auswirkungen** dieser Ereignisse behandeln, da sie immer wieder als Reaktion auf subtile oder nicht so subtile Erinnerungen an das ursprüngliche Trauma auftauchen. Wir müssen die subjektive Wahrnehmung der traumatisierten Klienten in Frage stellen, dass die Symptome einfach ›das sind, was sie sind‹. Wir müssen den gewohnheitsmäßigen Traumareaktionen entgegenwirken, indem wir die Aufmerksamkeit auf sie lenken, indem wir Psychoedukation darüber anbieten, wie und warum sie Symptome sind, indem wir die Frontallappen ›aufwecken‹, indem wir zu Achtsamkeit und Neugier anstelle von Reaktivität ermutigen, durch ein Begleiten (»pacing« im Original, J. P.) in der Behandlung und bei der Erforschung der Vergangenheit, sodass das autonome Nervensystem die Chance bekommt, Regulierung an Stelle von Dysregulation zu erfahren, indem man zur Entwicklung neuer Reaktionen auf Trigger ermutigt oder zur Auffindung von Erinnerungen, die mit den gewohnten Reaktionen konkurrieren. (Fisher 2003, S. 4)

Das ist sicher keine leichte Aufgabe, die Fisher da skizziert, aber wert, die einzelnen Bausteine dieser Therapiemethode genauer zu betrachten – zumindest mich hat ihr Ansatz sehr beeindruckt und ich praktiziere ihn mit Erfolg in meiner Praxis.

15.2 Janina Fishers Grundsätze für die Therapie

Wie bei Pat Ogden, ebenfalls eine Vertreterin der »Sensomotorischen Psychotherapie«, bietet diese Methode nach Janina Fisher die Möglichkeit, die somatisch basierten Symptome des Traumas zu »entkoppeln«. Dies geschieht durch Interventionen, welche die traumatischen Ereignisse von ihren Hinterlassenschaften in Form von intensiven Gefühlen, körperlichen Reaktionen und bestrafenden Kognitionen trennen. Die Sensomotorische Psychotherapie kombiniert traditionelle Techniken der Gesprächstherapie mit körperzentrierten Interventionen, die diese neurobiologischen Auswirkungen des Traumas direkt ansprechen.

Die für mich wichtigsten Grundsätze im Denken von Janina Fisher möchte ich so zusammenfassen:

- In der Theorie der strukturellen Dissoziation wird jeder Anteil (Part) angetrieben und manifestiert sich als eine Kombination klassischer Überlebensreaktionen (Tierabwehr): Kampf, Flucht, Erstarren oder Angst, Unterwerfung und Schrei nach Hilfe (auch Anhaften oder Klammern zum Überleben genannt).
- Daher erwarten wir bei unseren Patienten einen oder mehrere verletzliche Kind- und Jugendlichen-Anteile, die in der Zeit eingefroren und mit den Gefühlen und Überlebensreaktionen abgekapselt sind.
- Die Essenz der Arbeit besteht für Fisher darin, die Fragmentierung des Patienten kreativ zu nutzen: Empathie für das Selbst wird in der **Distanzierung** (»displacement« im Original) erreicht, indem man dem Erwachsenen-Selbst hilft, sich in die verletzlichen oder beschützenden Teile einzufühlen.
- Die Modulation von Affekten und die Selbstberuhigung werden **in Distanzierung** erreicht, indem das erwachsene Selbst lernt, notleidende Teile zu beruhigen und zu besänftigen.
- Sicherheit entsteht in der **Distanzierung**, indem das erwachsene Selbst mit Schutzteilen verhandelt, die die Sicherheit bedrohen. Das Ziel ist, die anstehenden Probleme zu lösen, ohne die Kind-Anteile zu retraumatisieren.

Um es mit Janina Fishers Worten auf den Punkt zu bringen:

> In dem hier beschriebenen Modell der Behandlung liegt der Fokus zunächst auf der Differenzierung der Anteile, damit die dissoziative Distanzierung als therapeutische Intervention genutzt werden kann, dann der Aufbau interner Kommunikation, Konsensbildung und Führung und schließlich die Entwicklung der Fähigkeit zum Beruhigen und die Not im gesamten Selbstsystem zu lindern. Paradoxerweise ist genau dieser Prozess ein integrativer: Jedes Mal, wenn die Patientin eine kognitive, imaginative oder affektive Verbindung mit einem ›Anteil‹ herstellt, macht sie gleichzeitig Jahre der Trennung rückgängig und erhöht den Grad ihrer inneren Integration. (Fisher 2014, S. 31)

KAPITEL 16

Sandra Paulsen: Das Manual zur Arbeit mit frühen Störungen – »Early Trauma Protocol« (ET)

Der vorletzte Ball, den ich beim Jonglieren mit interessanten Teiletheorien versuche, in der Luft zu halten, besteht aus den verblüffenden Ideen der US-amerikanischen Ego-State- und EMDR-Therapeutin Sandra Paulsen. Ihre theoretischen und praktischen Vorschläge sind ungewöhnlich, weil sie versucht, die vorsprachlichen Traumata nicht mit Körpertherapie, sondern mit Imagination und Assoziation zu bearbeiten. Neben einem sehr praxisnahen, vierschrittigen Therapiemanual für frühe Störungen präsentiert sie in ihrem Buch »When there are no words. Repairing early trauma and neglect from the attachment period with EMDR therapy« (2017) eine auf den ersten Blick verblüffende Strategie, wie man die von Jaak Panksepp beschriebenen sieben basalen Emotionen beeinflussen kann (sie nennt es »resetting«), um den Patienten auf die dann folgende Traumaexposition vorzubereiten.

16.1 Das vierschrittige Manual zur Arbeit mit frühen Störungen

In ihrem Manual zur Arbeit mit frühen, vorsprachlichen Störungen schlagen Paulsen und ihre Co-Autorin O'Shea eine Therapie in vier Schritten vor. Grundsätzlich gibt es drei Schritte vor der eigentlichen Traumabearbeitung, welche als vierter Schritt beschrieben wird. Da die Namensgebung der vier Schritte bei den Autorinnen unterschiedlich ist, stelle ich beide Versionen in den Originalbezeichnungen vor.

Sandra Paulsen	**Katie O'Shea**
1. Containment skills	Container
2. Ventral vagal state	Safe state
3. Resetting the affective circuits	Reinstalling innate emotional resources

Dann erst:

4. Temporal integration	»Clearing trauma« or »reconnecting the self«

Ich möchte Ihnen jetzt den dritten Therapieschritt »Resetting the affective circuits« vertieft vorstellen, da dieses »Das Zurückstellen der affektiven Kreisläufe« sich explizit auf die basalen Emotionen nach Jaak Panksepp bezieht, die wir ja schon genauer erkundet haben. Jaak Panksepp schreibt in seinem Buch »The Archaeology of Mind« über seine Begegnung mit Sandra Paulsen (2012, S. 469 ff.), zu der er sich wegen Angstzuständen infolge seiner Krebserkrankung für einige Stunden in EMDR-Therapie begeben hatte. Dabei diskutierten beide ihre Konzepte, und daraus entwickelte sich die Abbildung 6 auf Seite 106.

Die Schritte 3 und 4 nennt Paulsen selbst als »innovative« und bisher in der Literatur nicht beschriebene. Sie schreibt: »Schritt 3 und 4 sind innovativ durch Folgendes:

- Schritt 3 benützt affektive Mentalisierung und Imagination, von denen man annimmt, dass sie die affektiven Kreisläufe klären und adaptives emotionales Funktionieren wieder herstellen …
- Schritt 4 zielt auf traumatische Verstörungen und Vernachlässigung durch Arbeit mit einem Zeitrahmen …« (Paulsen 2017, S. 92).

Bevor ich jetzt versuche zu klären, auf welcher wissenschaftlichen Basis das auf den ersten Blick Überraschende in Schritt 3 passieren soll, zuerst zur Einstimmung die Anleitung von Paulsen für die Therapiepraxis.

16.2 Für wen ist »Resetting the affective circuits« hilfreich?

Paulsen erklärt in Ihren Buch »When there are no words« (2017), dass dieser dritte Schritt, der sich mit den angeborenen basalen Affektkreisläufen nach Panksepp beschäftigt, vor allem für folgende Patientengruppen wichtig ist:

- Für Menschen, die affektiv überflutet sind und dadurch instabil
- Für Patienten, die sie als »alexithym« bezeichnet und die von ihren affektiven Kreisläufen abgeschnitten sind
- Für Menschen, die mehrfach »überflutet« und immer wieder abgeschnitten wurden

Als Vorschlag für die Psychoedukation ihrer Patienten schreibt sie in einer für unsere Ohren vielleicht etwas verdinglichten Weise:

> Alle Säugetiere werden mit fest verdrahteten emotionalen Kreisläufen geboren, die von Geburt an da sind und keine Lernerfahrung brauchen. Emotionen sind wie die Anzeigen auf einem Armaturenbrett des Autos, sie zeigen uns an, wenn etwas falsch läuft und etwas unsere Aufmerksamkeit braucht. Aber viele Leute haben früh in ihrem Leben gelernt, dass sie die Verbindungskabel, die zum Armaturenbrett führen, durchschneiden müssen oder lernen, damit klar zu kommen, dass alle roten Lichter andauernd brennen. Sie würden doch nicht die Drähte, die zu ihrem Armaturenbrett in Ihrem Auto verlaufen, durchschneiden oder würden Sie das tun? Oder die roten Lichter auf der Anzeige des Armaturenbrettes ignorieren? Warum nicht? Ja, es ist richtig, wir brauchen diese Informationen, um sicher zu

> sein und um das Auto funktionstüchtig zu halten. Das Gleiche ist das mit unseren Emotionen. Sie sind da, weil es einen Grund hat. Aber wir wollen uns sicher sein, dass sie auch gut funktionieren. Wenn die Kontrollleuchten Ihres Autos nicht funktionieren, dann müssen Sie eben das Auto in die Werkstatt fahren und die stellen es auf den Prüfstand und überprüfen alles. Sie können von Ihrem Mechaniker nicht erwarten, dass er Ihr Auto repariert, während Sie damit auf der Straße herumfahren. So ähnlich wollen wir auch Ihre Emotionen offline schalten, während wir uns dann versichern, dass die Armaturen gut arbeiten. Wir werden das so machen, dass Sie die einzelnen Emotionen nicht fühlen, sondern im Gegenteil nur auf die Emotionen mit einem objektiven Blick schauen. Die erste Emotion, die seit der Geburt bei Säugetieren da ist, ist, ist die Scham usw. (Paulsen 2017, S. 216).

Hier ein kurzer Überblick über das ET-Protokoll für nichtdissoziative Patienten und dann ausführlicher Schritt 3, damit Sie sich vorstellen können, wie es ablaufen soll. Ich gebe Ihnen die Originalanweisungen in meiner Übersetzung etwas verkürzt wieder.

16.3 »Early trauma protocol« (ET) von Sandra Paulsen

Überblick:

0. Krankheitsgeschichte und Therapieplanung
1. Distanzierungs- und »Containment«-Techniken stärken
2. »Sicherer Zustand«-Fertigkeiten und Psychoedukation
3. Der Reset der Affektkreisläufe
4. Das Trauma klären durch die Zeitrahmen-Technik

Schritt 1 – Container

Der Patient wird gebeten, sich einen Container vorzustellen, und dann aufgefordert, alle Themen, Bilder, Gedanken, Gefühle usw. in den Container zu legen, an denen er jetzt **nicht** arbeiten will. Dieses Wegpacken soll der Patient bis zur nächsten Sitzung üben.

Schritt 2 – safe state

Der Patient wird aufgefordert, auf das Bild des Containers zu fokussieren und alles hineinzulegen, an dem er heute nicht arbeiten will. Paulsen nennt das »den Schreibtisch aufräumen« …

Dann soll der Patient ohne Anstrengung und mit ganz viel Neugierde wahrnehmen, wie sich sein Körper jetzt anfühlt. Der Therapeut unterstützt das durch eine bilaterale Stimulation, um den Prozess zu beschleunigen … Ist ein entspannter Zustand (ventraler Vagus) erreicht, dann fragt der Therapeut. »Welches Wort oder welche Worte kommen Ihnen in den Sinn? … Halten Sie dieses Wort oder die Worte in Ihrem Bewusstsein, während Sie sich gleichzeitig auf das Gefühl fokussieren und ich die Stimulation fortsetze« … Auch das soll der Patient bis zur nächsten Woche üben.

Der folgende Text zu Schritt drei ist meine wörtliche Übersetzung der Vorschläge, die Paulsen für die Therapeuten in ihrem Buch »When there are no words« (2017) macht.

Schritt 3: Der Reset der Affektkreisläufe

»Als Allerersten legen Sie bitte alle ungelösten Probleme Ihres inneren Systems in Ihren Container und erinnern Sie sich bitte daran, dass es in Ordnung ist, sich sicher zu fühlen, wenn Sie sicher sind, und denken Sie bitte an das Wort oder die Worte, die diesen sicheren Zustand beschreiben. Mit Ihrer Erlaubnis werde ich die bilaterale Stimulation fortsetzen und Sie können die Augen schließen, wenn Sie wollen, und einfach wahrnehmen, welche Bilder auftauchen. Wir schauen uns immer nur eine Emotion zu einem Zeitpunkt an, und das Einzige, was Sie tun müssen, ist, wahrzunehmen, wonach diese

Emotion aussieht (nicht, wie sie sich anfühlt), wie sie aussieht, welche **Bilder** Ihnen kommen! … und betrachten Sie dies mit Neugierde und sehen Sie, ob sich das Bild ändert oder ob es gleichbleibt. Wir werden den Prozess so lange laufen lassen, bis das Bild sich nicht mehr ändert.

…

»Wie sieht Scham aus, welches Bild, welches Objekt steht vor Ihrem inneren Auge, wenn Sie jetzt an Scham denken?«

Nacheinander werden folgende Gefühle prozessiert: Scham, Wut, Angst, Panik und Traurigkeit, Fürsorge, Lust, Erforschen und Neugierde und Spiellust.

Schritt 4: Frühes Trauma durch »Time Frame« prozessieren

In diesem – eigentlichen – Schritt zur Bearbeitung früher Traumatisierung wird der Patient gebeten, einzelne Zeitperioden von seiner Zeugung bis heute anzuschauen, um unter bilateraler Stimulation konflikthafte Informationen zu klären und das, was im impliziten Gedächtnis zurückgeblieben ist, »anzuschauen, loszulassen oder zu reparieren« (Paulsen 2017). Diese an das klassische EMDR angelehnte Bearbeitungsmethode der bildlosen Traumaerlebnisse der ersten drei Lebensjahre möchte ich an dieser Stelle nicht weiter ausführen und empfehle die Originalliteratur von Sandra Paulsen.

Als ich das alles las und mich mit den einzelnen Schritten mehr und mehr vertraut machte, war ich überrascht, aber auch neugierig, wie das funktionieren könnte. Ich will nun versuchen, Ihnen ein paar Erklärungen für den Schritt 3 zu liefern, die ich in der Zwischenzeit gesucht und gefunden habe. Sehr hilfreich war mir dabei Sandra Paulsen selbst, mit der ich über einen längeren Zeitraum in einem intensiven E-Mail-Kontakt stand.

16.4 Die affektiven Kreisläufe und das Informationsverarbeitungssystem

Ehrlich gesagt fand ich die Formulierung »Resetting the affective circuits« von Anfang an problematisch und den Sachverhalt grob vereinfachend. Es erinnerte mich an die »Reset-Knöpfe« an verschiedenen technischen Geräten, die, wenn nichts mehr funktionierte, das funktionsuntüchtige Gerät wieder auf die Betriebseinstellung zurücksetzen. Sollte so etwas auch mit Affektkreisläufen, wie von Jaak Panksepp beschrieben, möglich sein? Im Folgenden versuche ich aus verschiedenen Publikationen von Lanius et al. und Paulsen ein Erklärungsmodell für den »Rückstellvorgang« herauszudestillieren.

Die genannten Autoren gehen von der Hypothese aus, dass ein überwältigender Affekt in einer unangenehmen Situation zuerst einmal zu einer Steigerung der Katecholamin-Ausschüttung und erhöhter Aktivität von Glutamat und des Acetylcholin-Systems führt (sympathikotone Mobilisierung). Kommt es zu keiner helfenden Bindungserfahrung und eine Aktivierung des ventralen Vagus zur Selbstberuhigung gelingt nicht, dann erfolgt, wenn sowohl Flucht als auch Kampf misslingen, die Umschaltung auf den Parasympathikus mit der Freisetzung von inhibitorischen Neurotransmittern, zusammen mit endogenen Opioiden und endogenen Cannabinoiden – dieses ist der Zustand der tonischen Immobilisierung (4. Fright) usw. Zur Erinnerung: Dies alles habe ich in Kapitel 9 und 10 genauer beschrieben.

»Dies wiederum führt zu einer Hyperpolarisierung des Thalamus, mit dem Ergebnis der Abkopplung von wichtigen kortikalen Gebieten (d.h. speziell solche, die sich auf die sensorische Information beziehen, die mit der überwältigenden Erfahrung assoziiert sind). So können Veränderungen in der Thalamusfunktion und der veränderten neuronalen Konnexität zu einem Verlust der Integration von Verhalten, Empfindung, **Affekt,** Kognition und Gedächtnis führen« (Lanius und Bergmann 2014, S. 214, Hervorhebung J. P.) – das heißt vereinfacht gesagt: Die traumabedingte Blockierung des Thalamus führt zu einem Verlust der Affektintegration!

Die nun peritraumatisch einsetzende Dissoziation erzeugt eine verminderte Informationsverarbeitung im Gehirn, und die Integration (binding) externaler Stimuli (z. B. exterozeptive Informationen aus der Umwelt) mit internalen Stimuli (z. B. interozeptive Informationen aus dem Körper) bricht zusammen.

Panksepp vermutet, dass die von ihm erforschten sieben basalen Emotionskreisläufe, ausgehend vom PAG im Hirnstamm, aus einem guten Grund existieren, nämlich als ein Informationsverarbeitungssystem, mit dem der Mensch über Affekterzeugung und Affektausdruck sein Überleben absichert. Traumatischer Stress und Vernachlässigung in der Kindheit können aber zu Alexithymie, zu Affektdysregulation und zur Störung der affektiven Mentalisierung führen.

Verantwortlich dafür ist das Misslingen einer sicheren und hilfreichen Bindung zwischen dem Säugling und den primären Bezugspersonen und die Herausbildung einer desorganisierten Bindung beim Kind. Gestörte Kind-Eltern-Kommunikation in Bezug auf das Affektspiel zwischen beiden beeinträchtigt massiv die Selbstorganisation der Persönlichkeit eines Kindes und blockiert die Entwicklungsreifung. »Das heißt, in Abwesenheit einer intersubjektiven Regulation zwischen Eltern und Kind werden die Emotionen des Kindes, anstatt von den Eltern interaktiv durch ein ventrales vagales Engagement reguliert zu werden, ein Prozess, der durch Oxytocin vermittelt wird, nun autoregulativ durch den Gebrauch der dorsovagalen Antwort reguliert.« (Paulsen et al. 2014, S. 341) Im Weiteren verarbeitet das Kind die erlebte emotionale und auch räumliche Abwesenheit der Eltern in Notsituationen aus seiner egozentrischen Sicht (präoperationales Denken nach Piaget) als Beweis, den Eltern nicht zu genügen, und beginnt zu denken: »Ich bin böse und kann nicht geliebt werden« – es beginnt sich zu schämen für sein Versagen.

Lassen Sie mich das eben Gesagte noch einmal kurz in der sehr bildhaften Sprache von Sandra Paulsen (Paulsen 2017, S. 85 ff.) ausdrücken:

- Die Intensität von nicht prozessierten Affekten ist vergleichbar einer starken Stromspannung in einem System, welche zu einer Überlastung und Leitungsunterbrechung führt (die Sicherung fliegt raus).

- Der Thalamus hat die Funktion dieser Leitungsunterbrechung (Sicherung), um eine Schädigung des Cortex durch Überspannung zu vermeiden.
- Die jeweiligen feststehenden Aktionsmuster für den Ausdruck der einzelnen Emotionen können auftreten, aber wegen der Unterbrechung auf Höhe des Thalamus erfährt der Neocortex nichts mehr über Ereignisse auf der niederen Hirnebene.
- Damit kann er auch den Ausdruck dieser fixierten Aktionsmuster top-down nicht mehr beeinflussen – Thalamus und Neocortex sind unter Traumastress abgeschaltet.

Was passiert nun mit dieser nicht prozessierten Affektladung und welche therapeutischen Möglichkeiten sind denkbar?

Ein intersubjektiver Meilenstein in der Entwicklung des Säuglings ist hier von großer Bedeutung: Mutter und Kind erleben in ihrer Bezogenheit eine gemeinsame affektive Erfahrung, und die Mutter hilft dem Baby durch Spiegeln, durch Akzeptanz und liebevolle Kommunikation, auch ein Erleben von »Ich und Du« aufzubauen – dadurch gelingt Distanzierung und neokortikale Unterscheidung und Benennung. Diese Fähigkeit zur Distanzierung von den Affekten soll durch **Imagination und affektive Mentalisierung** neu gelernt werden. »Was repariert werden soll, ist das Selbst an sich und die intersubjektive Fähigkeit, das Selbst von Anderen zu unterscheiden.« (Paulsen et al. 2014, S. 356)

16.5 Störungen in der Entwicklung auf der zweiten Prozessebene

Es geht nun um die zweite Affektverarbeitungsebene nach Panksepp. »In dieser Beziehung (Mutter-Kind, J. P.) muss das Baby auf der zweiten Prozessebene effektive Skills für die Affektregulation lernen und es wird ein Selbst ausbilden, wenn alles gut geht.« (Paulsen 2017, S. 12)

Zur Erinnerung:
Die sekundäre Verarbeitungsebene: Panksepps zweite Verarbeitungebene des Affektes im Gehirn bezieht sich darauf, dass das Kind von Geburt an in den ersten Lebensjahren durch die Bindungserfahrungen mit den primären Bezugspersonen lernt. Dies umfasst die sich bildenden Objektbeziehungen, die Intersubjektivität und die klassisch konditionierten Beziehungsschemata. Schauen Sie noch einmal auf die Abbildung 6 auf S. 106.

Bei normaler Bindung kann das Baby von diesen affektiven Schaltkreisen Gebrauch machen, weil eine liebende Bezugsperson beim Containment und der Regulation der Affekte hilft.

Ein unglückliches Baby erwirbt Beziehungsmuster, die auf der klassischen Konditionierung von Angstantworten auf Gefahr, Zurückweisung oder insuffiziente Fürsorge basieren. Daniel Siegel schreibt dazu: »Menschliche Emotionen konstituieren die fundamentale Basis, die das Gehirn nutzt, um sein Funktionieren zu organisieren, so spiegelt die Organisation des Gehirns die Selbst-Organisation wider …« und »Eltern/Kind Kommunikation über Emotionen formen direkt die Fähigkeit des Kindes, um problemlos ihr oder sein Selbst auszubilden« (Siegel 1999, S. 29).

Eine unsichere Bindung in der Frühzeit der Entwicklung führt, wie wir mittlerweile wissen, zu unsicheren Beziehungsmustern im Erwachsenalter, und unsicher-desorganisierte Bindung assoziieren wir heute mit einer Reihe von schweren Störungen der Persönlichkeit, darunter mit der K-PTBS oder Borderline-Störung. »Wenn die frühen Bedürfnisse des Babys nach sicherer Bindung und einer liebevollen Beziehung nicht erfüllt werden, führt das häufig zu einem Trauma. Dieses frühe Beziehungstrauma hat eine schädigende Einwirkung auf die Fähigkeit des Kindes, problemlos zwischen Affektzuständen hin und her zu wechseln.« (Paulsen 2017, S. 13) Als bindungstraumatische Einflüsse, die auf ein Kind einwirken können, finden sich bei unsicher-desorganisierten Bindungsmustern vor allem Misshandlungserfahrungen, mütterliche Feindseligkeit, unzureichende Vaterpräsenz, allgemeiner familiärer Stress oder grenzüberschreitende familiäre Verhaltensmuster. Weiter finden sich neurobiologische Faktoren, die beispielsweise dann entstehen, wenn die Eltern die negativen kindlichen Affekte nicht adäquat regulieren, weil sie eventuell selber zwischen verschiedenen State-Zuständen wechseln. Die Eltern können die notwendige regulierende Atmosphäre nicht bereitstellen, die das Kind zur neuronalen Ausreifung seiner Emotionsregulation im präfrontalen Cortex benötigt. Aus diesem Grund bewirken die über längere Zeit bestehenden, unregulierten negativen emotionalen Zustände (anhaltender Stress), dass neurotoxische Substanzen wie Kortisol oder Noradrenalin freigesetzt werden, die ihrerseits wiederum das Wachstum der Strukturen zur Emotionsregulation behindern (Schore, 2007).

Wie könnte nun nach Paulsen ein therapeutischer Ansatz aussehen, um diese Affektregulationsstörung im Nachhinein zu bessern?

16.6 Die Rolle der Imagination

»Unter Imagination (Einbildung, Einbildungskraft) versteht man in der Psychologie das bildhaft anschauliche Vorstellen von nicht gegenwärtigen Situationen, Vorgängen, Gegenständen und Personen oder sich an solche Bilder zu erinnern und diese mit dem inneren Auge anschaulich wahrzunehmen.«[37] Dieses Imaginieren umfasst mentale Bilder, Empfindungen und Konzepte, die **nicht** durch die äußeren Sinne erzeugt werden.

Imagination hilft dem Gehirn, sich zu entwickeln. Sie ergänzt Bedeutung zu den Erfahrungen und hilft uns zu verstehen und zu wissen, sie ist wichtig für die Möglichkeiten, so zu tun als ob und zu spielen. Bei der Handlung wie bei der Imagination werden viele identische Hirnareale aktiviert. Paulsen schreibt: »Wenn Menschen den Buchstaben ›A‹ visualisieren, dann werden die gleichen Gehirnareale aktiviert, wie wenn wir den Buchstaben ›A‹ betrachten … Eine Handlung zu betrachten aktiviert die gleichen motorischen und sensorischen Programme, die involviert sind beim Tun (Doidge

37 https://lexikon.stangl.eu/11840/imagination

2007).« (Paulsen in Lanius 2014, S. 349) Wie wir heute wissen, profitieren Patienten mit Phantomschmerz von der Vorstellung ihrer Phantomgliedmaßen und deren möglicher Bewegungen. Dieses geschieht zum einen mit Hilfe einer »Mirror box«, welche dem Patienten die Illusion der Existenz der fehlenden Gliedmaßen ermöglicht, aber auch durch Visualisierung von Bildern ihrer Gliedmaßen und die Anweisung, sich Bewegungen dieser Gliedmaßen vorzustellen. »Wir vermuten, dass ähnlich der Bewegungsimagination, die von Moseley an Kollegen genutzt wurde, wir emotionale Imagination nutzen können, um emotionale Dysfunktion bei traumatischen Stresssymptomen zu erleichtern«. (Paulsen in Lanius 2014, S. 350)

Forscher meinen, dass emotionale Imagination ein Assoziationsnetzwerk von Stimulus, Semantik und Response (prozeduraler) Information aktiviert, eingeschlossen die Mobilisierung des Response. (Weitere Details dazu finden sich bei Paulsen in Lanius 2014, S. 350 ff.)

Und noch ein zweiter Baustein für Sandra Paulsens spannende und für mich innovative Ideen …

16.7 Affektive Mentalisierung

Die »Theory of Mind« (ToM) bezeichnet die Fähigkeit, mentale Zustände, wie Überzeugungen, Wünsche und Absichten, anderen Menschen zuzuordnen, um ihr Verhalten erklären und vorhersagen zu können, als Mentalisierung. In der sozial-kognitiven Neurowissenschaft wird zwischen der kognitiven und affektiven Subkomponente von ToM unterschieden.

- **Kognitive Komponente:** Das Erkennen und Begründen mentaler Zustände bei sich selbst und anderen, wobei ein Unterschied zwischen dem Wissen des Sprechers und dem des Zuhörers wahrnehmbar ist.
- **Affektive Komponente:** Affektives Mentalisieren ermöglicht das gefühlvolle Verständnis solcher Zustände und ist ein Baustein für empathische Wertschätzung des emotionalen Zustandes des Zuhörers, aber auch für das Selbstbewusstsein.

Diese **affektive Mentalisierungsfähigkeit**, mit deren Hilfe eigene und fremde mentale Befindlichkeiten adäquat eingeschätzt werden können, kann nun durch traumatische Erfahrung in der Frühzeit gestört sein. Die Fähigkeit zur Mentalisierung kann sich aufgrund von pathologisch ausgebildeten Interaktionsrepräsentanzen, welche frühkindliche Exploration in Stresssituationen hemmen, nicht adäquat ausbilden. Dadurch sammelt der Säugling nur geringe positive Erfahrung und erlebt nur mangelhafte Spiegelung mit Bindungspersonen. Bei traumatischem Hintergrund erschweren abnorme Spiegelungsprozesse die angemessene Unterscheidung zwischen dem eigenen Erleben und dem der Beziehungspersonen, sodass die Integration des Selbst gestört wird. Diese eher wissenschaftlichen Beschreibungen von kognitiver und affektiver Mentalisierung und ihrer Störungen fließen nun in die Ideen ein, die Sandra Paulsen sehr allgemeinverständlich in ihrem Buch formuliert.

16.8 »Das Zurückstellen der affektiven Kreisläufe«

Was ist mentalisierte Affektivität? Es ist die Möglichkeit, einen affektiven Zustand zu fühlen und ein reflektierendes Denken über diesen Zustand zu ermöglichen. Es entsteht ein **metakognitiver Zustand:** über die eigenen Gefühle nachdenken.

Der Therapeut sagt zum Patienten: »Wie sieht die Emotion (z. B. Scham) aus, nicht, wie fühlt sie sich an?«[38] Das ist eine Art von Bewegungs-Imagination (E-Motion), wo die Erfahrung einer Emotion als eine Form der Bewegung oder Energie im Körper erlebt wird – wie bei den Patienten mit Phantomschmerz. »Basierend auf unserer klinischen Erfahrung, wo wir Visualisierung oder Imagination des quasimotorischen Aspektes einer Emotion nutzen, z. B. wie in der oben beschriebenen Affekt-Mentalisierung, können wir die Erfahrung des Fühlens noch einmal induzieren. Die Art des affektiven Wiedererlebens kann den Veränderungen im emotionalen Pro-

38 Im Original: »What does shame look like? Not feel like, but look like?«

zessieren bei PTBS entgegenwirken …« (Paulsen in Lanius 2014, S. 351).

Diese Imagination soll nicht nur Alexythymie verbessern, sondern auch die affektive Regulation stärken, so soll die normale adapative Funktion von Emotionen wieder hergestellt werden. Paulsen glaubt, dass sie auf diese Weise die menschlichen neokortikalen Funktionen, die es braucht, um die Emotionen zu nutzen, wiederherstellen kann, und nicht den durch das Reptiliengehirn gesteuerten Gebrauch von Emotion, wie bei traumatisierten Menschen. Diese Affektarbeit ist ein wesentlicher Teil der Stabilisierungsphase der Traumatherapie.

Inwieweit die theoretischen Begründungen für die Wirksamkeit der »Rückstellungen der Affekte« belastbar und nachprüfbar sind, wird sich in der Zukunft erweisen. Wirkungsvoll scheint der Ansatz allemal zu sein, wie ich mich selbst überzeugen konnte.

KAPITEL 17

Hypnosystemische Teiletherapie: same, same but different?

Mit diesem letzten Kapitel in Teil 1 gelangen wir bei unserem Streifzug durch die Landschaft der Teilemodelle an einen Ort, der etwas anders ist als alles bisher Betrachtete und Beschriebene. Wie kann das sein?

Sie werden es gleich merken, etwas ist anders: Wir verlassen die monolineare, monokausale Betrachtung der Phänomene zwischen Ursache und Wirkung (Kybernetik erster Ordnung) und tauchen ein in die Perspektive der Systemik und des Konstruktivismus – Grundprinzipien der hypnosystemischen Therapie nach Gunther Schmidt.

Um schon mal den Unterschied zu markieren: Die in Kapitel 4 beschriebene Ego-State-Therapie ist aus meiner Sicht im Kern ein tiefenpsychologisches, genese-orientiertes und monolineares Konzept, genuin systemische und konstruktivistische Überzeugungen (z. B. Kybernetik zweiter Ordnung) spielen kaum eine Rolle. Aber worauf kommt es im systemischen Denken an?

Stellen Sie sich einen Patienten in Ihrer Praxis vor, dessen Therapieauftrag lautet: Ich hatte eine schwere lieblose Kindheit – machen Sie das Symptom (Angst, einen inneren Kritiker usw.) weg, dann ist alles in Ordnung. Dieser Wunsch ist nur zu verständlich und seine monolineare Denkweise von Ursache-Wirkung muss erst einmal gewürdigt und der Patient in seinem Leid gesehen und anerkannt werden – aber was dann?

Die Hypnosystemik interessiert sich nicht im Detail für diese geprägten Muster der Kindheit, da sie ja auch nicht den Anspruch verfolgt, die Gegenwart monolinear aus der Vergangenheit abzuleiten. Sie sieht auch wenig Sinn darin, die aktivierte Kindheitserinnerung zu personalisieren und den Klienten einen Rollentausch in den »Ego-State« des traurigen inneren Kindes machen zu lassen. Die zentrale Grundrichtung der Interventionen im hypnosystemischen Konzept ist eine ganz andere:

Fokussierung der willkürlichen und unwillkürlichen Aufmerksamkeit auf das Erleben von Mustern der Selbstgestaltungsfähigkeit und Erweiterung von Freiheitsgraden.

Im Zentrum steht also das bewusste »Ich«, der Systemorganisator, der darin unterstützt werden soll, die Vergangenheit neu zu framen (reframing), nicht, diese in allen Tiefendimensionen zu verstehen. Das Ziel ist, mehr Gestaltungsmöglichkeiten und Selbstkompetenz für heute und die Zukunft zu ermöglichen. Soweit ein kleiner Vorausblick über das innovative Gebiet, das wir nun durchstreifen wollen.

17.1 Das Teilkonzept aus einer hypnosystemischen Perspektive

Der Anspruch der hypnosystemischen Therapie ist, die bewährten Methoden Erickson'scher Hypnotherapie in einen systemischen Therapierahmen zu integrieren. Dieses Vorhaben ist umso verständlicher, als beide Therapieansätze von einem identischen Verständnis geprägt sind, wie Veränderung des Patienten im Therapieprozess zu organisieren ist.

»Den Begriff »hypnosystemisch« habe ich um das Jahr 1980 vorgeschlagen, um ein Modell zu charakterisieren, das versucht, systemische Ansätze für Psychotherapie und Beratung (Coaching, Teamentwicklung, Organisationsentwicklung) mit den Modellen der kompetenzaktivierenden Erickson'schen Hypno- und Psychotherapie zu einem konsistenten Integrationskonzept auszubauen (welches auch hilfreiche Aspekte aus anderen Ansätzen mit einbezieht, die mit diesen Konzepten kompatibel sind und sie bereichern, z. B. aus Psychodrama, Körpertherapien u. a.).« (Schmidt 2005, S. 7)

Durch das innovative Denken des US-amerikanischen Psychiaters und Hypnotherapeuten Milton Erickson (1901–1980) wurden uns Psychotherapeuten Ende des letzten Jahrhunderts zwei neue Perspektiven eröffnet: Die bis dato geltende psychoanalytischen Traditionen wurden in Frage gestellt (z. B. die Bewertung der Dissoziation und die Rolle des Unbewussten), und das althergebrachte Verständnis von »Hypnose« wurde modernisiert und dadurch radikal verändert. Für Milton Erickson verfügt das Unbewusste über einen unendlichen Schatz an Kreativität und Ressourcen, der Zugang zu diesem kreativen Unbewussten ist aber durch unseren analytischen Verstand verschüttet. Daher galt es Wege zu finden, die vorherrschende Position des Verstandes herabzusetzen – z. B. durch Tranceinduktion. Dieses entspricht der modernen Hirnforschung, die von Neuroplastizität spricht.

Probleme, so eine grundlegende Prämisse des hypnotherapeutischen Ansatzes, werden autohypnotisch erzeugt, indem sie die Wahrnehmung einengen und die genuinen kreativen Veränderungspotentiale beschneiden (Problemtrance). Hier kann durch Fokussierung auf die eigenen Ressourcen und Stärken mit Hilfe des Therapeuten ein Prozess hin zur Lösungstrance angestoßen werden.

Die hypnosystemische Therapie ersetzt die formalen Tranceinduktionen der klassischen und traditionellen Hypnose durch die Nutzung und Verstärkung natürlicher, im Rapport zum Patienten auftretender Tranceprozesse. Diese verbalen Suggestionen werden nach Milton Erickson in das Patientengespräch eingebettet statt in einen formalen hypnotischen Monolog des Therapeuten.

17.2 Was ist Erleben?

Jedes Erleben ist das Ergebnis und der Ausdruck von Fokussierung. Wollen wir ein gewünschtes Erleben zieldienlich aktivieren, so müssen wir überlegen, wohin wir nun fokussieren wollen: Auf welche Erlebnis-, Prozesse/Ressourcen, Kompetenz-Muster sollten der Therapeut und der Patient gemeinsam den Fokus lenken?

Wir fragen nicht, »warum« ist ein Problem/Symptom so, wie es ist, sondern »wozu« taucht es auf? So wird aus einem »Warum?« ein »Wofür?«, und aus einem »Woher kommt es?« wird ein »Wohin soll es gehen?« »Von einem »Wie ist das System organisiert?« geht es zu: »Für welche gewünschten Entwicklungen wollen wir das System wie organisieren?« (Ursula Fuchs 2015, S. 6).

Da wir das Rad nicht immer neu erfinden müssen, ist es wichtig, sich als Therapeut zu fragen: »Welche Muster gab es bisher schon im System des Patienten, die zieldienlich gewirkt haben und die wir wieder – und jetzt noch mehr – nutzen können?«

Wie ich schon sagte, ist menschliches Erleben das Ergebnis von Aufmerksamkeits-Fokussierung: Jedes Erleben kann beschrieben werden als Ergebnis und Ausdruck von neuronalen Netzwerken, die aktiviert werden und die unser Erleben steuern/machen, wobei dieses so gemachte Erleben wieder selbstrückbezüglich auf diese Netzwerke zurückwirken und diese oft stabilisieren bzw. sogar verstärken kann. Diese Netzwerk-Aktivierung kann sehr genau und gewinnbringend in besonderer Weise auf allen Sinneskanälen (VAKOG) als Prozess der Fokussierung von Aufmerksamkeit (auch als »Priming« bezeichnet) beschrieben werden. Weitere Beschreibungsdimensionen sind z. B. auch die Körperkoordination, Atemmuster, die Art des Verhaltens, die Art und der Inhalte der Kommunikation und Feedback-Regelungen usw. Ein wesentlicher und umfassenderer Teil dieser Fokussierung geschieht auf unbewusster und unwillkürlicher Ebene, ein anderer Teil auf mehr willkürlicher und bewusster Ebene. Die Teile eines Erlebnis-Netzwerkes finden sich in Abbildung 14.[39]

Je nachdem,

a) was der Inhalt dieser Fokussierungen ist und

b) wie intensiv man sich als Beobachter mit den Inhalten assoziiert,

wird jeweils das als Er-Leben wortwörtlich in uns aktiviert (und zwar sowohl physiologisch auf allen Ebenen als auch emotional und

39 Aus : file:///Users/joachimpeichl/Documents/Hypnosystemik%20%E2%80%93%20die%20Grundlagen%20meiner%20Arbeitsweise%20-%20hager-katharinas%20Webseite!.html

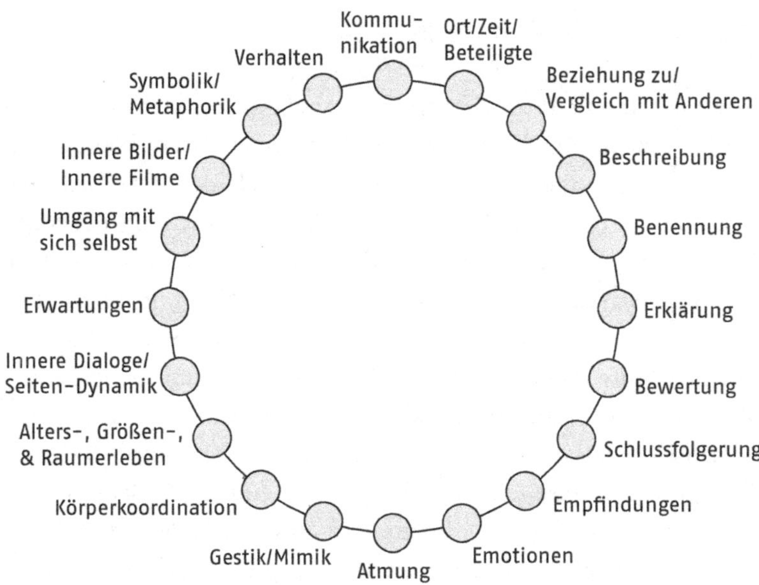

Abbildung 14: Die Komponenten eines Erlebnis-Netzwerkes (Schmidt 2005)

kognitiv), was Teil dieser Fokussierung ist (siehe dazu ausführlich Gunther Schmidt 2004, 2005, 2017a).

Zusammenfassung

Erleben wird Sekunde für Sekunde durch autonome Prozesse der Aufmerksamkeits-Fokussierung, willentlich/vor allem unwillkürlich (auf unbewusster Ebene) neu erzeugt. Das führt zur Bildung von Netzwerken, wobei die diversen Elemente des Erlebens unwillkürlich miteinander verknüpft werden (das heißt in der Systemik: autopoietische Selbstorganisation).

Je nachdem, wohin der Fokus (»der Scheinwerfer«) der Aufmerksamkeit gerade ausgerichtet ist, wird unwillkürlich das damit vernetzte Erlebnis-Netzwerk aktiviert und »erzeugt« das zum gegenwärtig dominierenden Erleben als subjektive »Realität«.

17.3 Neuronale Netzwerke

Wenn wir unsere Aufmerksamkeit jetzt auf die Vorgänge in unserem Gehirn lenken, können wir sagen: Auf neuronaler Ebene können wir alle Wahrnehmungs- und Erlebnisprozesse als den Ausdruck der Aktivitäten neuronaler Netzwerke im Gehirn beschreiben, wobei über unzählige synaptische Verbindungen viele Nervenzellen, auch über weite Strecken hin, zu neuen Mustern von Neuronenverbänden verknüpft werden. Diese Wahrnehmung des bewussten Erlebens geschieht, wie mehrfach betont, durch Aufmerksamkeitsfokussierung, was nichts anderes ist als eine selbstorganisierte Form des assoziativen Zusammenfügens von sinnlichen Erlebniselementen. »Verbunden werden z.B. visuelle Elemente (innere/äußere Bilder/Filme), auditive Elemente, innere und äußere Dialoge, kinästhetische, gustatorische und olfaktorische Eindrücke, Alters- und Größenerleben, Atemmuster, Körperkoordination mit Verhalten, Bewertungen und Bedeutungsgebungen synchron verbunden«. (Schmidt 2005, S. 34) Die Verbindungen, Verkopplungen heißen »Muster«. Unser Erleben ist das Ergebnis solcher auf willkürlicher und unwillkürlicher Ebene zusammengefügter Muster – ein synchronisiertes Feuern von neuronalen Netzwerken.

Auf unbewusster Ebene werden bei jeder Erlebnisepisode, die emotional »geladen« wird, viele Elemente möglichen Erlebens in hochkomplexer Weise zusammengefügt und zeitstabil vernetzt. Dies geschieht insbesondere in den Bereichen des Gehirns, die entwicklungsgeschichtlich älter sind als die Großhirnrinde mit ihrem bewussten, »rationalen« Denken und der Sprache – nämlich im Stammhirn, dem Zwischenhirn mit dem limbischen System. Diese zeitstabilen Elemente und Muster sind die Grundbausteine des autobiographischen oder Episoden-Gedächtnisses.

Alles, was wir erleben (bewusst und vor allem auch unwillkürlich/unbewusst), ist Ergebnis und Ausdruck solcher neurophysiologischer Netzwerke, die aktiviert werden und die unser Erleben dann steuern und machen.

Dabei kann das so gemachte Erleben wieder auf diese Netzwerke zurückwirken, oft stabilisierend bzw. sogar verstärkend. Keines der Elemente der Netzwerke ist »Ursache« für die anderen Elemente, alle stehen in zirkulärer Wechselwirkung – lineare Kausalität greift hier zu kurz, entscheidend sind Parallelverarbeitung und Zirkularität. Sind solche Muster einmal gebildet und in unserem unbewussten »Erlebnis-Archiv/Erlebnis-Repertoire« gespeichert, werden sie oft sehr schnell wieder aktiviert, wenn man unbewusst in einer aktuellen Situation Ähnlichkeiten mit früher gebildeten Netzwerken erlebt – wir nennen das zustandsabhängiges Lernen.

»Wir sind also quasi multiple Persönlichkeiten, wobei jeweils je nach Kontext und damit verbundenen Werthaltungen und Zielvorstellungen unterschiedliche ›Teil-Persönlichkeiten‹ oder ›Ego-States‹ (Teil-Ich-Prozesse) in den (von mir so genannten) ›Ich-Container‹ »springen« und wir dies als unser ›Ich‹ erleben (uns damit identifizie-

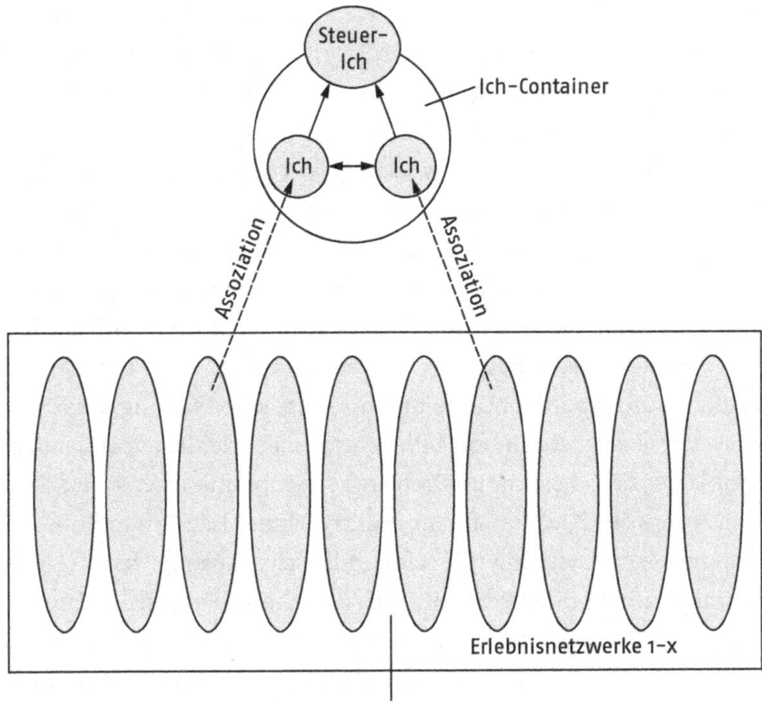

Abbildung 15: Modell »Ich-Container« (Schmidt 2014)

ren, bis das nächste ›Teil-Ich‹ dies ablöst) (dies ist durchaus als wertvolles Potenzial gemeint).« (Schmidt 2017a) Zur Metapher des »Ich-Containers« siehe Abbildung 15.

17.4 Interventionen im therapeutischen Prozess sind Maßnahmen der Fokussierung von Aufmerksamkeit

Wenn der Patient zu uns in die Praxis kommt, dann ist sein Fokus der Aufmerksamkeit auf die oft verzweifelte Lösung von sogenannten Problemen gerichtet, besonders dann, wenn die Fokussierung zu unerwünschten Mustern (Seiten) und damit zu Leid geführt hatte. Das Ziel hypnosystemischer Interventionen sind Unterschiedsbildungen in diesen Mustern, im Sinne einer Umfokussierung mit Hilfe der Vorschläge des Therapeuten. Um solche wirksamen Umfokussierungen zu erreichen, muss keineswegs ein ganzes Muster oder weit verzweigtes neuronales Netzwerk »durchgearbeitet«, verstanden oder verändert werden – der Begriff des »Durcharbeitens« ist eine ironische Anspielung auf die Psychoanalyse und ist immer mit Hunderten von Therapiestunden assoziiert.

Gunther Schmidt betont in seinen Vorträgen und Workshops immer wieder, dass es meist schon genügt, wenn nur eines oder wenige Elemente eines Netzwerks verändert werden – z. B. etwas hinzuassoziiert, was bisher nicht Teil des Musters war, oder etwas dissoziiert, was bisher Teil des Musters war, oder die Reihenfolge der sequentiellen Bestandteile des Musters verändert wird. Die grundsätzlich ressourcenorientierte und optimistische Haltung der Hypnosystemik zeigt sich in folgender Annahme: Erleidet jemand (auch über lange Zeit) bestimmte Probleme/ Symptome usw., so ist dies keineswegs ein Beweis dafür, dass ihm die grundsätzlichen Kompetenzmuster/ Potentiale für eine hilfreiche Lösung fehlen. Für Schmidt (2017b) drückt dies nur aus, dass die als Potential »schlummernden« Kompetenzmuster zurzeit in den relevanten Kontexten dissoziiert sind und nun assoziiert werden sollten. Die Begriffe »dissoziiert« und »assoziiert« haben in der Hypnosystemik eine spezielle Bedeutung, ähnlich der im NLP:

- »assoziiert«: Der Begriff steht für »ganz da sein«, intensiv mit einem Zustand verbunden sein, sich voll auf etwas zu konzentrieren. Wenn wir uns mit einer Erinnerung, einer Ressource, einer Stärke assoziieren, dann erleben wir das Ereignis vollständig wieder, so als ob es in der Gegenwart noch einmal passiert.
- »dissoziiert«: Das Gegenteil von assoziiert ist dissoziiert – dieser Begriff hat verschiedene Bedeutungen. In diesem Zusammenhang meint er: innerlich Abstand zu haben, sich einer Situation nicht zugehörig zu fühlen. Bei einer dissoziierten (visuellen) Erinnerung betrachtet eine Person die damalige Szene von außen, eine dissoziierte Ressource bedeutet, dass sie mir im Moment nicht zur Verfügung steht.

Die Methodik der Hypnosystemik ist kein Hexenwerk, auch wenn es manchmal als solches erscheinen mag. Auch hier braucht es eine Portion Demut, was »Veränderung« beim Patienten angeht: Die wirksamsten Aspekte der neuronalen Muster sind zum größten Teil unwillkürlich (»automatisiert«) und meist auch auf unbewusster Ebene ziemlich veränderungsresistent organisiert. Eines müssen wir uns leider immer wieder klar machen: Solche unwillkürlichen/unbewussten Muster sind **immer** schneller, stärker, effektiver als alles Bewusste – es dauert nur Millisekunden, in denen die Amygdala entscheidet: fliehen oder kämpfen, weil wir das immer schon so gemacht haben und es effektiv war – nach dem Motto »Zumindest lebe ich«: eine »unschlagbare« Logik. Dennoch kann sehr vieles verändert werden – dazu brauchen wir den präfrontalen Cortex (PFC) mit seiner Möglichkeit der Selbstreflexion, der Empathie, der Handlungsplanung, der Impuls- und Affektkontrolle und vielem mehr. Dazu später.

»Am ehesten ist eine Veränderung, die konstruktiv und nachhaltig die persönliche Entwicklung erweitert und bereichert, dann zu erwarten, wenn man (selbst und Andere) von perfektionistischen ›ganz wegmachen‹-Erwartungen absieht.« (Schmidt 2017)

17.5 Problemverständnis im hypnosystemischen Therapieansatz

Dafür ist es, wie oben schon erwähnt, nicht notwendig, alle Elemente oder Wechselwirkungen des Musters zu verändern, sondern es reicht, schon wenige oder gar nur einzelne Elemente des Musters neu zu konturieren, um einen Effekt zu erzielen. Dafür bietet es sich an, dem Patienten anzubieten, die Art der Beschreibung (narrativer Ansatz) oder die Benennung des Problems (Etikettierung, labeling) oder die Bewertung (positive Konnotation, reframing) oder das Verhalten oder den Ort usw. zu verändern und ihn zu bitten, zu beobachten, was sich dadurch ändert.

Aus hypnosystemischer Sicht »gibt es« kein Problem an sich. Damit für mich eine Situation eintritt, die ich als Problem empfinde, muss es einen von mir wahrgenommenen und negativ bewerteten IST-Zustand geben und einen SOLL-Zustand, den ich als erstrebenswert und hilfreich bewerte. Es ist die Art und Weise der Bewertung, der Beziehung usw., wodurch irgendein Phänomen zum Problem wird. Wird ein »Problem« erlebt, drückt dies die gerade gestalteten Wahrnehmungsprozesse und Konstruktionen von »Realität« aus, die der Beobachter tätigt, der das »Problem« erlebt (bewusst und unbewusst, willkürlich und unwillkürlich). »›Probleme‹, ebenso ›Lösungen‹, sind also Ausdruck selbst gemachter Musterbildungen (Vernetzungen von Erlebniselementen)«, schreibt Gunter Schmidt (2005, S. 58 ff.). Ein weiterer Aspekt scheint mir als Teiletherapeut besonders wichtig zu sein: Wenn man beschreibt, welche Muster-Organisation überhaupt zum Problem-Erleben beiträgt, zeigt sich fast immer: Als ein entscheidendes problemstabilisierendes Element wirkt die intensive Assoziation diverser Seiten mit dem, was wir als »Ich« erleben.

17.6 Wie können wir den Patienten erreichen?

Im Gespräch mit Patienten und der Frage, was sie in meine Praxis führt, wird oft auf das Problem, das Symptom, das weg oder verändert sein soll, fokussiert. Als Teiletherapeut vermute ich natürlich, dass es im Patienten einen Anteil gibt, der das Problem erzeugt, was wiederum eine Realitätskonstruktion von mir als Therapeut ist und nicht irgendeine Wahrheit. Ich denke, das Problem ist der »Ego-State«, und der ist das »Ding« in ihm, das von mir mittels Exorzismus weggemacht werden soll. Das Problem (Ego-State), so habe ich in der Hypnosystemik gelernt, wird aus hypnosystemischer Sicht letztlich selbsthypnotisch produziert, je nachdem, wie der Patient seine Wahrnehmung organisiert, welche Zielevisionen er aufbaut und wie er versucht, das Problem zu lösen. Hierin steckt der ganze Optimismus der Hypnosystemik: Wenn etwas aktiv selbst gemacht und nicht passiv erlitten wird, dann lässt es sich auch verändern – selbst wenn es nicht so leicht ist.

Dieser Umgang mit dem Problem scheint für den Patienten bisher zu keiner befriedigenden Lösung geführt zu haben, die IST/SOLL-Diskrepanz ist weiterhin aufrechterhalten und der Soll-Zustand in weiter Ferne und nicht erreichbar.

Wenn wir jetzt überlegen, wie wir in der Therapie Interventionen planen können, müssen wir Folgendes berücksichtigen: Das Weltverständnis der Hypnosystemik ist der Denktradition des **Konstruktivismus** verpflichtet. Was bedeutet das? Der Konstruktivismus beschreibt die Wahrnehmung der Menschen als aktiven Konstruktionsprozess – deshalb spricht Schmidt auch nicht von »Wahrnehmung«, sondern von »Wahr-gebung«. Wir Menschen nehmen also nicht die objektive Wirklichkeit wahr, sondern erschaffen aus dieser unsere eigene Realität.

Aus Sicht der Systemtheorie (oder auch »Kybernetik zweiter Ordnung«) sind lebende Systeme »autopoietische« Systeme, d. h., sie bringen sich von Moment zu Moment selbst hervor. Das Gehirn, so wissen wir, lebt nur in der Gegenwart, und diese Gegenwart ist ca. fünf bis acht Sekunden lang – alles danach ist Erinnerung und damit Vergangenheit.

In meiner hypnosystemischen Weiterbildung bei Gunther Schmidt habe ich das Erickson'sche Konzept von »pacing« und »leading« kennengelernt, womit das Ziel gemeint ist, den Patienten dort abzuholen, wo er gerade steht und entsprechend seinem Therapieauftrag und zu seinem bisherigen Weltmodell passend Ideenangebote zu machen, welche eine Fokussierung der Wahrnehmung und des Verhaltens auf die gewünschten Potentialbereiche erleichtern. »Diesen Teil der Interaktion als ›leading‹ zu bezeichnen, resultiert noch aus der historisch erklärbaren und somit gütig verzeihbaren Prämisse, man könne bei genügendem Geschick schon jemand dazu bringen, dass er das macht, was man will. Ein Konzept, welches die Erkenntnisse moderner Neurophysiologie und Biologie berücksichtigt, verlässt diese Prämisse und geht davon aus, dass lebende Systeme autonom und selbstorganisiert funktionieren, d. h., möglich ist eigentlich nur, dass man von außen jeweils als ›Klimabedingung‹ fungieren kann (›strukturelle Kopplung‹ nach H. Maturana), und je nach ›Klimaangebot‹ rufen internal die Adressaten unserer Kommunikation eigen-ständige Musterantworten ab.« (Fuchs 2015, S. 14) Wie gehen wir nun vor?

Das Leid, das mit dieser Enttäuschung verbunden ist, und der hohe Preis, den der Patient häufig dafür zahlt, diese bisher zum Scheitern verurteilten Lösungen immer wieder neu auszuprobieren, muss unbedingt empathisch gewürdigt werden.

Wenn wir jetzt intervenieren wollen, so müssen wir uns klar machen, dass es die subjektive Organisation der Wahrnehmung des Patienten ist, die für die Entstehung von Problemen oder Symptom verantwortlich ist, und hier setzt unser Veränderungspunkt an. Es geht immer um Wechselwirkungsprozesse, es geht um »Verknüpfung«, »assoziative Verkoppelung« von diversen Elementen des Erlebens.

Beschreibungsebene ist die Hirnphysiologie auf den Ebenen von Synapsenverbindungen in verschiedenen Hirnarealen (Schmidt 2005, S. 59). Ziel ist: ungünstige Muster, die Problemerleben verstärken, so zu verändern, dass erwünschtes Erleben gestärkt wird.

Dieser Ego-State, der für das Problem des Patienten steht (IST-Zustand), wird nun vom Beobachter (PFC) wahrgenommen, und dabei spielen

- die Art der Beschreibung,
- der Benennung,
- der Bewertung,
- der Erklärung und vieles mehr (ebd. S. 60)

eine ganz wichtige Rolle. Gleiches gilt für den SOLL- oder Lösungszustand (auch als Ego-State denkbar). Diese gegensätzliche Beschreibung, Bewertung und Benennung usw. machen aus einem IST (Problem-Ego-State) und einem SOLL (Lösungs-Ego-State) eine Diskrepanz, und damit entsteht ein Problem.

17.7 Einblick in die Therapie am Beispiel der Depression nach Gunther Schmidt[40]

Um mehr gewünschtes Erleben zu erreichen, muss ich **Unterschiede** in die bisherige Musterorganisation einführen – der Fachbegriff dafür heißt »Unterschiedsbildungen im Muster«. Der hier aus meiner Praxis vorgestellte Patient kommt zum Termin und berichtet, er sei depressiv und seit einem Autounfall antriebs- und mutlos. Erste Intervention: Es ist nur ein Teil, eine Seite von Ihnen, ein anderer Teil oder Seite von Ihnen ist ganz anders. Jetzt gehe ich in den Innenraum des Patienten und suche den Teil auf, der depressiv, mutlos usw. ist (vermutlich ein symptomtragender Ego-State nach der Begrifflichkeit der Ego-State-Theorie von John und Helen Watkins). Ich spreche mit dem Anteil und höre: »Ich bin immer so depressiv, ich kann nichts mehr leisten, ich bin unfähig und viel schlechter als die anderen, es ist alles hoffnungslos, ich würde am liebsten tot sein!« – das ist keine Wahrheit, sondern eine subjektiv erlebte, aber für den Anteil sehr leidvoll wirkende Realitätskonstruktion.

Ich denke in meinem Kopf: Wenn sich der Patient als Gesamtperson – das Alltags-Ich, das Erwachsen-Ich – mit dieser Beschreibung eines depressiven Ego-States identifiziert (sich verwechselt), dann blendet

40 Dabei orientiere ich mich an einem Beispiel von G. Schmidt 2005, S. 68 ff.

er alle anderen »nicht-depressiven« Möglichkeiten aus, die es auch noch in ihm gibt. Ich gehe von der Erickson'schen Annahme aus, dass es immer Unterschiede im unwillkürlichen Erleben gibt, die die Unendlichkeit erfahrener Erlebensmuster repräsentieren. Diese positiven Erfahrungen sind bei dem Patienten zurzeit völlig ausgeblendet und für den Moment schwer zugänglich – d. h. dissoziiert.

Ich formuliere ein Zwischenziel für die Therapie: Schön wäre es, wenn der Patient sagen würde: Ein Teil von mir erlebt das ebenso – dann würde sich sofort etwas im Muster ändern, weil er dann nicht mehr vollständig mit dem depressiven Anteil assoziiert ist.

Ich weiß aber: Wenn jemand intensiv absorbiert ist mit einem bestimmten Erlebensmuster, und dies nenne ich jetzt einen depressiven Ego-State, dann kann es sehr schwierig sein, eine hilfreiche Umfokussierung auf einen anderen Zustand des Nicht-depressiv-Seins vorzunehmen. Hirnphysiologisch können wir das so erklären, dass zu diesem Zeitpunkt die dominierenden Synapsenverbindungen, die diesen Ego-State erschaffen, welcher sozusagen das Korrelat des Erlebnismusters darstellt, immer wieder sehr schnell in die gleiche und gerade ablaufende Richtung wirken und sich schneller durchsetzen als alles andere bewusste und willkürliche Denken und Erleben. Das ist erst einmal nicht negativ zu sehen, denn diese Ego-States entstehen als Ausdruck von Lernprozessen im Verlauf des Lebens eines Menschen und können auch so Überlebensstrategien darstellen. Deshalb sind sie erst einmal als sinnvoll anzuerkennen und deshalb wertschätzend zu behandeln. Wenn der Patient sich damit identifiziert, drücken sich in diesem subjektiven Erleben intensive innere Glaubenshaltungen, Werthaltungen aus, und diese werden so als Basis und Pfeiler der eigenen Identität angesehen. Aus diesem Grund ist auch der Versuch, sie zu verändern, mit sehr viel Widerstand, Angst und Stress verbunden. Aber es ist sehr wohl in der Praxis immer möglich, eine solche Umfokussierung in Gang zu bringen, auch wenn wir den Patienten niemals direkt beeinflussen können.

Das Grundprinzip der Maßnahmen, die wir in der Therapie und Beratung anwenden, ist das Prinzip der **Unterschiedsbildung**

(»Information ist ein Unterschied, der einen Unterschied macht«, G. Bateson 1985). Ein großes Missverständnis ist jetzt, dass man denken könnte, der Ego-State müsste seine Muster, sein Weltverständnis verändern – das ist die klassische Annahme der Ego-State-Theorie.

Ich denke aber: Der Patient muss als Beobachter (steuernde Instanz) die Wahrnehmung dieses Musters verändern. Er muss zum Beispiel vom Muster weg auf die Ausnahme vom depressiven Erleben oder auf die Ressourcen fokussieren oder die eigene Stärke. Damit verbindet er (vernetzt oder »verhäckelt«) die Wahrnehmung des depressiven Ego-States mit einer Ressourcenwahrnehmung, und das alles im Hier und Jetzt. Dass der Ego-State »Bedürfnisse und Träume« (Zanotta 2018, S. 95) hat, die im Nachhinein befriedigt werden sollen, er »geliebt« (ebd.) werden will oder andere naive verdinglichte Ideen, ist eine schöne Vorstellung, aber darum geht es nicht: Wichtig ist, dass der Patient alternative Erfahrungen durch Musterunterbrechung macht. Was ich nun fokussiere, ist Erinnerungsmaterial im autobiographischen Gedächtnis, das wir heute in der Sitzung durch Nachdenken in der Gegenwart aktivieren und das einen Unterschied zur depressiven Erfahrung macht. Die Erfahrung eines Verkehrsunfalls in der Vergangenheit, die zu der depressiven Einstellung und Bildung eines Ego-States geführt hat, können wir nicht verändern: Das muss der Patient begreifen, dass wir die Vergangenheit nicht tatsächlich verändern können. Wir verändern das Material, das aus der traumatischen Situation heute noch übrig ist. Da die meisten Menschen ihre Biographie in chronologischer und narrativer Form erleben, bietet sich das Zurückreisen als Bearbeitungsmethode sehr gut an (Zeitreise, Timeline), wir fahren also zu einem früheren Kapitel unseres Lebens zurück. So schlage ich dem Patienten eine Reise zurück zum Unfallgeschehen vor, immer aus der Sicht des heutigen erwachsenen Selbst (steuernde Instanz).

Wenn wir nun über eine Zeitlinienarbeit bei der traumatischen Szene angelangt sind, ergibt sich folgendes Ziel: Es geht nicht so sehr darum, sich als Patient an die Traumasituation zu gewöhnen (Habituation), sondern vielmehr darum, dem Patienten zu ermöglichen, in einer therapeutischen Beziehung aus seiner Vergangenheitserfahrung eine neue, bewusste, konstruktive, ganzheitliche und heilsame Erfahrung im Hier und Jetzt zu machen. Letztlich geht es um einen kreativen Gestaltungsprozess des Patienten mit seiner Vergangenheit bei so wenig Stressbelastung wie möglich.

Zusammenfassung aus hypnosystemischer Sicht:

Eine Veränderung der Vergangenheit steht nicht zur Debatte, sondern die Veränderung der aktuellen Symptomatik im Hier und Jetzt. Dazu beziehen wir die Vergangenheit mit ein, solange sie hilfreich ist. Wir machen aus einer Niederlage der Vergangenheit eine Meisterung in der Gegenwart. Somit entspricht es dem, was Gunther Schmidt schreibt: Wir können nicht die Vergangenheit verändern, sie ist vergangen, aber die Bewertung der Vergangenheit aus Sicht der Gegenwart. »Im Grunde handelt es sich um die Korrektur einer Falschinformation (= unverarbeitete Erinnerungsfragmente und dysfunktionale Kognitionen hinsichtlich einer andauernden Bedrohungssituation) durch Hinzulernen realitätsrelevanter Informationen (über das Geschehen damals und die Realität heute), welche die Traumerinnerung modifizieren.« (Sack & Gromes 2020, S. 30)

17.8 Was ist an diesem Ansatz so anders?

In erster Linie die Therapeutenhaltung: Weil wir den Patienten nicht direkt beeinflussen können, müssen wir alles tun, um das Binnenklima im Patienten zu aktivieren in Richtung »Suche nach alternativen Vorstellungen, Erfahrungen und Einschätzungen«. Wir sind keine Gurus, Führer und »Wissende«, sondern Begleiter – Gunther Schmidt hat einmal die Metapher des »Realitätenkellners« geprägt: Gemeint ist damit die Rolle des Therapeuten/Beraters, der seinen Klienten Angebote macht. Es sind Angebote hinsichtlich der Beschreibungen, die Patienten bisher und im Unterschied dazu ab jetzt für ihr Leben, ihren Partner, ihre Arbeit usw. verwenden wollen. Mit jeder veränderten Sichtweise entsteht eine veränderte Wahrnehmung. Das befreit beide Seiten aus einer anstrengenden und wenig zielführenden Erwartungshaltung – auch der Therapeut ist kein »Lösungsproduzent«, der den Patienten »be-handelt« und heilt – diese Haltung entspringt aus der Sicht des Konstruktivismus. Diese eher bescheidene hypnosystemische Haltung steht im Kontrast zu einer großen Phalanx mir bekannter psychodynamischer und Ego-State-Therapeuten, die bei Ihren Live-Demos sehr stark vermitteln, ganz genau zu wissen, was für den Patienten gut und zu tun ist.

Ein weiterer Punkt der Hypnosystemik ist ihre Zurückhaltung, die inneren Seiten, Muster und neuronalen Netzwerke der Patienten zu stark zu verdinglichen und zu vermenschlichen. Sie erinnern sich: »Ich-Zustände stehen in ähnlicher Beziehung zueinander wie Familienmitglieder. Obgleich sie voneinander getrennt sind, tauschen sie doch Informationen aus, stehen in ständiger Kommunikation, weisen sich (auch leitende) Rollen zu, verfolgen gemeinsame Projekte, Zwecke und Ziele«. (Frederick 2007, S. 19) Diese Beschreibung von neuronalen Mustern kann unter Umständen im therapeutischen Prozess einmal hilfreich sein, aber eines sollte immer ganz klar sein: Ego-States, Muster, Seiten sind keine Entitäten, keine Innenpersonen per se, es gibt sie nicht im Sinne einer Realität, sie wurden von einem beobachtenden Ich des Patienten konstruiert und mit vermenschlichten Eigenschaften ausgestattet. Ich finde es abwegig und naiv, von Ich-Zuständen als von »inneren Menschen« (Schwartz 2021, S. 62) zu sprechen, die zueinander in vielseitigen Beziehungen stehen, »sehr ähnlich den symbiotischen Beziehungen zu den Millionen von Mikroben im Darm, die auch miteinander in Beziehung stehen«. (ebd., S. 77)

Diese für die klassische Ego-State-Therapie gut gemeinte Beschäftigung mit den Inhalten des Erlebens dieser »Anteile«, Ego-States, greift aus meiner hypnosystemischen Sicht viel zu kurz und kann dann zu den oben beschriebenen ungünstigen Verdinglichungen und De-Kontextualisierungen beitragen. Wenn ich in der eben beschriebenen Erwartung und Haltung den Ich-Zuständen gegenübertrete, dann entsteht leicht der Eindruck (und die beteiligten Patienten oder Weiterbildungskandidaten meinen dann meist, es sei auch »wirklich« so), als ob die jeweiligen »Seiten«/Ego-States **so oder so seien** (wie sie sich eben im Moment zeigen) – aus meiner Sicht ist dies aber ein Missverständnis. »Weder ein Mensch, noch sonst ein Phänomen und eben auch keine solche ›Seite‹ ist so oder so. Jedes Phänomen gewinnt seine Bedeutung und Wirkung jeweils im Wechselspiel mit dem Kontext (quasi der Umwelt), in den es eingebettet ist. So erscheinen z. B. oft viele ›Seiten‹ zunächst als immer leidend oder andere als immer streng abwertend und perfektionistisch überfordernd oder als zerstörerisch. Dies ist aber kein Ausdruck einer ›Charaktereigenschaft‹ der ›Seiten‹, sondern zeigt nur, dass sie sich in der zur Zeit aufgebauten Situation so erleben und verhalten, so, als ob ihnen dies eben für einen solchen Kontext adäquat erscheint.« (Fuchs 2015, S. 34) Diese Eigenschaften ändern sich, wenn sich der Kontext verändert. Somit geht es in der Therapie nicht nur darum, die Seiten genau kennenzulernen, das Besondere an ihnen »herauszuarbeiten«, sondern die diversen Seiten wieder kooperationsfähig im Dienste des Gesamtsystems des Patienten zu machen – es geht um Zunahme von Synergie und nicht um Selbsterfahrung mit inneren Anteilen.

17.9 Zum Abschluss von Teil 1: ein Blick zurück

Ich habe Ihnen nun verschiedene Theorien und Konzepte von Therapiemodellen vorgestellt, die alle mehr oder weniger sich auf den Grundsatz der Multiplizität in Bezug auf die Persönlichkeit eines Menschen beziehen. Die einen bieten Erklärungsmodelle ausschließlich für den Bereich der Therapie mit Traumafolgestörungen (TSDP und Enaktive Therapie), die anderen, wie die Ego-State-Therapie, versuchen sich in einer grundsätzlichen Theorie der menschlichen Seele.

Wenn ich das ganze Feld, das ich in diesem Buch ausgemessen habe, noch einmal überblicke, dann lassen sich alle Theoriekonzepte einer großen Überschrift zuordnen: Sie sind alle Variationen von **hypnotherapeutischen Teilekonzepten** und bekennen sich auch explizit in ihren Therapiestrategien zum hypnotherapeutischen Ansatz und namentlich zu Milton Erickson. Siehe dazu Abbildung 16.

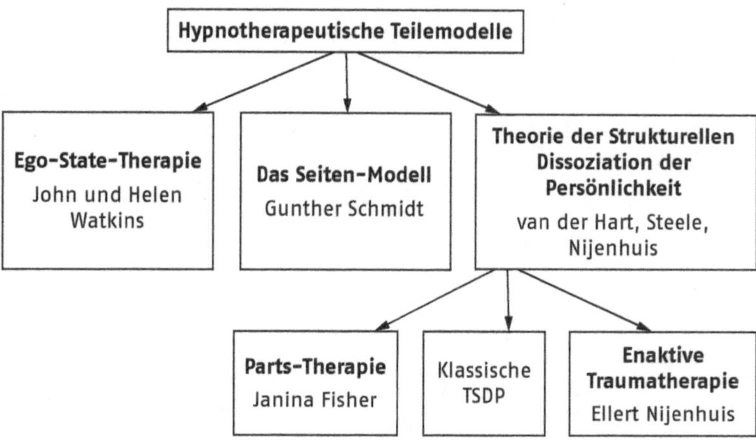

Abbildung 16: Hypnotherapeutische Teilemodelle

Auch wenn Menschen aus einer Familie mit einem sie verbindenden Familiennamen stammen, unterscheiden sie sich oft äußerlich sehr erheblich oder haben eine gewisse Ähnlichkeit, sie wollen mit den anderen nichts zutun haben oder verwechseln sich mit ihnen, aber meist teilen sie zumindest die Herkunft und das Selbst-Verständnis. So auch in den beschriebenen Modellen der Teiletherapie, die sich alle irgendwie auf das hypnotherapeutische Denkmodell berufen. Was das nun für die psychotherapeutische Praxis heißt, will ich im zweiten Teil untersuchen.

TEIL 2

Mein Modell einer hypnotherapeutischen Teiletherapie

Einleitung

Die Erkundung des weiten Feldes des Teilelandes hat uns zu unterschiedlichen Standorten und -punkten geführt, zu alten und neuen Konzepten über die Dynamik des inneren Funktionierens des Gehirns, der Seele eines Menschen, zum Teil sich ergänzend, zum Teil sich widersprechend. Es war eine höchst subjektive Auswahl, die ich in den letzten Jahren in meinem Kopf hin und her bewegt habe, die mich begeisterte, aber auch erstaunen ließ und die ich nun vor Ihnen im Teil 1 ausgebreitet habe. Ganz sicher werden dem einen und anderen unter Ihnen seine Favoriten fehlen: die Transaktionsanalyse, die Schematherapie, die Innere Familiensystemtherapie (IFS) und vieles mehr.

Sie werden jetzt vielleicht fragen: »Was machen wir nun damit?« Was Sie damit machen, weiß ich nicht, aber ich hoffe, Sie konnten mit den unterschiedlichen theoretischen Konzepten neue Ideen für Ihre Arbeit und mehr Orientierung für die Praxis finden.

Was habe ich daraus gelernt?

Es gibt viele Perspektiven, einen Sachverhalt in der Psychotherapie zu erklären, und viele Widersprüche zwischen den Theorien und Modellen sind nicht zu versöhnen. Diese Einsicht veranlasste meine Kollegin Susanne Leuter in unserem E-Mail-Dialog im Herbst 2022 mit Recht zu dem Satz: »Mit dieser Verwirrung sollten wir aufhören« – mehr davon können Sie in Teil 3 des Buches lesen. Vielleicht geht es in der Prozesstheorie der Psychotherapie eher um ein subjektives Gefühl der Stimmigkeit.

Was habe ich mit den unterschiedlichen Ansätzen, die ich in den Jahren intensiv studierte, getan?

Ich habe für mich ein Teilemodell entwickelt, das meinem Bedürfnis entspringt, mein Wissen über Neurobiologie und Erkenntnisse der Hirnforschung mit praktischen Erfahrungen in der Ego-State-Therapie und der Hypnosystemik zusammenzubringen. Ich wurde in Ego-State-Therapie und in hypnosystemischer Therapie zu Beginn dieses Jahrhunderts ausgebildet und bin dafür meinen Lehrern Woltemade Hartman und Gunther Schmidt dankbar. Aber ich wollte nie die persönlichen Stile dieser sicher großartigen Therapeuten imitieren, sondern meinen eigenen Weg finden, der zu mir, meiner Persönlichkeit und meinem Denken passt. Der Ulmer Psychoanalytiker Helmut Thomä hatte einmal von der »inneren Gleichung« eines Therapeuten geschrieben – das hatte mich damals in den 1970er-Jahren während meiner Psychoanalyseausbildung in Göttingen angesprochen.

Die Probleme mit dem theoretischen Verständnis der Ego-State-Therapie habe ich in Teil 1 deutlich benannt: Ich finde hier zu viele Widersprüche, Unklarheiten und veraltete Begrifflichkeiten. Der Spaß an der Arbeit mit dem Teilemodell und die hypnotherapeutische Praxis hatten mich über die Jahre immer wieder damit versöhnt – aber heute möchte ich nicht mehr so tun, als würde es mich nicht stören.

Das Netzwerkmodell der Hypnosystemik finde ich dagegen viel konsistenter, einleuchtender und mit meinem neurobiologischen Wissen mehr im Einklang, deshalb werde ich mich in Kapitel 18 noch einmal damit beschäftigen. Was mir aber bei der Hypnosystemik fehlt, ist in gewisser Weise Begeisterung für die praktische Umsetzung. Es entspricht nicht meinem therapeutischen Stil, die Kommunikation mit dem Patienten derart mit hypnotischen Sprachmustern zu strukturieren und strategisch, zielführend zu denken.

Im Folgenden möchte ich Ihnen nun mein hypnotherapeutisches Teilemodell vorstellen – Stand März 2022. Dafür wähle ich folgende Nomenklatur:

- Wenn ich neuronale Ebene meine, die Manifestation von neuronalen Netzwerken in unserem ICH, dann spreche ich von **Ich-Zuständen** in Anlehnung an die Netzwerktheorie der Hypnosystemik. Dieses ICH ist für mich das Betriebssystem unserer Persönlichkeit, es dient dem Überleben und der Anpassung und ist in unendlich vielen Netzwerken im autobiographischen Gedächtnis gespeichert. Wiederholen sich einzelne Muster, werden sie stärker »verdrahtet« und sind so etwas wie prototypische Ich-Zustände.

- Diese **prototypischen Ich-Zustände** prägen in der Entwicklung mehr und mehr unsere Identität und das, was wir durch Nachdenken als unser SELBST begreifen: die Repräsentanz unserer Identität in Raum und Zeit. Wenn wir nun die Muster- und Charakterbildungen betrachten, könnten wir sie auch als Selbst- oder Persönlichkeitsanteile ansprechen.
- Um in der Therapie mit diesen Selbst-Zuständen zu arbeiten, führen wir nun eine therapeutische Strategie ein: Diese Muster werden im therapeutischen Prozess verdinglicht und personalisiert, wir machen aus Persönlichkeitszügen »Innenpersonen« auf einer inneren Bühne. Die Eigenschaften, die diese **Anteile** angeblich »haben«, entstehen aus einem Narrativ der erinnerten autobiographischen Entwicklung, als diese repräsentativen Ich-Zustände als Lösungsstrategien für Konflikte entstanden sind, und aus menschlichen Zuschreibungen.

Ich werde in meinem Teilemodell die Begriffe »Ego-State«, »Parts«, »ANP/EPs« und »Seite« vermeiden, weil sie zu anderen theoretischen Konzepten gehören, von denen ich nur so viel übernehme wie nötig. Ich werde auch nicht mehr versuchen, die Ego-State-Therapie in ihrer inkonsistenten und musealen Theorie zu reformieren (und zu verteidigen), und auch nicht, den Vorwurf der Hypnosystemik der unsäglichen Verdinglichung und Vermenschlichung von Ich-Zuständen in der Ego-State-Theorie zu befrieden.

Was die Praxis der Teiletherapie angeht und wie ich sie in meiner Praxis heute einsetze, das möchte ich Ihnen dann in den Kapiteln 20 und 21 zeigen. Dabei muss ich das Rad gar nicht neu erfinden, ich orientiere mich dabei an den wertvollen Beiträgen von Roland Kachler und dem Top-down-Modell der Therapie von Janina Fisher, welches ich für traumatisierte und dissoziierte innere Anteile bevorzuge.

KAPITEL 18

Ich-Zustände und die neuronale Netzwerktheorie der Hypnosystemik

Nachdem wir uns nun sehr viel Wissen über den Unterschied von Ego-States und dissoziativen Persönlichkeitszuständen, die Handlungs- und Aktionssysteme und die basalen Emotionen nach Panksepp im ersten Teil des Buches erarbeitet haben, können wir diese Erkenntnisse jetzt nutzen, um aus einer neuen Perspektive über die neuronalen Grundlagen der Entstehung der inneren Anteile in der Persönlichkeit eines Menschen nachzudenken. Die bisher verbreitete Nomenklatur der verschiedenen Theorien werde ich versuchen weitgehend beizubehalten[41], um nicht zu viel Verwirrung zu stiften, aber trotzdem sei gesagt: Das alles sind Annahmen, Konstruktionen subjektiver Wirklichkeit, aber keine Wahrheiten.

18.1 Ich-Zustände als physiologisches Korrelat

Das Netzwerkmodell der hypnosystemischen Theorie nach Gunther Schmidt lässt sich so zusammenfassen:

- Im Zentrum einer erfolgreichen Anpassung an die Umwelt steht für alle Lebewesen das notwendige Anliegen, aus der unfassbaren Komplexität einer (physikalisch-chemischen) Reizwelt durch Reduktion in Form von sinnhafter Ordnungs-, Muster- und Regelbildung eine überschaubare einfache Lebenswelt zu gestalten.

41 Ich werde weiter von Ich-Zuständen sprechen.

- Alle Lebensprozesse können so als Ausdruck von regelhaften Musterbildungen in der Gegenwart beschrieben werden. »Unter ›Muster‹ wird dabei verstanden die Verkoppelung, Assoziation, Vernetzung von diversen so genannten Elementen des Erlebens. Damit sind z. B. gemeint Kognitionen, Verhaltensbeiträge, die Art der Kommunikation, emotionale Reaktionen, aber auch physiologische Reaktionen wie Atmung, Körperhaltung etc., ebenso Faktoren wie Ort, Zeit, Beteiligte einer Situation etc.« (Schmidt 2005, S. 7–8)
- Alle Erlebnis-Episoden, die man erlebt hat und die emotional geladen waren, werden im autobiographischen Gedächtnis gespeichert – sie sind wieder aktivierbar –, man kann sie als Netzwerke von Erlebnis-Elementen beschreiben, in denen unterschiedliche sinnliche Elemente unwillkürlich miteinander vernetzt werden (Gedanken, Gefühle, Körperreaktionen, Verhaltensimpulse, gefühltes Alter, Größe, Raum, innere Dialoge, innere Bilder usw.). So ein Netzwerkmuster zeigt Abbildung 17 sehr vereinfacht.

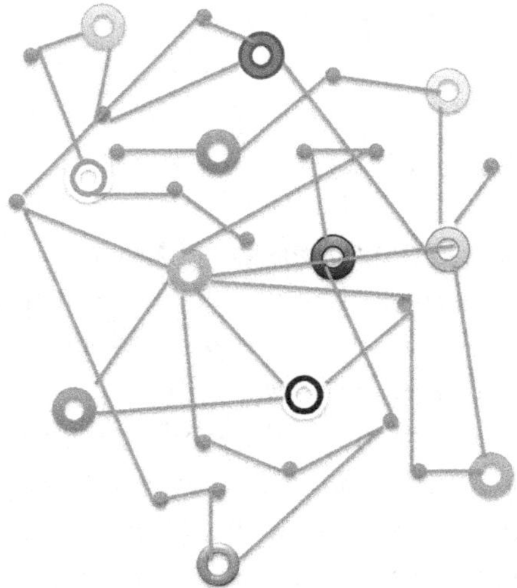

Abbildung 17: Neuronale Netzwerkstrukturen

Sind wir mit einem dieser Erlebnis-Netzwerke verbunden/assoziiert/identifiziert, erleben wir dies üblicherweise als »Ich« – als die momentane »objektive Wahrheit und Wirklichkeit«.

Wir sind also »quasi multiple Persönlichkeiten«, wobei jeweils je nach Kontext und damit verbundenen Werthaltungen und Zielvorstellungen unterschiedliche »Teil-Persön-lichkeiten« oder »Ego-States« (Teil-Ich-Prozesse) in den von Gunter Schmidt so genannten »Ich-Container« springen und wir dies als unser »Ich« erleben. Siehe Abbildung 15 auf Seite 189.

Diese Muster oder Schemata sind aber für Schmidt keine zeitüberdauernden Strukturen im Sinne von Entitäten, wie Watkins die Ego-States nennen würde, sondern sie werden in der Gegenwart immer wieder neu erzeugt – so der Satz : »... die ja immer wieder aktuell abgerufen werden, also nicht grundsätzlich in sich stabil sind ...« (ebd.). Diese Erkenntnis leitet sich für Schmidt aus der Kybernetik zweiter Ordnung her, wo es heißt: Aus Sicht der Systemtheorie (oder auch »Kybernetik zweiter Ordnung«) sind lebende Systeme »autopoietische« Systeme, d.h. sie bringen sich von Moment zu Moment selbst hervor. Das Gehirn, so wissen wir, lebt nur in der Gegenwart und diese Gegenwart ist ca. fünf bis acht Sekunden lang – alles danach ist Erinnerung und damit Vergangenheit.

18.2 Das Seitenmodell

Diese beziehungs- und handlungsgestaltenden Netzwerke ins uns, die das Erleben der »Ichhaftigkeit« (Metzinger) bestimmen, nannte Schmidt **»Seiten«** – so vermied er die schwierigen Begriffe Ego-State, Teilpersönlichkeit, Teile usw.

»Da gibt es eine **Seite** in mir, die würde jetzt gerne lieber ... und eine andere **Seite** rät davon ab, weil ...« ist eine sehr griffige Beschreibung für eine innere Ambivalenz oder Multivalenz, die wir alle gut kennen und unseren Patienten sofort einleuchtet. »Seite« ist auch gut als eine Bezeichnung für ein Objekt zu denken (in: die Seite des Zimmers, des Buches; eine Lachsseite usw.) und mit einer Dissoziationstechnik aus dem Werkzeugkasten der Hypnotherapie zu externalisieren und dort zu bearbeiten. Es war klar: **Seiten** sind Konstruktionen des selbstreflexiven Ich im Hier-und-Jetzt, um die eigentlich unfassbaren inneren nichtlinearen Prozesse durch Komplexitätsreduktion handhabbar zu machen. In seinem Artikel mit den Titel: »Das Gehirn – ein Orchester ohne Dirigent« schreibt Wolf Singer: »Untersuchungen der strukturellen und funktionellen Organisation unseres Gehirns belegen, dass dieses Organ in hohem Maße dezentral und distributiv organisiert ist, dass in ihm jeweils unzählige unterschiedliche Prozesse parallel in sensorischen und motorischen Subsystemen ablaufen – und dass es eben kein singuläres Zentrum gibt, das diese vielfältigen Prozesse verwaltet.« (Singer 2005, S. 15)

»Seiten« sind lineare Konstruktionen, dem dreidimensionalen Alltagswissen unserer Patienten entlehnt, sie sind sicher keine »Entitäten« (Watkins 2003), keine »Innenpersonen« oder »innere Menschen« (Schwartz 2021). In diesem Denken ist ein Satz wie dieser undenkbar: »Aber damit nicht genug: Ego-States können *lernen, wachsen, sich verändern.* Sie *alle wollen geliebt und wertgeschätzt werden.*« (Zanotta 2018, S. 95, kursiv im Original)

18.3 Verdinglichung und mein innerer Konflikt

Diesen Ideen folgend, geriet ich immer mehr in Konflikt mit der in der Ego-State-Community üblichen Personifikation und Verdinglichung der Ego-States, als seien es »Entitäten« (Watkins) mit eigenen Wünschen, Bedürfnissen und Überzeugungen. Mir wurde klar, dass die Sprache der »Ego-State-Therapie« von John und Helen Watkins (2003) voll von Verdinglichungen für das »Wesen« der inneren Selbstanteile war. Als Beispiel will ich einen Satz von Claire Frederick, einer Schülerin der beiden Watkins, zitieren: »Jeder Ich-Zustand besitzt seine eigenen, relativ überdauernden Affekte, Körperempfindungen, Erinnerungen, Phantasien und Verhaltensweisen und er hat seine eigenen Wünsche, Träume und Bedürfnisse. Ich-Zustände stehen in ähnlicher Beziehung zueinander wie Familienmitglieder. Obgleich sie voneinander getrennt sind, tauschen sie doch Informationen aus, stehen in ständiger Kommunikation, weisen sich (auch leitende) Rollen zu, verfolgen gemeinsame Projekte, Zwecke und Ziele.« (Frederick 2007, S. 19) Nach so einer blumigen

Beschreibung liegt es nah zu glauben, wir alle hätten kleine Homunkuli, kleine Männchen im Kopf, die ganz menschliche Züge tragen – wie die sieben Zwerge bei Schneewittchen.

Würde ich dieser Personalisierung von Anteilen folgen, müsste das aus meiner systemischen Perspektive zu einer problematischen Ontologisierung führen, die ich für gefährlich hielt und bis heute halte. Impliziert doch so eine Beschreibung von »Entitäten« (Watkins 2003, S. 50) oder »Teilpersonen«, die versuchen, ihre »Existenz zu schützen« (ebd.), dass es nicht neuronale Vorgänge im Gehirn sind, die die oben beschriebenen Muster und Netzwerke bilden und unser Erleben bestimmen, sondern »Innere Kinder« und Co., die wie in einer Miniaturwelt eine »Innere Selbstfamilie« (ebd. 2003, S. 57) bilden. »Auf der Ebene der Modellbildung sollte uns jedoch bewusst bleiben: Psychische Vorgänge sind Prozesse, eine Abfolge von sich wiederholenden bzw. sich selbst organisierenden Operationen. Wenn wir psychische Aktivität als permanenten Strom selbstorganisierter Musterbildung begreifen, sind biographische Kausalkonstruktionen im Sinne eines ›weil damals, deshalb heute‹ differenziert zu betrachten. »Nicht das Erlebte per se, sondern die darauffolgende Musterbildung bzw. fortbestehende Dominanz eines (Erlebnis-)Musters sind Ursache des aktuellen Problems.« (Wagner & Russinger 2016, S. 71)

Als Neurologe ausgebildet, konnte ich natürlich mit den Ideen der neuronalen Netzwerke und der Musterbildungen in den Büchern und Vorträgen von Gunther Schmidt viel anfangen, und seine Konzepte und die Ablehnung der vermenschlichenden Reifizierung der Anteile leuchteten mir ein. Aber wie kommt es zu dem Sprung von noch instabilen Musterbildungen (»Neuronen, die zusammen feuern, vernetzten sich und vernetzte Neuronen feuern zusammen«, Hepp'sches Gesetz) zu den doch zeitüberdauernden Persönlichkeitsmustern von Menschen (Traits)[42] im therapeutischen Prozess, die ich deutlich beobachten konnte?

---

42 Bestimmte konkret beobachtbare Verhaltensweisen werden in Kategorien zusammengefasst, womit sich die Erwartung verbindet, dass sich eine Person auch weiterhin diesen wahrgenommenen Eigenschaften gemäß verhält (zeitüberdauernd). Solche Eigenschaften werden auch als »Traits« bezeichnet.

KAPITEL 19

Die therapeutische Konstruktion von inneren Anteilen aus den neuronalen Ich-Zuständen: Versuch einer Klärung

Lassen Sie mich diesem Kapitel etwas vorausschicken, was ich in der Einleitung eben schon kurz gestreift habe.

Aufbauend auf dem ersten Teil des Buches möchte ich als überzeugter Teiletherapeut die Möglichkeit nutzen, die sehr komplexen Prozesse im menschlichen Gehirn, die das Überleben und die Fähigkeit zur Heilung fördern, mit einem Konzept der Arbeit mit inneren Anteilen zu verbinden. Was die Theorie von Stress und Trauma im Gehirn angeht, stehe ich in der Schuld von Bessel van der Kolk, Ellert Nijenhuis und Kollegen, Stephen Porges, Janina Fisher, Daniel Siegel, Pat Ogden und Sandra Paulsen, die mich in den letzten Jahren mit ihren Arbeiten sehr geprägt haben. Was die Teiletherapie angeht, habe ich nach meiner Weiterbildung 2004 in der klassischen »Ego-State-Therapie« nach John und Helen Watkins meinen eigenen Weg eingeschlagen und viel von den Überzeugungen der hypnosystemischen Therapie von Gunther Schmidt profitiert. Die Öffnung meines Lehrers Woltemade Hartman hin zur Verbindung von klassischer Ego-State-Therapie mit »somatic experiencing« (P. Levine) und Körpertherapie bin ich nicht mitgegangen.

19.1 Meine Grundüberzeugungen

Wie Sie wissen, gab und gibt es von Seiten der Hypnosystemik anhaltende Kritik an dem »Verdinglichungs-Modell« der Ego-State-Therapie und folgenden zwei Grundhaltungen:

- Für die Hypnosystemik sind sogenannte Ego-States keine selbstständigen inneren Entitäten (»Familienmitglieder«), die so oder anders **sind** und so oder so handeln, denken, träumen – keine »inneren Menschen« (Schwartz 2021). Sie werden vielmehr in einem neurobiologischen Verständnis als neuronale Netzwerke gedacht, die kontextbezogen aktiviert werden und sich mit anderen Erlebnis-Netzwerken verbinden (neuronale Netzwerktheorie) und unser Verhalten, Denken, Fühlen und Empfinden steuern können.
- Nicht die Begegnung und Selbsterfahrung mit einem Ego-State in Hypnose und die Erforschung seiner Bedürfnisse und seiner Leidensgeschichte ist allein zielführend, sondern die Arbeit mit dem ganzen inneren System und dem Ziel, die Synergieeffekte zwischen den »Seiten«, Anteilen und Ego-States zu optimieren. Das widerspricht deutlich den Vorgehensweisen von Kai Fritzsche und anderen.

Beide Positionen der hypnosystemischen Therapie von Gunther Schmidt sind für mich überzeugend und bilden eine wichtige Grundlage des Teilemodells, so wie ich es verstehe. Somit werde ich im Folgenden versuchen, die berechtigte Kritik der Hypnosystemik aufzugreifen und sie mit den für mich weiter gültigen Praxis-Konzepten des Ego-State-Theorie-Modells zu verbinden, um daraus mein eigenes hypnotherapeutisches Teilemodell zu entwickeln.

Der Titel dieses Buches soll dem Leser die etwas verwirrende Vielfalt von Begriffen verdeutlichen, die vielleicht Gleiches meinen oder, wie wir bei Ego-State und ANP/EPs gesehen haben, eher nicht. Wenn wir dann noch die Modi und Schemata der Verhaltenstherapie, die Komplexe von C. G. Jung und die Teil-Persönlichkeiten der Psychosynthese (Assagioli) dazunehmen würden, wäre die Verwirrung komplett. Der kleinste gemeinsame Nenner dieser vielen unterschiedlichen Theorien besagt, dass wir Menschen in unserem Erleben multi-valent sind, oder wie Fernando Pessoa schreibt: »Meine Seele ist ein verborgenes Orchester; ich weiß nicht, welche Instrumente, Geigen und Harfen, Pauken und Trommeln es in mir spielen und dröhnen lässt. Ich kenne mich nur als Symphonie.« (Pessoa 2006, S. 310)

Neben den vielen unterschiedlich gebrauchten Begriffen für unsere innere Vielfalt ist mir noch etwas anderes aufgefallen: einige Autoren gebrauchen ICH und SELBST synonym, und wie bei Watkins sind es einmal Ich-Zustände und dann wieder Selbst-Zustände. Schon Freud hatte in seinen Schrift nicht so klar unterschieden, das schafft leider weitere Verwirrung.

Cave: Das Modell, das ich in diesem Kapitel beschreiben werde, ist nicht die Wahrheit über innere Anteile, es ist nicht eine Aussage, wie es »wirklich, wirklich ist« (Gunther Schmidt), sondern es ist eine subjektive Konstruktion, die für mich die wenigsten Widersprüche in meiner Referenzkartei interessanter Theorien beinhaltet – nicht mehr, aber auch nicht weniger …

Letztlich ahnen Sie vielleicht bereits, dass Ich-Zustände, Selbst-Zustände oder Ego-States unscharfe Begriffe sind, Aussagen aus Theorien, die einen Zweck erfüllen sollen: die Unfassbarkeit der inneren Vorgänge im Gehirn in Metaphern zu verdichten. Lassen Sie mich nun versuchen, eine Ordnung in das Durcheinander zu bringen.

19.2 Mein Teilemodell und seine vier Ebenen

Das Wissen aus dem ersten Teil des Buches will ich nun nutzen, um den Übergang von augenblicksbezogenen STATES zu zeitüberdauernden TRAITS der Persönlichkeit zu beschreiben. In einem zweiten Schritt will ich zeigen, was wir daraus in der Praxis mit diesem teiletherapeutischen Ansatz mit unseren Patienten machen können.

Ebene 1: Ich-Zustände als neurophysiologische Erlebnis-Netzwerke – States[43]

Die grundlegende Basis für die Struktur der Persönlichkeit ergibt sich aus den neuronalen Verbindungen, die sich aus dem zustandsabhängigen Lernprozess entwickelt haben. Rossi (1986) erörtert, wie Prozesse durch zustandsabhängige Lernprozesse »fest miteinander verdrahtet« werden. »Lernen« bezieht sich in diesem Zusammenhang auf die Tatsache, dass biochemische und neuronale Assoziationen zwischen Komponenten eines »Zustands« hergestellt werden, die sie miteinander verbinden. Die Erkenntnisse der modernen Hirnforschung haben die Vernetzungstheorie bestätigt und uns in den letzten Jahren viele neue Erkenntnisse dazu geliefert. Für Neugierige empfehle ich eine Beschäftigung mit der »Kohärenztherapie« und den Arbeiten von Ecker, Ticic und Hulley (2016).

Diese auf Panksepps Stufe der **sekundären affektiven Verarbeitung** miteinander verknüpften Komponenten können als die einfachste Form des »Ich-Zustands«, eines neuronalen Musters oder Netzwerkes, konzeptualisiert werden – die Gesamtheit all dessen, was eine Person in einem einzigen Moment der Zeit ist, die alle Komponenten des augenblicklichen Selbstgefühls umfasst. Diese Komponenten können nach dem BASK-Modell von Braun kategorisiert werden – Verhalten, Affekt, Empfindung, Kognition (Braun 1988).

Aus hypnosystemischer Sicht wird Erleben erzeugt durch Aufmerksamkeitsfokussierung auf allen Sinnesebenen. Basierend auf dem Hebb´schen Gesetz (»cells that fire together wire together and when they wire together they fire together«) (Schmidt 2014, 2017) kann davon ausgegangen werden, dass die einzelnen Elemente einer emotional geladenen Erfahrung sich zu einem **neurophysiologi-**

43 »Im Vergleich zu den stabilen Persönlichkeitsdimensionen existieren auch momentane Zustände der Gestimmtheit, die als *States* bezeichnet werden. Es handelt sich hierbei um ein subjektives, bewusst erlebtes Muster von bestimmten Gefühlen, das von einer Erregung des autonomen Nervensystems oder von kognitiven Prozessen begleitet wird. Im Vergleich zu einer Eigenschaft ist ein Zustand eher ein vorübergehendes Phänomen (Becker, 2014, S. 20).« (Hühni 2020)

schen Erlebnis-Netzwerk verbinden – was wir auch als **Ich-Zustand** bezeichnen können. Elemente eines solchen **Erlebnis-Netzwerks** sind beispielsweise: Ort, Zeit, Beteiligte, Beschreibung, Benennung, Erklärung, Bewertung, Schlussfolgerung, Empfindungen, Emotionen, Atmung, Gestik, Mimik, Körperkoordination, Alters-, Größen- und Raumerleben, innere Dialoge, Erwartungen, Umgang mit sich selbst, Metaphorik, innere Filme usw. (siehe Schmidt 2014).

Je nachdem, was gerade im Scheinwerfer der Aufmerksamkeit ist, oder anders ausgedrückt, mit welchen Erlebnis-Netzwerken man gerade assoziiert und von welchen man gerade dissoziiert ist, erlebt man sich selbst und die Welt auf unterschiedliche Weise. Die Netzwerke stehen miteinander in zirkulärer Wechselwirkung.

Diese neurophysiologische Ebene und ihre Ich-Zustände entsprechen in etwa dem, was die Watkins in ihrer Ego-State-Definition auch schon vermutet hatten: »Ein Ich-Zustand kann definiert werden als **organisiertes Verhaltens- und Erfahrungssystem,** dessen Elemente durch ein gemeinsames Prinzip zusammengehalten werden …« (Watkins & Watkins 2003, S. 45) – das Organisationsprinzip ist das Hebb'sche Gesetz der sich verknüpfenden neuronalen Netze.

Lassen Sie mich das an einem Beispiel in Anlehnung an Jaak Panksepp verdeutlichen: Schon als Säugling geriet Paul in innere Erregungszustände, wenn seine Mutter ihn abweisend behandelte und ihn durch ihr Schreien erschreckte (Aktivierung des Nervensystems durch unspezifische Erregungsfaktoren [Neurotransmitter], die die affektive Verarbeitung beeinflussen), die primären Affektschaltkreise FEAR und RAGE wurden aktiviert. FEAR bewirkte ein ängstliches Rückzugsverhalten (Defensivmechanismus: Flucht) gemischt mit Wut (RAGE), und als dies öfters geschah, wurde durch das Verlustangst-System (PANIC) die Wut zunehmend gehemmt und das Neugiersystem (SEEKING) und (PLAY) blockiert.

Dieses verkoppelte Muster wurde im autobiographischen Gedächtnis abgespeichert und konnte schnell neu aktiviert werden, wenn eine der Ur-Erfahrung ähnliche Situation in der Gegenwart auftrat. Dies nennen wir einen neuronalen Ich-Zustand (State), ein Erlebnissystem, ein »organisiertes Verhaltens- und Erfahrungssystem« (Watkins) oder ein Netzwerk von Erlebnis-Elementen (Schmidt).

Ebene 2: Die Bildung von prototypischen Ich-Zuständen – Traits[44]

Die hohe Intensität des Schreckens einer traumatischen Erfahrung fördert tendenziell die Entstehung **dauerhafterer Ich-Zustände.** Auch die Chronizität oder Wiederholbarkeit einer Erfahrung fördert tendenziell dauerhaftere, stärkere Ich-Zustände; daher haben sich wiederholende Familienmuster, einschließlich Traumata, eine starke Wirkung auf die Persönlichkeit.

Assoziative Verknüpfungen entwickeln sich aber auch zwischen momentanen Ich-Zuständen, die nacheinander in unmittelbarer Nähe auftreten. Diese Verknüpfungen sind ebenfalls stärker, wenn sie mit intensiven Affekten oder regelmäßigen Wiederholungen verbunden sind. Wenn wir zum Beispiel die Erinnerung an ein frühes Verlassenheitstrauma in der Kindheit aufdecken, wird der Patient eine ganze Reihe verschiedener affektiver Ich-Zustände in enger Abfolge erleben, die parallel zu dem ursprünglichen Erlebnis verlaufen und von intensiver Beklemmung über regelrechten Terror bis hin zu Gefühlen der Niedergeschlagenheit und Hilflosigkeit reichen. Diese momentanen Ich-Zustände entfalten sich einer nach dem anderen, wie auf einem Videoband. Diese Verdichtung und Stabilisierung der neuronalen Netze gilt genauso für nicht-traumatische Entwicklungserfahrungen, vor allem wenn sie hoch emotional geladen waren.

Wie zu erwarten, können diese neuronalen Verknüpfungen im Laufe der Zeit immer vielfältiger werden, sodass komplizierte Kombinationen von Affekten, Verhalten, Kognitionen usw. auf beständige, sich wiederholende Weise miteinander verbunden werden. Diese ausgefeilten Muster können als lange überdauernde Persönlichkeits- und Charakterzüge (Traits) eines Menschen verstanden werden und bilden in der Summe das, was wir Persönlichkeit nennen.

»Zusammenfassend lässt sich sagen, dass die Trait-Theorien im Allgemeinen darin übereinstimmen, dass Eigenschaften Unterschiede zwischen Menschen in ihren Handlungs-, Denk- und Gefühlsstilen beschreiben, und zwar auf kontinuierlichen Dimensionen, die zumindest eine gewisse dauerhafte Stabilität und große Allgemein-

44 trait = (charakterliche) Eigenschaft, Charakterzug, Wesenszug etc.

heit aufweisen. Jemanden als mutig zu bezeichnen bedeutet, dass er oder sie sich mutiger verhält, denkt und fühlt als andere, und dass er oder sie dies über einen gewissen Zeitraum hinweg in einer Vielzahl von Situationen mit einer Vielzahl von Handlungen getan hat.«[45]

Verfestigen sich die oben beschrieben Ich-Zustände über die Zeit (Ebene 1) und werden sie zu den bevorzugten Lösungsstrategien eines Menschen (Lösungs-Trance-Muster), dann werden sie zu typischen Beschreibungen seiner Persönlichkeit, zu TRAITS – sie werden zu Persönlichkeitszügen, zu Selbstanteilen und formen sein Selbstkonzept, wie wir gleich sehen werden.

Ebene 3: Übernahme ins Selbstkonzept

Um 1950 hat Heinz Hartmann (1997) den Begriff des »Selbst« in die Psychoanalyse eingeführt, und Heinz Kohut hat daraus eine eigene »Selbstpsychologie« gemacht – das »Selbst« als eine eigenständige Entwicklungslinie neben der Triebentwicklung.

Bis heute ist »Das Selbst« ein Begriff, der in der Psychologie in vielen, teilweise unterschiedlichen Bedeutungen verwendet wird. In der Regel ist damit gemeint, dass und wie ein Mensch »sich selbst« als einheitliches, autonom denkendes und handelndes Wesen wahrnimmt, also als ganze Person, als Persönlichkeit. Sind die Ebenen 1 und 2 mit dem Personalpronomen Erste Person Singular, »Ich«, verbunden, so finden wir hier dessen Akkusativ[46] »mich«. Hier wird das ICH zum direkten Objekt der Selbstbetrachtung – zum SELBST. Das Selbst ist im Gegensatz zum Ich eine übergreifende Instanz in der Persönlichkeit, es besteht aus einem semantischen System, das alle selbstbezogenen Wissens- und Gedächtnisrepräsentationen in hoch strukturierter Form (Selbstkonzept, Selbststruktur) sowie deren Bewertungen durch die Person (Selbstwert) beinhaltet.

---

45 http://psychology.iresearchnet.com/counseling-psychology/personality-traits/

46 Der Akkusativ dient auf der Satzebene vor allem zur Markierung eines direkten Objekts, daneben tritt er im Deutschen an Ergänzungen von Präpositionen und (seltener) Adjektiven auf oder an adverbialen Bestimmungen.

> Das »**Mich**« (das Selbstkonzept, das Selbstbild, die Selbstvorstellung, also das Erleben, wer und wie man ist) besteht aus bewusst erinnerten und unbewusst gespeicherten Erfahrungen. Seine Entwicklung scheint im Alter von ca. zwei Jahren zu beginnen. Das Selbstkonzept bezieht sich zuerst auf äußere Eigenschaften wie Körper, Geschlecht, Alter, Aussehen, später dann auf Überzeugungen, Einstellungen, Charakter-, Gefühls- und Beziehungsmuster, Zugehörigkeiten z. B. zu einer Weltanschauung, Religion, Nation, auf materiellen Besitz, soziale Rollen und Funktionen, geistige Einstellungen, Werte und Urteile sowie Selbstbewertungen (z. B.: »Was finde ich gut/schlecht an mir?«).
> Das Selbstkonzept entwickelt sich aus Beobachtungen, Bewertungen und Erinnerung eigener Handlungen und Verhaltensweisen, insbesondere in zwischenmenschlichen Interaktionen sowie der damit verbundenen Gefühlsreaktionen und Beziehungsmuster im Vergleich mit anderen Menschen. Hierbei spielen Reaktionen, Rückmeldungen und Zuschreibungen von Mitmenschen sowie die Deutung ihrer nonverbalen Reaktionen eine zentrale Rolle. (Eberwein 2016)

Wenn nun dieses **Selbstkonzept** aus der »Erinnerung eigener Handlungen und Verhaltensweisen (…) zwischenmenschlichen Interaktionen« (siehe oben) usw. besteht, dann spielen die in den prototypischen Ich-Zuständen (Ebene 2) abgelegten Beziehungserfahrungen eine wesentliche Rolle; die in ihnen gespeicherten gelungenen und verpassten Lösungen für Verstrickungen, die durch Perpetuierung letztlich verdichteten (charakterlichen) Eigenschaften, die den Charakter- oder Wesenszug eines Menschen ausmachen, fließen in dieses Selbstkonzept mit ein.

Bei der spontanen oder therapeutischen Selbsterkundung und der Frage, was mich ausmacht, wer ich bin und wer ich sein möchte, komme ich nicht daran vorbei, Muster und Persönlichkeitszüge in mir wahrzunehmen, sie zu benennen und in einem Selbstkonzept zu integrieren. Die Zusammenschau all dessen ist mein SELBST – die Personeneigenschaften meiner Ich-Anteile. Dazu brauchen wir die tertiäre Ebene der Affektverarbeitung nach Panksepp mit dem Erlernen der »Verwörterung« der eigenen und fremden Emotionen, der Mentalisierung und der Selbstreflexion.

Vielleicht hat Watkins so etwas im Sinn gehabt, als er 2003 eine kurze Bemerkung über das Core-Self (an anderer Stelle auch Kern-Ich bezeichnet) machte: Dieses enthalte »... eine Reihe von Verhaltens- und Erfahrungselementen, die bei einem normalen Individuum mehr oder weniger konstant sind und die – sowohl in den Augen des Individuum selbst wie auch der Welt gegenüber – das einigermaßen konsistente Bild bestimmt, wie jemand selbst und andere sein ›Selbst‹ wahrnehmen« (Watkins & Watkins 2003, S. 46). Synonyme Begriffe zu »Selbst« sind laut Duden »Identität« und »Individualität«.

Der Klarheit halber schlage ich ein Modell der hypnotherapeutischen Teiletheorie vor:
Ebene 1: Neurophysiologisches Erlebnis-Netzwerk (Ich-Zustand) – States
Ebene 2: prototypische Ich-Zustände – Traits
Ebene 3: Das Selbst – Selbst-Zustand

Zusammenfassend lässt sich sagen, dass es das der Ich-Zustands-Phänomenologie zugrunde liegende biologische Substratum ist, welches auf zustandsabhängigen Lernprozessen und deren Derivaten beruht und das der Theorie des Ich-Zustands-Modells und ihrem therapeutischen Einsatz die besondere Wirkung verleiht. Frühere Autoren haben diese biologische Untermauerung der Ego-State-Phänomenologie nicht hervorgehoben. Für die Anwendungen dieses Konzeptes in der Therapie ist nun der folgende Schritt maßgeblich.

Ebene 4: Personifikation und Verdinglichung in der Teiletherapie

Wie wollen wir nun mit dieser Ansammlung von Lebenserfahrungen, bewährten Strategien zum Überleben und zur Konfliktlösung, autobiographischen Erinnerungen von Verletzungs-, Beschämungserfahrungen, verlässlichen Stärken und ungelösten Verstrickungen in uns umgehen? Diesem ganzen Repertoire an Rollenmustern und unbewussten Drehbüchern der Vergangenheit, die wir oft (un)bewusst wiederholen und uns dann in neues Leid stürzen? Diesen in neuronalen Netzen gespeicherten Modi des Verlangens und Bestrebens, verbunden mit einem Ego (»Ich«) oder Agens, wie Ellert Nijenhuis es heute sagen würde? Wir könnten sagen: »So bin ich halt« und es mit einem Schulterzucken akzeptieren, dass Scheitern auch zum Leben gehört.

Wir können aber auch als systemische Therapeuten überlegen, wie diese unerklärlichen Antriebe und Motive in uns und unseren Patienten, ihr Tun oder Unterlassen, als »sinnvolle« Lösungsstrategien verstanden werden können, vor dem Hintergrund der lebenslangen Auseinandersetzung mit uns selbst und der Welt. Wenn die Probleme von heute die Lösungen von damals waren, fragen wir uns doch: Was für ein Konflikt musste wann, mit wem und wozu gelöst werden?

Beispiel

Der 43-jährige Anton Paul kommt in die Sitzung und wirkt deutlich angeschlagen und depressiv.

»Herr Paul, Sie erzählten mir, dass sie gestern Abend nach der Auseinandersetzung mit Ihrer Frau ›so tief depressiv abgestürzt‹ seien und es Ihnen nicht gelang, sich zu beruhigen. Es sei in Ihnen plötzlich eine ganz große Angst vor dem Verlassenwerden aufgetaucht, die Sie heute, mit etwas Abstand, verwundere. Könnte es sein, dass es in dem erwachsenen Herrn Paul, der hier vor mir sitzt, eine Seite gibt, die sehr unter diesen Auseinandersetzungen leidet und die sich schnell verlassen fühlt?«

Kommentar: Mit dieser Frage gehen wir davon aus, dass in dem Erwachsenen durch den Streit mit seiner Frau am Vorabend etwas getriggert wurde, was zu einer unabgeschlossenen leidvollen Lebensepisode von früher gehört, die im autobiographischen Gedächtnis gespeichert ist. Um das Erleben am Vorabend im aktuellen Moment zu bewerten (droht Gefahr, bin ich sicher, kann ich mich verteidigen?), bot sich aus der Referenzdatei autobiographischer Erfahrung von Herrn Paul (abgespeichert im

Episodengedächtnis) eine Konstellation an, die viel Ähnlichkeit mit früher hatte: ein Streit mit der Mutter, in dem diese dem kleinen Anton wegen einer Unartigkeit gedroht hatte, ihn ins Internat zu schicken. Der abgespeicherte Ich-Zustand wurde auf Mittelhirnebene im emotionalen Gedächtnis aktiviert und bestimmte das Erleben und Verhalten eines 43-jährigen Mannes – unbewusste, hoch emotionale Netze, die als Überlebensstrategie in der Kindheit entstanden sind, sind immer schneller als bewusstes Erleben und Reflektieren und lösen auf Mittelhirnebene ein Arousal und eine Verteidigungsstrategie aus. Welche Therapiestrategie gibt es?

19.3 Der sinnvolle Ansatz der klassischen Ego-State-Therapie

Lassen Sie uns hören, was Watkins & Watkins dazu sagen würden: *»Die Ego-State-Therapie besteht in der Nutzung von Techniken aus der Einzeltherapie sowie der Familien- und Gruppentherapie, um Konflikte zwischen den verschiedenen Ich-Zuständen, die eine ›Selbst-Familie‹ innerhalb eines einzigen Individuums darstellen, zu lösen.«* (Watkins & Watkins 2003, S. 57, kursiv im Original.)

Familientherapie kann ich nicht mit abstrakten neuronalen Aktivitätsmustern oder Netzwerken machen, dazu brauche ich personifizierte Gestalten in meiner Vorstellung von einer inneren Bühne mit Akteuren oder »Entitäten«[47] (Watkins & Watkins 2003, S. 47). Ego-States beginnen zu existieren und ihnen werden menschliche Eigenschaften zugesprochen: »Aber damit nicht genug: Ego-States können lernen, wachsen, sich verändern. Sie alle wollen geliebt und wertgeschätzt werden. Wenn man ihnen in Aussicht stellt, dass sie von dem Klienten und den anderen Anteilen respektiert und gemocht werden für das, was sie tun, sind sie auch bereit, ihre Rolle

47 **Entität** (mittellateinisch *entitas*, zu spätlateinisch *ens*, »seiend, Ding«) bezeichnet etwas, das existiert, ein **Seiendes**, einen konkreten oder abstrakten Gegenstand.

zu verändern und eine neue, sinnvollere, in der Gegenwart adäquate Aufgabe zu übernehmen.« (Zanotta 2018, S. 94–95)

Das klingt nach einer guten und hilfreichen Therapiestrategie. Man kann das in Absprache mit dem Patienten so machen, nur eines muss klar sein: **Das ist eine Konstruktion!** Damit Sie mich recht verstehen: Diese Idee finde ich ausgesprochen hilfreich, mit einer Einschränkung: diese Anteile (»Ego-States«) sind nicht so, wir **machen** sie im Therapiesetting dazu. Ego-States als solche, wie sie von Zanotta beschrieben wurden, gibt es nicht – sie sind auch keine Familienmitglieder und sie haben auch keine Wünsche, Bedürfnisse und Träume wie echte Menschen, sie haben keine »einzigartige Identität« (Watkins & Watkins 2003, S. 56), keine guten oder schlechten Absichten und sie reden auch nicht mit einem anderen Ego-State – sie sind **Metaphern**, um etwas auszudrücken, das schwer beschreibbar ist. Sie sind Hilfskonstruktionen des Verstehens, um die Komplexität seelischer Abläufe zu reduzieren, sie sind Zuschreibungen und Scriptentwicklungen.

Was mir für die Therapie wichtig ist: Wir können all das daraus machen, sie zum Leben erwecken und dann mit ihnen sprechen, sie kennenlernen und um Kooperation bitten, als seien sie »innere Kinder«, »traumatisierte Jugendliche« oder »übelgelaunte Kritiker«. Dieses Konzept hat viele Vorteile, es ist

- für Patienten schnell verständlich, da es an das Alltagserleben anschließt,
- es führt weg vom »nur Reden« zum Erleben im Hier-und-Jetzt und
- es fördert die Selbstwahrnehmung und Selbstakzeptanz.

Wie ich in einem späteren Kapitel beschreiben werde, ermöglicht es auf eine spielerische Weise ganz wichtige Bedingungen, um Veränderung im Patienten zu initiieren, indem er mit diesen Anteilen auf der inneren Bühne arbeitet. Was dafür wichtig ist, soll nun gesagt werden.

KAPITEL 20

Stress, Trauma und Überleben: Grundlagen meiner Teile-therapie

In diesem Kapitel möchte ich etwas über die Schritte zur Veränderung nachdenken und Ihnen eine Systematik und Einteilung der Anteile auf der inneren Bühne vorschlagen – so eine Art innerer Ordnung. Ganz wesentlich wird es aber sein, dass wir uns noch einmal darüber verständigen, was der Begriff »Dissoziation« alles umfassen soll.

20.1 Mehr Details zu dem Thema: Wie entsteht Veränderung?

Es ist mir wichtig, daran zu erinnern, dass das menschliche System darauf ausgelegt ist, dass die Dinge gleichbleiben, ohne jede große Veränderung – selbst etwas Positives kann als Bedrohung empfunden werden. Menschen entwickeln als Ergebnis ihrer Erfahrungen Muster und Vorstellungen von der Welt. Wenn Sie in Ihrem Leben eine Reihe von stressigen oder traumatischen Ereignissen erlebt haben oder wenn Sie eine sehr sensible Persönlichkeit sind, wird Ihr Nervensystem sehr stark »überlebensorientiert« sein. Das bedeutet, dass der »Rauchalarm« in der Amygdala, dem Rauchmelder unseres Gehirns bei Gefahr, noch schneller ausgelöst wird und wir in ein Überlebensmuster – meist gänzlich unbemerkt – springen, das wir früher im Leben entwickelt haben und das zumindest so erfolgreich ist, dass wir heute noch leben.

Wütend sein und es dann irgendwie zu rechtfertigen, sich plötzlich zurückzuziehen und zu schweigen oder emotional herunterzufahren, wortlos erstarren sind recht häufige Beispiele. Alle diese Reaktionen sind jedoch nicht immer hilfreich und können für (Liebes-)Beziehungen schädlich sein. Oder im Leben und Beruf ein »Kümmerer« für alle zu werden oder die Verantwortung für alles und jeden zu übernehmen, aber die eigenen Bedürfnisse zu ignorieren. Eigentlich ist es doch so wie im Flugzeug – es ist wichtig, dass Sie zuerst Ihre eigene Sauerstoffmaske aufsetzen, bevor Sie anderen helfen. All diese Verhaltensweisen mach(t)en einen versteckten Sinn – aber sie sind heute oft nicht mehr hilfreich, kosten einen hohen Preis und schreien nach Veränderung.

Um uns nachhaltig zu verändern, sollten wir folgende vier Schritte beachten:

1. **Selbstbeobachtung:** Beobachten Sie sich selbst und identifizieren Sie Ihre Reaktionen auf Stress: Flucht, Kampf, Unterwerfung, Einfrieren oder Bindungsschrei – denken Sie bitte an das Kapitel über Janina Fishers Konzepte.

2. **Aufspaltung zwischen Beobachten und Erleben:** Üben Sie Ihre Fertigkeiten, sich selbst und Ihre Reaktionen zu beobachten. Nutzen Sie Ihre mentalen Fähigkeiten, diese beiden Teile zu trennen: den Beobachter, der in der Lage ist zu bemerken, was Sie fühlen, denken oder empfinden, ohne zu urteilen, und den anderen Teil, der das Gefühl, den Gedanken oder die körperliche Reaktion in sich trägt, d. h. derjenige, der erlebt.

3. **Bewusstsein schaffen:** Es gibt viele Möglichkeiten, um das Bewusstsein zu erweitern:

a) Beobachten Sie sich selbst und übernehmen Sie die Verantwortung für das, was Ihnen auffällt.
b) Wenn Sie ein Überlebensmuster aus der Defensiv-Kaskade (Schauer & Elbert 2010) erkennen, das Ihnen nicht mehr dient, lernen Sie in der Therapie einige Strategien, um hilfreicher zu reagieren.

c) Achten Sie auf Ihre Versprecher, Ihren Humor, Ihren plötzlichen auftretenden Ärger oder andere verdeckte Gefühle und Körperreaktionen.
d) Nehmen Sie Projektionen eigener Themen, versteckt in den emotionalen Reaktionen auf andere Menschen, wahr.

4. Veränderungen vornehmen – neue neuronale Bahnen aufbauen: Alle Ihre Gedankenmuster, Fähigkeiten, Verhaltensweisen, emotionalen Muster, alle Ihre Gewohnheiten haben sich auf die gleiche Weise entwickelt. Jede ist das Ergebnis des Aufbaus eines neuronalen Pfades. Bauen Sie mit Selbstdisziplin neue Wege auf, auf Stress zu reagieren.

Für all das ist es hilfreich, die Potentiale zu nutzen, die in der Teiletherapie stecken. Deshalb im Folgenden ein paar grundsätzliche Aussagen.

20.2 Teiletherapie: Die Idee der Multiplizität

Allen Teiletherapiekonzepten liegt die Idee der »Multiplizität«, der Vielfältigkeit unseres Ich oder Selbst[48], zugrunde.

Deissler & Gergen (2004) bezeichnen die »innere Vielstimmigkeit« als eine Prämisse postmoderner Beratung und Therapie: »Damit ist die Auffassung gemeint, dass ein Mensch kein einheitliches (monolithisches) Selbst hat, sondern sich aus vielen Selbsten bzw. eigenständigen Anteilen des Selbst zusammensetzt, die sich in unterschiedlichen Kontexten zeigen (…) Diese unterschiedlichen Selbste können in unterschiedlicher Qualität miteinander im Gespräch sein.« (S. 11)

Aus den therapiespezifischen unterscheidbaren Auffassungen von »Teiletherapie«, die heute auf dem Markt sind, lassen sich dennoch idealtypische Interventionsschritte ableiten, auch wenn jede »Teiletherapie« andere Schwerpunkte setzt. Die Schritte im Einzelnen sind:

48 Leider wird – wie oben schon diskutiert – oft nicht zwischen ICH und SELBST unterschieden.

1. **Identifikation eines oder mehrerer Anteile im psychischen Innenraum:** In der Regel fokussiert der Klient auf »Problem-« oder »Ressourcenanteile«.

2. **Externalisierung:** Benennung, Symbolisierung, Personifikation durch den Klienten

3. **Interaktion mit dem Anteil:** Wahrnehmung, Befragung

4. **Reframing:** »Würdigung« der positiven Absicht

5. **System:** Förderung der Interaktion zwischen den Teilen

6. **Integration:** Corporate Identity, Synergie

7. **Metaebene:** Reflexion auf der bewussten Ebene.

Aus konstruktivistischer Sicht geht es mir nicht um eine etwaige empirische Nachweisbarkeit des Konzeptes der inneren Anteile, Seiten oder Parts eines Patienten, sondern um dessen Viabilität[49] für beraterische und psychotherapeutische Ziele. Das Teilekonzept ist aus meiner Sicht Mittel zum Zweck, wie jede Psychotherapie, und der wohlgemeinte Zweck ist die Ermöglichung und Steigerung von Wahlfreiheit im Denken und Handeln im Patientensystem. Wenn ich im Sinne von Maturana und Varela (1987) ganz konstruktivistisch nach der Möglichkeit der strukturellen Koppelung frage, also die Frage aufwerfe, ob das »Teiledenken« nahtloser an die Sprachwelt des Patienten andockt als z. B. elaboriertes psychoanalytisches Denken, dann würde ich das aus meiner Praxis unbedingt bejahen. Umgangssprachliche Metaphern wie »Zwei Herzen schlagen in meiner Brust« (Hamlet), »Ich bin manchmal gar nicht meiner Meinung« (Woody Allen) oder »Mein inneres Hin und Her« lassen sich gut nutzen,

---

49 Viabilität ist ein Konzept des radikalen Konstruktivismus und lässt sich auf Ernst von Glasersfeld zurückführen. Der Begriff ist eine Ableitung oder Wortbildung des Wortes viabel, welches zunächst gangbar, passend, brauchbar oder funktional bedeutet. Vgl. Wikipedia.

dem Patienten psychoedukativ das Denken in Teilen nahezubringen. Wenn erst mal die Angst beim Patienten verflogen ist, dass er deswegen gleich für verrückt erklärt werden könnte, eröffnet das Teilemodell einen kreativen Spielraum. Auch der portugiesische Schriftsteller Fernando Pessoa hatte schon 1932 im »Buch der Unruhe« geschrieben:

> Jeder von uns ist mehrere, ist viele, ist ein Übermaß an Selbsten. Deshalb ist, wer seine Umgebung verachtet, nicht derselbe, der sich an ihr erfreut oder unter ihr leidet. In der weitläufigen Kolonie unseres Seins gibt es Leute von verschiedenster Art, die auf unterschiedlichste Weise denken und fühlen.

Vieles über die Interventionsschritte oben wird Ihnen nun aus meinen früheren Publikationen bekannt vorkommen, und ich hatte ja schon angemerkt, dass ich hilfreiche Konzepte aus der von John und Helen Watkins in der 70er-Jahren des letzten Jahrhunderts entwickelten »Ego-State-Therapie« in mein Modell der Teiletherapie übernehmen werde.

Wie der Name »Anteil der Persönlichkeit« ausdrückt, bezeichnet man damit einen erworbenen Ich-Zustand oder einen Selbstanteil, der je nach sozialer Interaktion oder subjektiver Befindlichkeit mit spezifischen beobachtbaren Fähigkeiten und Ausdrucksformen aktiv ist – mein Selbstkonzept. Wenn ich mich selbstreflexiv betrachte und mich in Hypnose fokussierter erlebe, kann ich in der Innenschau personifizierte Muster bilden. So habe ich, Jochen Peichl, neben dem zurzeit exekutiven Anteil des schreibenden Theoretikers noch eine ganze Reihe von Teilen, z. B. einen Hobbykoch, einen Weltenbummler, einen Spaßvogel, aber auch einen oft ungeduldigen kleinen Jungen in mir. In der Regel leben wir alle gut mit unseren inneren Teams zusammen und merken das Wechseln zwischen den Anteilen gar nicht – höchstens mal als Stimmungsänderung.

20.3 Die Ordnung der Anteile in Gruppen

In der Literatur findet sich immer wieder der Versuch, die unendlich große Vielfalt der Anteile in Gruppen zu ordnen. Folgende Einteilungen werde ich von Kollegen gerne übernehmen:

- Ressourcenreiche Teile
- Durch Trauma verletzte, abgespaltene oder unterdrückte Anteile
- Symptomtragende Anteile
- Verfolgende und »bösartige« Anteile
- Anteile, die unbewusst sind und traumatische Erfahrungen aufbewahren

Jeder erfüllt in einem ganzheitlichen Sinn eine Funktion im inneren System und verfolgt eine konstruktive Aufgabe – alle Teile sind gekommen, um zu helfen. So konstruiere ich mir ein Familienmodell meines inneren Systems.

Eine Einteilung nach der Phänomenologie:

- Bewusst zugänglich vs. unbewusst, nur durch Hypnose zu aktivieren
- Biographisch belegbare Anteile vs. Anteile mit Funktionen und Stärken ohne biographischen Bezug (z. B. »Die innere Stärke«, »Die innere Weisheit«)
- Positiv unterstützende vs. scheinbar übelwollende, destruktive States.

20.4 Was ich unter Dissoziation verstehe

Unbestritten ist »Dissoziation« ein mentales Konstrukt, dem viele Modellvorstellungen zugrunde liegen. In der Lesart der Watkins stellen »… Differenzierung und Dissoziation einfach einen verschiedenen Grad des ›Trennungs- und Unterscheidungsprozesses‹ dar« (Watkins 2003, S. 48), und deshalb plädieren sie für ein Kontinuumsmodell (siehe dazu Kapitel 4).

Dieser Interpretation von »Dissoziation« werde ich mich **nicht weiter** anschließen, und ich lehne für mich das »Kontinuum-Modell« ab. Ich halte diese phänomenologische Betrachtung der Watkins für eine Verharmlosung des Phänomens »Dissoziation«, die ihrem Stellenwert in der modernen Traumatherapie und den Erkenntnissen der neurobiologischen Hirnforschung nicht mehr gerecht wird (siehe dazu Lanius et al. in Kapitel 9 und 10). Ist denn »Getrenntheit versus Nähe« (separateness vs closeness) wirklich der entscheidende Unterschied?

Hinsichtlich des Dissoziationsbegriffs möchte ich mich an Ellert Nijenhuis orientieren, vor allen in seinen Ausführungen in »Die Trauma-Trinität« (2018). Ego-States – und das gilt auch für die Ich-Zustände oder Anteile in meinem Teilemodell – bezeichnet Nijenhuis als zwei Modi des Verlangens und Strebens (Spinoza, Schopenhauer), wobei diese Modi immer mit einem einzigen »Agens« (d.h. »Ego« oder »Ich«) verbunden bleiben. Um diese zwei Modi des »Verlangens und Strebens« besser zu verstehen, lassen Sie uns noch einmal an Jaak Panksepp und seine Untersuchungen zu den basalen Emotionen denken: Wir Menschen haben emotionale Betriebssysteme (emotional operating systems) in uns, und diese erfüllen eine bio-psycho-soziale Funktion. Panksepp fand heraus, dass wir diese Systeme in unserem Gehirn haben und dass diese unsere Handlungen leiten, sie aktivieren und hemmen durch unterschiedliche neurophysiologische Substanzen. Diese Systeme und die daraus entstehenden sieben basalen Emotionen sind die evolutionären Grundlagen menschlicher Antriebe von Verlangen und Streben, worauf die Philosophie der enaktiven Therapie von Ellert Nijenhuis (2015a+b) basiert.

Wenn verschiedene Modi des Verlangens und Strebens in einer Person nicht gut integriert sind, dann nennt er das Ego-State-Disorder. Sind diese Modi durch Trauma noch weniger integriert, dann entstehen zwei Egos oder »Ichs«, zwei Weisen des Seins und Werdens, jede mit eigenen Vorstellungen von eigenen Erfahrungen und darüber, wer man als Person ist. Es entstehen zwei Subsysteme, die schlecht miteinander verbunden sind – in der Diktion von Nijenhuis sind das keine Ego-States unter einem Ich/Ego mehr, sondern zwei organismische Arten zu sein, zwei dis-assoziierte (dissoziierte) Agens (= wirkendes, handelndes, tätiges Wesen oder Prinzip [Philosophie]). Oder an anderer Stelle: »Wenn wir nun zu einer noch geringeren Integration übergehen, kann es zwei ›Ichs‹ geben, zwei Egos, wenn Sie so wollen. Ich würde sagen: zwei Weisen des Seins und Werdens, jeder mit einer eigenen Erfahrung und Vorstellung davon, wer er oder sie als Person ist. (…) Es existieren nicht mehr nur zwei Ego-States. Sie existieren jetzt als zwei organismische Artendes Seins und Werdens, als zwei dissoziative Agens.« (Nijenhuis 2022)[50]

Schon Janet fand in der Arbeit mit seinen oft traumatisierten Patienten zu der Einsicht, dass traumatisch bedingte Dissoziation rückgängig gemacht werden kann, wenn nur deren Struktur und Funktion für den jeweiligen Patienten ergründet werden kann – eine Überzeugung, die in der hypnosystemischen Teiletherapie in der Frage nach der »guten Absicht« eines »Problemteiles« ihre Fortsetzung findet. Janets »Automatismen« als »Speicher vergangener Integrationsleistungen« (1999, S. 68), die in ihrer Gesamtheit von Fühlen, Denken und Handeln der Konzeption der Ich-Zustände ähnelt, waren durchaus »normale« kognitive Vorgänge. Sie waren für Janet nur dann problematisch, wenn sie im Sinne einer Aktualsynthese nicht mehr in Verbindung mit neuen Informationen gebracht werden können und sich dissoziativ verselbstständigen (Janet 1893, x, xix, xi). »Im Gegensatz zu Freud ist für Janet nicht der Inhalt des abgespaltenen Materials konfliktdynamisch wirksam, sondern dessen mangelnde Kommunikation und Integration.« (Hantke 1999, S. 108). Freud, der nach seinem Aufenthalt in Paris an der berühmten Klinik Salpetrière noch an Janets Auffassung von Dissoziation anknüpfte, ersetzte spätestens ab 1905 diese allmählich durch das Postulat einer absichtlichen, aktiven Verdrängung durch ein unbewusstes Ich (Freud 1905, S. 53 ff.).

Der Freud'schen Auffassung von Dissoziation als Verdrängung und dem Modell des Dissoziations-Kontinuums von Watkins werde

50 Mitschrift des Online-Seminars »Verlangen und Streben«. https://www.enijenhuis.nl/eacademy-de/2021/12/28/lektion-1

ich mich nicht anschließen, sondern bleibe bei der Auffassung von Ellert Nijenhuis. Soweit meine Haltung zum Thema »Dissoziation«.

20.5 Das Innere System

Im nächsten Kapitel werde ich ausführlich eine Unterscheidung problematischer Kindheitsentwicklung und der daraus zu erwartenden inneren Anteile beschreiben. Mit Kachler (2020) geht es um die drei Problembereiche: 1. Bindungsstörung, 2. neurotische Störung und 3. Traumaerfahrung. Dieses alles spielt sich aber vor dem Hintergrund eines Familienkontextes ab, sodass wir davon ausgehen müssen, dass wir bei unseren Patienten nicht nur Kind-Anteile infolge von Belastungserleben finden und Verinnerlichung von wichtigen Beziehungspersonen der Kindheit (Introjekte), sondern auch Spuren des internalisierten Familiensystems.

Das internalisierte Familiensystem besteht nach Kachler (2020) aus

- den internalisierten Mitgliedern der Herkunftsfamilie und
- dem Familiensystem mit seinen Werten, Strukturen und Regeln.
- Entscheidend ist die eigene Position des Menschen in dieser inneren Familie.

Jeder unserer Patienten hat so seine eigene Erfahrung und Ausgestaltung seines inneren Systems, und aufgrund seiner Schilderung kann es gelingen, uns ein Bild von der Atmosphäre, den Spielregeln, Koalitionen und Hierarchiestrukturen im Familiensystem zu machen. Diese bei unseren Patienten internalisierten Familiensysteme können entweder

- bindungsgestört,
- neurotisierend,
- traumatisierend sein und

sind so für die Niederschläge an inneren Anteilen bei unseren Patienten ursächlich. Das alles bringt der Patient mit in die Therapie und präsentiert es auf seiner inneren Bühne.

Wenn ich dieses innere System meiner Patienten betrachte, so sind mir drei unterscheidbare strukturelle Organisationen aufgefallen:

1. kooperatives Teile-System
2. polarisiertes Teile-System und
3. dissoziiert/fragmentiertes Teile-System.

Zu Letzterem, welches die größte Herausforderung hinsichtlich Wissen und Geduld an den Therapeuten stelle, schreiben Leutner und Cronauer: »Je fragmentierter das innere System erscheint, umso wichtiger ist das Begrenzen möglicher weiterer Ausdifferenzierung. Auf keinen Fall möchte man durch zu viel differenzierendes Nachfragen weitere Fragmentierung fördern, sondern es wird darauf hingearbeitet, ein Ko-Bewusstsein zwischen den Teilen zu erzeugen. Das Ziel der Therapie ist es, die Tendenzen zur positiven, stabilen und verbundenen Entwicklung der Persönlichkeitsanteile zu fördern.« (2022, S. 35)

Lassen Sie uns nun die möglichen Kindheitsentwicklungen und die als Lösungs- und Überlebensstrategien entstandenen Innenteile näher betrachten.

KAPITEL 21

Die Verletzung zentraler Grundbedürfnisse oder: Wie verletzte innere Kind-Anteile entstehen

Für die Zufriedenheit im heutigen erwachsenen Leben ist eine gelingende Bewältigung der zentralen Entwicklungsaufgaben für uns als Kinder und Jugendliche von zentraler Bedeutung. Die entscheidenden Entwicklungsthemen in den ersten Lebensjahren sind der Aufbau von Bindungen, die Regulierung von Emotionen, die Exploration der Umgebung sowie die Erlangung von Autonomie. Schon als Kleinstkinder waren wir neugierig auf unsere nahe Umgebung, auf die handelnden Personen, die mit uns in dieser Welt in Kontakt gingen und auf uns selbst als einen Teil dieser Welt. Damit wir unser Selbst entwickeln konnten, brauchten wir eine haltende, schützende, ermutigende und feinfühlige Bezugsperson – am besten mehrere davon –, Orientierungshilfe in der häufig so verwirrenden Welt und eine Umgebung, die uns Raum ließ für das eigenständige und aktive Erforschen und Ausprobieren. So konnten wir zunehmend selbstständiger und unserer selbst bewusst werden.

Aber leider verlaufen diese Entwicklungswege nicht immer geradeaus, oft auch mit vielen Biegungen und Sackgassen. So etwas nennen wir in der Psychologie eine »Störung der Kindheitsentwicklung«, und die Folgen sind innere Kind-Anteile, die die Probleme dieser Bindungserfahrungen verkörpern und von diesen leidvollen Erfahrungen in der Therapie erzählen können.

Lassen Sie uns einmal ganz allgemein auf die Schwierigkeiten schauen, die uns in der Kindheit und Adoleszenz widerfahren können und die Kinder zwingen, kreative Lösungen zu finden, um in einer schwierigen bis toxischen Umgebung zu überleben. Oft kosten diese kreativen und hoch kompetenten Lösungen von damals leider heute einen hohen Preis, man könnte sagen: Die Lösungen von damals sind meist die Probleme von heute.

21.1 Problembereiche der Kindheitsentwicklung

Bevor wir zu den Problembereichen des Lebens kommen, schauen wir uns erst mal an, was passiert, wenn ganz normale biographische Erfahrungen sich als Ich-Zustände niederschlagen und als Ressourcen und Lösungsstrategien im autobiographischen Gedächtnis eines Menschen gespeichert werden. Jeder von uns durchläuft eine Sozialisation mit zentralen Entwicklungsthemen, die unseren Grundbedürfnissen eine Bühne bieten, sich mehr oder weniger entfalten zu können. Zum anderen wirkt die Bewältigung der Entwicklungsherausforderung wieder verstärkend auf unser Selbstwertgefühl zurück. »Die Erfahrungen werden vom Gehirn des Kindes entsprechend seinem Entwicklungsstand verarbeitet, sie sind ganz normale Kind-Ego-States, in denen gespeichert ist, wie die jeweiligen Entwicklungsaufgaben jeder Entwicklungsphase altersentsprechend und funktional bewältigt wurden.« (Kachler 2020, S. 33) Diese vom Kind erfahrenen Selbstwirksamkeits- und Kompetenzerfahrungen sind die Essenz dessen, was wir ressourcenreiche innere Anteile nennen wollen.

Was die Unterscheidung einer problematischen Kindheitsentwicklung angeht, schlage ich mit Kachler (2020) drei Problembereiche vor, denen ich unterscheidbare Anteile auf der inneren Bühne zuordnen möchte:

1. Bindungsstörungen: Schwierigkeiten, die durch ungenügende Bindungserfahrungen zwischen Mutter und Kind, aber auch zwischen

Kind und anderen wichtigen Kontaktpersonen entstehen – auch die Väter haben da so ihre Rolle.

Es geht vor allem darum, dass hier für das Überleben wichtige Grundbedürfnisse nicht oder nur mangelhaft erfüllt wurden, vor allem das Bedürfnis nach Sicherheit und Geborgenheit und Unterstützung bei der Regulation der inneren Erregung.

2. Sogenannte neurotische Störungen: In manchen Theorien wird Neurotizismus mit »emotionaler Labilität« oder »geringer emotionaler Kontrolle« übersetzt. Neurotiker sind demnach verletzlich, überempfindlich, ängstlich und hilflos – der psychisch Gesunde ist demgegenüber robust, entspannt, ruhig und selbstbewusst. Ich verstehe unter »neurotischen Störungen«, dass Betroffene als Kinder unter hohen Konfliktspannungen aufgewachsen sind, weil Grundbedürfnisse des Kindes enttäuscht, eingeengt, blockiert oder entwertet wurden. Nehmen wir nur die beiden Grundbedürfnisse nach Bindung an die primären Bezugspersonen und Individuation, Selbstentfaltung und Autonomie, dann wurde die freie persönliche Entfaltung behindert und die Bindung an einen neurotischen Familienkontext bewusst oder unbewusst verstärkt. Eine »bezogene Individuation« (Stierlin 1994), wie wir das nennen, wo die Grundbedürfnisse von »Bindung zum Loyalitätssystem« und die eigene Individuation (»zu dem werden, der man ist«) sich hätten entfalten können, fand nicht statt.

3. Traumatische Erfahrungen: Dieses sind die massivsten Formen der Störung, und wenn wir davon sprechen, dann schließen wir auch körperliche und sexuelle Gewalterfahrungen und Vernachlässigung usw. darin ein. Die Folgen sind in der Regel nicht nur seelische Störungen, sondern auch eine massive Einschränkung, sich im eigenen Körper zu spüren und wohl zu empfinden. Was das Teilekonzept angeht, so will ich davon ausführlicher im nächsten Kapitel berichten.

Diese drei unterscheidbaren Bruchstellen einer gelungenen Entwicklung lassen verletzte innere Kind-Anteile entstehen, die ich mir als Repräsentanzen einer zusammenhängenden biographischen Erfahrung vorstelle, die zeitüberdauernd in neuronalen Netzwerken gespeichert ist (die Traits der Ebene 2). Werden diese neuronalen Netzwerke heute stimuliert, dann feuern die im Netzwerk verbundenen Zellen und aktualisieren im Erleben diesen inneren Kind-Zustand – wir fühlen uns plötzlich wie damals, mit all den Körpergefühlen, Gedanken und Affekten der Vergangenheit.

21.2 Die Auswirkungen von frühen Bindungsstörungen

Wie sich das alles für uns Menschen auswirkt, will ich mit einem Beispiel aus der Praxis erklären:

Meine 32-jährige Patientin Frau Blau nannte sich in der ersten Sitzung »toxisch beziehungsunfähig« und berichtete von heftigen Spannungen zwischen ihr und ihrem Partner. Immer wenn er für ein paar Tage geschäftlich unterwegs war, geriet sie in Panik, schickte ihm ständig WhatsApps und versuchte die unerträgliche innere Anspannungen (er könnte tot oder bei einer anderen Frau sein) durch einen bulimischen Anfall zu lösen.
Eines Tages kam sie in die Stunde und erzählte mir folgende Episode: Ihre Arbeitskollegen hätten sich vor Weihnachten zu einem kleinen Umtrunk mit Stollen und Glühwein im Sozialraum der Abteilung versammeln wollen, und sie habe noch ein Telefongespräch führen müssen und kam deshalb etwas verspätet dazu. Als sie die Türe zum Sozialraum öffnete, seien alle Stühle schon besetzt gewesen und sie habe gedacht: »Typisch, hier bin ich nicht willkommen, hier ist kein Platz für mich!« Daraufhin habe sie sich fluchtartig in ihr Büro zurückgezogen und weitergearbeitet. Am Abend habe sie dann seit langer Zeit wieder einen bulimischen Anfall gehabt, wofür sie sich sehr schäme. Im Verlauf des Gesprächs erfuhr ich mehr zum Konflikt mit dem Partner: Er hatte ihr einen Heiratsantrag gemacht, den sie ablehnte mit der Begründung: Sie wisse ja nie, ob er es wirklich ernst meine und sie nicht beim ersten Problem verlasse und zu einer anderen,

»besseren« Frau ginge. Auch hier hatte sie das Gefühl, keinen Ort oder Platz zu haben, wo sie sich sicher fühlen könnte und wo man sie »aushalten« würde.

Aus ihrer Biographie ist bekannt, dass die Eltern sich in ihrem dritten Lebensjahr nach langem »Ehekrieg« trennten und die Patientin mit dem zwei Jahre jüngeren Bruder auf Betreiben des Jugendamtes in Polen in ein Kinderheim kam. Als sie sechs Jahre alt war, kamen beide zu einer »Adoption auf Probe« in eine Familie, ihr Bruder konnte bleiben und sie musste nach sechs Monaten zurück, weil sie so »verschlossen, misstrauisch und verbockt« war. Im Heim sei sie mit dem Satz begrüßt worden: »Wer so zickig ist, der findet eh keinen Platz!«

So entstanden in ihr ein misstrauischer innerer Kind-Anteil, der lieber auf Distanz zu Menschen blieb, um nicht wieder enttäuscht zu werden, ein sehnsuchtsvoller Kind-Anteil, der die Arme immer weit ausstreckte, um jemandem nahe sein zu können, und eine wütende Seite, die die Welt am liebsten in Stücke reißen wollte – und zwischen allen Teilen herrschte seit Jahren Bürgerkrieg.

So etwas würden wir als verzweifelte, bindungsgestörte Kind-Anteile bezeichnen, entstanden in einer Frühphase der Genese – siehe oben Punkt 1: Bindungsstörung.

Der Terminus verweist auf einen basalen Mangel der frühen Kindheit, wo ein gutes, verlässliches Mutterbild (meist wegen innerer oder äußerer Abwesenheit der Mutter), die Schutz und Sicherheit gibt, nicht verinnerlicht werden konnte. So beginnt das Kleinkind früh zu denken: »Ich bin unerwünscht und gänzlich ungeliebt und auch nicht liebenswert.« Meist berichten diese Menschen von strengen inneren Stimmen und Gedanken, die sie entwerten, be- und verurteilen und ihnen die Schuld daran geben, wegen ihrer angeblichen Bosheit, Zickigkeit, Faulheit oder Dummheit nicht geliebt zu werden. Dieses Thema der gnadenlosen inneren Kritiker, namentlich des vernichtenden Be- und Verurteilers, habe ich an anderer Stelle ausführlich beschrieben.[51]

51 Siehe dazu »Rote Karte für den inneren Kritiker«. München: Kösel Verlag, 2014.

21.3 Die neurotisierten inneren Kind-Anteile

Ich hatte oben unter Punkt 2 von Kind-Anteilen gesprochen, die in sogenannten »neurotischen Familienmustern« entstehen. »Neurotisch« ist heute in der Psychologie ein etwas unscharfer Begriff für eine leidvolle Erfahrung eines Menschen in der Kindheit, aber er soll uns zumindest auf eines hinweisen: Wir finden hier keine schweren Bindungsstörungen wie in den ersten Jahren des Lebens, auch keine schweren Traumatisierungen durch Gewalt und Grenzüberschreitungen, aber dennoch gab es Einschränkungen, Begrenzungen und Wachstumshindernisse, die zu Leid und Schmerz führten. Diese können sehr vielfältiger Natur sein: Kinder fühlen sich überfordert durch den unbändigen Leistungswillen der Eltern, emotional blockiert und gehemmt, wenig ermutigt und meist kritisiert oder bestraft und abgewertet. Es kam dadurch zu äußeren Konflikten zwischen dem Kind und den zum Überleben notwendigen Bezugspersonen und vor allem zu inneren Konflikten zwischen der Suche nach Liebe und Aufmerksamkeit und dem Wunsch nach Eigenständigkeit und persönlichem Wachstum. All dies hat Roland Kachler 2020 sehr anschaulich beschrieben.

Für diese Erfahrungen, die sich dann in inneren Kind-Anteilen bei uns Erwachsenen finden, möchte ich den Begriff »verletztes Kind« oder »verletzter Kind-Anteil« oder »verletzter Kind-Ich-Zustand« vorschlagen. In anderen Teiletherapien ist das »der einsame Kindmodus« der Schematherapie, die Bezeichnung »das abhängige Kind« der Transaktionsanalyse und der Funktionsbegriff »Die Verbannten« (im engl. Original: Exiles) der Inneren Familiensystemtherapie (IFS) von Richard Schwartz.

All diese Bezeichnungen für »innere Kinder« verweisen auf einen basalen Mangel der frühen Kindheit, ein Gefühl, nicht genug geliebt worden zu sein, wobei sich distanzierte Ablehnung, aber auch überbordende Verwöhnung ähnlich katastrophal auswirken können.

Die US-amerikanischen Schematherapeuten Young, Klosko & Weishaar haben 2005 die Kindheitssituation von Menschen mit narzisstischen Störungen des Selbstwerts in Interviews erfragt und dann vier Faktoren beschrieben:

- Die Erfahrung von Einsamkeit und Isolation,
- die Erfahrung, dass von außen unzureichend Grenzen gesetzt wurden,
- das Erleben, von den primären Bindungspersonen benutzt und manipuliert zu werden und
- eine von der Erfüllung hoher Erwartungen abhängige Bestätigung.

Ihre Forschung zeigte weiter, dass Unterschiede in der primären Kindheitssituation zu unterscheidbaren verletzten Kind-Anteilen als Reaktion auf die vorherrschende Erziehungspraxis führten. Dieser Erkenntnis ordneten sie mögliche Kind-Ich-Zustände im erwachsenen Patienten zu, die sie in der Praxis diagnostizierten und behandelten:

- Einsamkeit und Isolation: der einsame Kind-Anteil
- Unzureichende Grenzen: der rücksichtslose, fordernde Kind-Anteil
- Erleben von Benutzt-werden und Manipulation: der ausgebeutete Kind-Anteil
- Von der Erfüllung hoher Erwartungen abhängige Bestätigung: der gnadenlos-ehrgeizige Kind-Anteil.

Einmal, so können wir zusammenfassen, dominiert die Verweigerung von sicherer Bindung (= das einsame, isolierte, nicht gesehene und entwertete Kind), das andere Mal dominiert das Desinteresse am Erlernen von Selbststeuerung in eigenen Grenzen (das hilflos-grenzenlose Kind) oder die Wahrung der Autonomie und Unverletzlichkeit der Persönlichkeit (das benutzte und ausgebeutete Kind). In allen Fällen helfen die Eltern nicht dazu, dass das Kind eine Balance zwischen beiden Grundbedürfnissen (Bindung und Individuation) herzustellen lernt, und vor allem, dass es mit der Gewissheit aufwächst, diesen Prozess des Herstellens autonom und selbstverantwortlich regulieren zu können. Das erleben Kinder, die von den Bezugspersonen »verhätschelt« werden, genauso wie Kinder, die »ignoriert« werden[52].

52 Dieses Thema habe ich ausführlich in »Warum es gut ist, Narzisst zu sein«, Kösel Verlag 2017, behandelt.

21.4 Traumatisierte innere Kind-Anteile

Als dritten Punkt hatte ich oben von traumatisierenden Erfahrungen geschrieben, welche die Ursache für die Entstehung von verletzten inneren Kind-Anteilen darstellen. Darüber ist in den letzten Jahren so viel geschrieben worden, dass ich mich an dieser Stelle kurz fasse.

»Ein Trauma ist definiert als eine Situation, in der existenzbedrohende, emotional überflutende, kognitiv nicht zu verstehende und physiologisch nicht zu regulierende Erfahrungen auf das Kind oder den Jugendlichen stoßen. (…) Diese Erfahrung löst tiefe Ohnmacht und Verzweiflung aus«, schreibt Roland Kachler 2020 (S. 93).

So lässt sich erahnen, welche inneren Katastrophen in einem Kind entstehen können, welche Überlebensstrukturen aus verinnerlichten Ich-Zuständen entstehen und welches Leid: Ich habe das in meinem ersten Buch 2006 die »Traumalandschaften der Seele« genannt.

Heute wissen wir, dass entlang der defensiven Säugetierreaktion wie Bindungsschrei, Flucht, Kampf, Unterwerfung und Erstarren unterscheidbare Ich-Anteile entstehen – ich hatte das in dem Kapitel über Janina Fisher im ersten Teil sehr genau beschrieben. Jeder dieser Anteile spiegelt eine Strategie wider, mit der das nicht zu Ertragende doch zu überstehen und die Gegensätze zwischen Sehnsucht nach und panischer Angst vor Nähe, die oft wesentlicher Bestandteil der traumatischen Erfahrung sind, miteinander zu versöhnen sind.

Da ich das Ego-State-Modell der dissoziierten Persönlichkeitsanteile als unbefriedigend empfand, habe ich in den letzten Jahren ein »Teilemodell«, entwickelt, das die Bildung von traumatisierten inneren Selbstanteilen oder dissoziierten Selbstanteilen als Überlebensstrategie entsprechend der Konzepte von Janina Fisher würdigen und dem Patienten durch gezielte Methoden der Traumatherapie helfen will, die traumbedingt aufgespaltenen und oft zerfallenden Persönlichkeitsmuster zu integrieren.

In dem Modell von Janina Fisher (2019), das ich in Kapitel 13 bis 15 vorgestellt habe, steht der Patient, der unter einer Traumafolgestörung leidet, im Konflikt zwischen verschiedenen Parts/Selbstanteilen – man könnte es auch so ausdrücken: Er ist nicht nur ambi-valent sondern poly-valent. Diese verschiedenen »Seiten des Konfliktes« verdichten sich zu Selbstanteilen, entstanden als nachvollziehbare und notwendige Reaktion angesichts von Gefahr und Verlassenheit. Aus neurobiologischer Perspektive scheinen die Probleme und das Leiden vieler unserer traumatisierten Patienten »einfach nur widerzuspiegeln, wie Psyche und Körper eines Menschen sich an eine gefährliche Umwelt angepasst haben, in der einzig und allein bei derjenigen Bezugsperson, von der die Bedrohung ausgeht, ›Schutz‹ zu finden war. Jedes Symptom ist demnach eine findige Lösung des Körpers, die für das heranwachsende Kind oder den gefährdeten Erwachsenen den Anschein von Sicherheit erzeugt.« (Fisher 2019, S. 18) Werden diese unterscheidbaren Parts/Selbstanteile in der Therapie benannt und als wertzuschätzende Überlebensstrategie des Patienten eingeordnet und »re-kontextualisiert«, dann kann der Patient zu ihnen in Beziehung treten und setzt nach der Erfahrung von Fisher schnelle Fortschritte in der Therapie in Gang. Der Patient erkennt in sich, dass da verschiedene Parts/Selbstanteile miteinander in Konflikt liegen und streiten, was in einer Bedrohungssituation mehr Sicherheit versprach: sich totstellen oder den Kampf aufnehmen, um Hilfe rufen oder besser stumm bleiben? Häufig braucht es dazu viel Mut, Geduld und hoffentlich einen Therapeuten oder eine Therapeutin, die mit langem Atem bereit ist, diesem Weg mit dem Patienten zu gehen. Ziel der Traumatherapie ist es, sich besser kennenzulernen, Verantwortung für sich zu übernehmen und das System der inneren Anteile in ein Ganzes zu integrieren.

Da ich die Ideen von Janina Fisher sehr wertvoll für eine Traumatherapie nach dem Teilemodell finde, will ich im Kapitel 23 das von ihr vorgeschlagene Top-down-Modell beschreiben, welches ich als Grundlage für meine Arbeit mit traumatisierten Anteilen zurzeit verwende. Janina Fisher bezieht sich in ihren Schriften explizit auf die Theorie der Strukturellen Dissoziation und hat die Idee der emotionalen Persönlichkeitsanteile entlang der Defensiv-Kaskade (Tierabwehr) mit Flucht-Kampf-Unterwerfung-Einfrieren-Bindungsschrei als Teilemodell ausgearbeitet.

Zuerst will ich aber dem Unterschied zwischen top-down und bottom-up näher beleuchten und dem ein ganzes Kapitel 22 widmen.

KAPITEL 22

Praxis der Teiletherapie: Das Top-down- und das Bottom-up-Modell

Die wichtigsten Vertreter eines Top-down-Modells sind für mich Janina Fisher mit ihrem TIST-Konzept[53] und Gunther Schmidt mit dem Seitenmodell der hypnosystemischen Therapie. Traumatherapie mit dem Bottom-up-Modell habe ich in den letzten Jahren am besten bei Silvia Zanotta und Kai Fritzsche beschrieben gefunden. Nach der intensiven Beschäftigung mit diesen Therapiekonzepten habe ich zuerst versucht, meine Erkenntnisse in den Rahmen des Ego-State-Modells zu integrieren und in der Praxis zu erproben. Als mir aber das Ego-State-Modell als zu eng erschien, habe ich beide genannten Modelle für mich weiterentwickelt und versuche sie heute individuell an die Patienten anzupassen. Die Therapieziele und möglichen Therapieschritte, die sich für die Praxis daraus ergeben, möchte ich hier vorstellen.

22.1 Allgemeines Therapieverständnis

Als Erstes müssen wir uns klar machen, was top-down und bottom-up eigentlich bedeutet: Gemeint ist die Richtung der Aufmerksamkeit bei der therapeutischen Arbeit – von den steuernden, selbstreflexiven Einheiten des Geistes im präfrontalen Cortex abwärts in Richtung emotionales Gedächtnis (implizite Erinnerungen) im lim-

53 TIST bedeutet »Trauma-Informed Stabilization Treatment«.

bischen System und hin zum Hirnstamm (top-down) oder umgekehrt.

Wie kommt es zu solch unterschiedlichen Sichtweisen und Konzeptvorstellungen für die Therapie?

22.2 Das triune Gehirnmodell und die Richtung der Intervention

Das ist am besten am dreieinigen, triunen Gehirnmodell von Paul MacLean zu erklären. Siehe dazu Abbildung 5 und 18 .

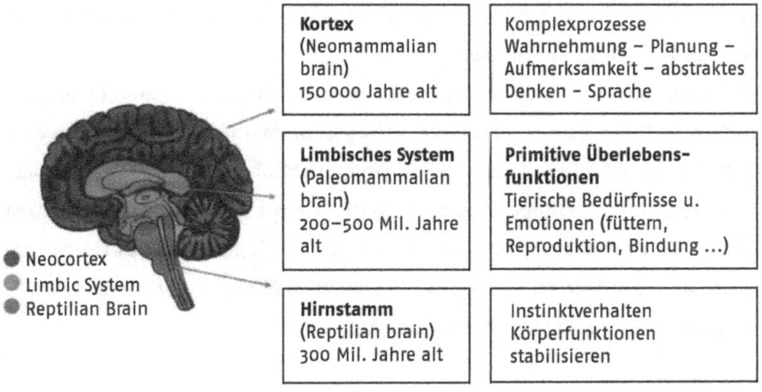

Abbildung 18: MacLean

- Sie sehen das Reptiliengehirn, entstanden vor ca. 300 Millionen Jahren, den sogenannten Hirnstamm, zuständig für **Selbsterhaltung**: Instinktverhalten, Reflexe, autonomes Nervensystem, Flucht, Kampf usw.
- Das frühe Säugetierhirn, entstanden vor ca. 250 Millionen Jahren, zuständig für **Selbstbehauptung**: Emotionen, Motivation, Gedächtnisbildung usw.
- Das späte Säugetiergehirn – entstanden vor 150 000 Jahren – zuständig für **Selbstbestimmung**: Es entwirft logische, kognitive Konzepte und Strategien und modifiziert die Affekte und Impulse des paleo-mammalischen Gehirns.

Was bedeutet nun bottom-up und top-Down für unterschiedliche Konzepte in der Teiletherapie?

Diese zwei Begriffe beziehen sich auf unterschiedliche Typen von Informationsverarbeitung und beziehen sich auf die Richtung des Flusses der Information.

Bei der Bottom-up-Verarbeitung geht es darum, das Zusammenspiel von Empfindungen und Bewegungen zu erkunden, es geht um Fokussierung von sensomotorischen Erfahrungen, um das Wechselspiel von Gefühlen und Gedanken. Ein Bottom-up-Zugang utilisiert induktive Schlussfolgerungen, das Zusammenfügen von kleinen Empfindungen, um daraus größere Empfindungen zu bauen. Es reflektiert, was ein Zusammenbauen oder eine Synthese ist – also von unten nach oben.

Im Gegensatz dazu nutzt die Top-down-Verarbeitung die höheren Level neokortikalen Prozessierens, und das sind Kognitionen und die Nutzung des präfrontalen Cortex. Dieser Top-down-Zugang reflektiert mit Hilfe des PFC deduktive logische Schlussfolgerungen, in welchen ein Überblick über das System formuliert wird; es geht um mehr Eigensteuerung, Begrenzung des Erregungslevels im »Window of tolerance«, Ressourcenaktivierung und mehr Wahlmöglichkeiten – also vom Ganzen zum Einzelnen.

Für Janina Fisher, einer führenden Vertreterin des Top-down-Modells, geht es um Verbesserung der Kontrolle top-down und nicht um **Selbsterfahrung mit den emotionalen Anteilen**. Sie drückt das für die Selbstanteile, die sie »parts of the personality« nennt, so aus: »Die wichtigsten Ziele der Behandlung sind die Steigerung des Meta-Bewusstseins für das ganze System der Teile, die Förderung des Erwerbs neuer, gesunder Selbstregulationsfähigkeiten, um sie zu beruhigen, zu besänftigen oder mit Energie zu versorgen, und die Förderung einer größeren Fähigkeit zur inneren Verbundenheit, zur ›Assoziation‹ anstelle von Dissoziation.« (Fisher 2014, S. 12)

Bei Kai Fritzsche und Silvia Zanotta, zwei Vertretern des Bottom-up-Modells, ist die Heilungs-Idee der Ego-State-Therapie als Alternative zu Janina Fisher besonders gut herausgearbeitet. Für Fritsche hat die Begegnung mit inneren Anteilen eine extrem heilsame Kraft – diese Begegnung ist noch wichtiger als die Lösung eines Problems –, es ist eine Begegnung zur Bewusstwerdung der Geschichte der Teile und ihrer wertschätzenden Anerkennung. Diese Beziehungstherapie mit inneren Anteilen zielt letztlich auf Integration des Systems der Teile. Dafür werden diese Teile stark personifiziert und vermenschlicht. Zanotta schreibt über innere Anteile: Dadurch soll die Heilung des Bindungstraumas erfolgen und sollen durch ihren somatischen Zugang in der Arbeit mit präverbalen Anteilen auch traumatische Erfahrungen im Nachhinein physisch und auf der inneren Bühne korrigiert werden: »Auch innerpsychische Konflikte können aufgelöst werden, indem die involvierten Anteile erkannt, gehört und verstanden werden und indem man gemeinsam mit ihnen eine Lösung anstrebt, wobei jeder Ego-State respektvoll kennengelernt, angehört, verstanden, gewürdigt wird und seine Bedürfnisse exploriert werden, bevor man gemeinsam mit ihm schaut, wie diese befriedigt werden können (…)« (Zanotta 2018, S. 94–95)

22.3 Was sind traumatische innere Anteile: Erinnerungscontainer oder habituierte Verteidigungsstrategien?

Lassen Sie mich diese Ausrichtung der Aufmerksamkeit im Therapieprozess von »oben nach unten« und umgekehrt an einem Beispiel aufzeigen:

Nehmen wir einmal an, Sie behandeln einen 35-jährigen Abteilungsleiter in einem mittelständischen Unternehmen, der wegen »Angstzuständen« und »Erythrophobie« zu Ihnen kommt – nennen wir ihn Herr Grün. Seine Angst hat vor allem damit zu tun, dass er immer wieder die Ergebnisse seiner Projektgruppe vor dem Vorstand und den Kollegen präsentieren muss und er meist vor dem Termin »maximal gestresst war«, kaum schlafen konnte und »aus Angst und Scham in den Boden versinken könnte«, wie er sagt. Alle bisherigen Versuche, das »Problem in den Griff zu kriegen«, waren erfolglos (Autogenes Training, Anxiolytika, Perfektionismus, sich krankschreiben lassen usw.), und der Patient erhofft nun von Ihnen, dass Sie das Problem »wegmachen … im Mülleimer durch Hypnose entsorgen.

Ich gehe in einem solchen Fall von der Hypothese aus, dass das Steuerungs-Ich des Patienten (der Erwachsenen-Anteil) aus einem mir noch unbekannten Grund nicht in der Lage ist, den Stress zu regulieren. Es scheint eine Erfahrung im impliziten Gedächtnis zu geben, die die Gegenwart nach den Mustern der Vergangenheit (gespeicherte neuronale Erfahrungsnetzwerke) bewertet und diese Symptome erzeugt. Da unbewusste Muster auf der Mittelhirnebene immer schneller sind als bewusstes Nachdenken und Bewerten auf der Ebene des Cortex, setzen sich diese unbewussten Muster als Notfallreaktionen immer durch – das kennen wir schon aus dem Netzwerkmodell von Gunther Schmidt.

Bestimmen diese Muster über Jahre immer wieder die Reaktion auf Herausforderungen im Leben, verdichten sich diese impliziten Erinnerungen und Gewohnheiten zu generalisierten Repräsentanzen (prototypische Ich-Zustände) – das hatte ich im Kapitel 19 ausführlich beschrieben. So entstehen überdauernde Persönlichkeitsanteile oder Selbst-Zustände und bei Übernahme in ein Selbstkonzept das Wissen: »So bin ich!«

Waren diese Erfahrungen in der Vergangenheit von traumatischem Stress begleitet, sind diese Muster stark von den neurophysiologisch verankerten Reaktionen auf traumatischen Stress geprägt: Flucht, Kampf, Unterwerfung, Erstarren und Bindungsschrei.

Auch wenn Sie sich schon vorab für ein Therapiemodell entschieden haben, müssen Sie an dieser Stelle als Traumatherapeut eine wichtige Überlegung anstellen: Was bedeuten traumatisierte Kind-Anteile oder dissoziiert-traumatisierte Kind-Anteile für Sie?

Sie haben zur Auswahl:

1. Sind diese Erfahrungsmomente Niederschläge von traumatischen Erfahrungen der Vergangenheit und stecken in ihnen die Gedanken, Bilder, Kognitionen und die Körperempfindungen von da-

mals (Erinnerungscontainer), dann ist das das Verständnis der Ego-State-Theorie und Sie sollten sie traumatisierte Kind-Ego-States nennen.

2. Sind diese Persönlichkeitsanteile aber Folgen traumatischer Erfahrungen und einer Aufspaltung in Parts/Selbstanteile, die sich aus elementaren, dem Überleben dienenden, neurophysiologischen Verteidigungsstrategien (Tierabwehr und Defensiv-Kaskade) in einer Gefahrensituation gebildet haben, dann sollten Sie sie Selbstanteile oder »Parts« nennen – dieses wäre die Idee von Janina Fisher (TIST-Modell) und von mir.

Im ersten Fall ist es hilfreich, die Ego-States zu personalisieren und in einer mehr erlebnis- und bindungsorientierten Therapie mit ihnen zu arbeiten. Hier bietet sich das Bottom-up-Modell der klassischen Ego-State-Therapie an. Dieses Modell habe ich an anderer Stelle ausführlich beschrieben (Peichl 2012).

Im zweiten Fall schlage ich Ihnen eher das Top-down-Modell vor, dessen Behandlungsziele ich in diesem Kapitel nun Schritt für Schritt beschreiben will. Da ich diese Sichtweise von Janina Fisher gelernt und mit diesem Modell in den letzten Jahren viel gearbeitet habe – es passt viel besser zu meinen Vorstellungen von Hypnosystemik, da hier die Rolle des »Steuerungs-Ichs« wie bei Gunther Schmidt stark betont wird –, werde ich dies im nächsten Kapitel 23 dazu nutzen, Ihnen einen praktischen Einblick in die Top-down-Arbeit zu vermitteln.

KAPITEL 23

Die einzelnen Therapieschritte des Top-down-Modells

Wenn wir bei dem Beispiel oben (35-jähriger Abteilungsleiter) annehmen, unser Patient habe einen »ängstlichen Kind-Anteil« in sich, der in der Gegenwart das Steuerungs-Ich, den sogenannten Erwachsenen-Selbstanteil überrollt und damit blockiert, dann betrachten wir den Kind-Anteil unter einem funktionalen und nicht unter einem biographischen Aspekt. Wir fragen nicht, wie in der Ego-State-Therapie nach Watkins & Watkins üblich, welcher Ego-State das Angstsymptom erzeugt (symptomtragender Ego-State) und welche autobiographische Erfahrung dahinter stecken mag – wir gehen nicht auf die Suche nach einem »ängstlichen Kind-Ego-State« und wir regen auch keinen Rollenwechsel des Erwachsenen mit dem inneren Kind-Anteil im inneren oder äußeren Rollenspiel an. Es geht nicht um Beziehungstherapie und Selbsterfahrung mit einem Ego-State!

Meine Strategie ist eine andere. Janina Fisher schreibt dazu: »Wenn jeder Selbstanteil eine Strategie, Gefahrensituationen zu überstehen, und damit eine jeweils andere Möglichkeit des Selbstschutzes repräsentiert, dann gibt das der Fragmentierung Sinn und Würde. So gesehen sind die Selbstanteile keine Erinnerungsdepots; ihre Herausbildung war ein Mittel, das ›Allerschlimmste‹ zu überstehen, und dient nicht dazu, es in Erinnerung zu behalten.« (Fisher 2019, S. 47) Selbstanteile als »Erinnerungsdepots« für Bilder, Gedanken und Körpererinnerungen, die Strategie, diese Erinnerungsnetzwerke zu personalisieren und zu verdinglichen, als seien sie Entitäten oder »innere Kinder« usw., das ist auch eine Möglichkeit der Arbeit mit Persönlichkeitsanteilen, die im Bottom-up-Modell große Bedeutung haben. Das ist nicht besser oder schlechter als die Zielsetzung von Janina Fisher – es ist nur anders.

23.1 Die Zielrichtung meiner Interventionen im Top-down-Ansatz

Für mein Verständnis ist ein Systemorganisator das, was man gemeinhin als das »Erwachsenen-Ich« oder »Alltags-Ich« bezeichnet, mit seiner Spezialisierung auf Systemsteuerung, Selbstreflexion, Einfühlung, Handlungsplanung und Beobachtung. Es entspricht dem, was Gerald Hüther in seinen Büchern über die Funktion des präfrontalen Cortex (PFC) schreibt: »Ohne Frontalhirn kann man keine zukunftsorientierten Handlungskonzepte und inneren Orientierungen entwickeln, kann man nicht planen, man kann die Folgen von Handlungen nicht abschätzen, kann sich nicht in andere Menschen hineinversetzen und deren Gefühle teilen, auch kein Verantwortungsgefühl empfinden. Unser Frontalhirn ist diejenige Hirnregion, in der wir uns am deutlichsten von allen Tieren unterscheiden.« (Hüther 2017, S.42)

Der eigentliche Fokus in diesem Top-down-Modell ist der erwachsene Patient und seine Fähigkeiten, die Steuerungsmöglichkeiten des PFC zu nutzen, um seinen inneren Anteilen wertschätzend zu begegnen, sie zu beruhigen, aber auch zu begrenzen. Ich stelle Ihnen nun die einzelnen strategischen Ziele und Strategien vor, die ich mit Hilfe von Janina Fishers TIST-Modell für meine Arbeit entwickeln konnte.

23.2 Ziel 1: Erhöhung der Aktivität im präfrontalen Cortex

Wir arbeiten von Anfang an mit einem Axiom: Jeder Patient, der nach einer einmaligen oder mehrfachen Traumaerfahrung zu uns kommt, hat einen exekutiven Ich-Anteil, der für die Regulation des Alltags zuständig ist. Dieser Zustand ist unter verschiedenen Termini bekannt:

- Der **ANP** (anscheinend normale Teil der Persönlichkeit) in der Theorie der Strukturellen Dissoziation der Persönlichkeit nach Ellert Nijenhuis et al.
- Das »**Normal-weiterleben-Selbst**« bei Janina Fisher
- Die »**Steuerungsinstanz**« oder das »**bewusste Ich**« bei Gunther Schmidt
- Das »**Erwachsenen-Selbst**« oder »**Alltags-Selbst**« bei Luise Reddemann im PITT.
- Das »**wahre Selbst**« in der IFS-Theorie von Richard Schwartz.

Viele Namen, aber immer das gleiche Thema: Eine erwachsene Alltagssteuerung, die vor allen die Funktionen des präfrontalen Cortex nutzt. Die Hirnforschung verortet hier die höheren geistigen Funktionen des Menschen, manche bezeichnen ihn gar als den Regisseur im Gehirn.

Wie die Hirnforschungen der letzten Jahre zeigen, sind hier im PFC die Regionen unseres Gehirns angesiedelt, in denen die Verschaltungen für Selbstwert, Selbstbild, Selbstwirksamkeit, Selbstvertrauen, Motivation, Handlungsplanung, Impuls- und Affektkontrolle, Empathiefähigkeit (Spiegelneurone), d.h. die wesentlichen Bereiche der Persönlichkeit biographisch nutzungsabhängig und leider oft trauma-basiert dysfunktional strukturiert wurden. Vielleicht verstehen Sie jetzt, warum ein Top-down-Ansatz in der Traumatherapie hier beim PFC startet. Nun zu den Therapiestrategien, die ich von Janina Fisher übernommen und für mich weiterentwickelt habe.

Strategie #1: Neugier wecken

Wir müssen die **Neugier** des Patienten für sein psychologisches Funktionieren wecken, was am besten über hilfreiche Psychoedukation geschehen kann. Wir erklären die natürlichen Reaktionsmuster auf traumatischen Stress (Tierabwehr und Defensiv-Kaskade von Schauer und Elbert), das Modell der inneren Anteile, wie sich Teile entwickeln und wie sich Trauma auf die Seele und den Körper auswirkt. Dies alles kann dazu dienen, das erwachsene Selbst zu stärken, indem es seine Neugier steigert und dadurch die Frontallappen aktiviert.

Strategie # 2: Selbsttrance lernen
Ich lade den Patienten ein, seine Selbstreflexion durch die Erfahrung in Tiefenentspannung und Trance zu vertiefen. Dazu mache ich einfache Tranceübungen mit dem Erleben der inneren Stärke, des Wohlfühlortes und etabliere einen Begegnungsort für die spätere Arbeit mit inneren Anteilen. Einfache Formeln zur Selbsttrance werden geübt.

Strategie # 3: Die eigenen Stärken anerkennen
Wenn der Patient mit der Idee des »Polypsychismus« nun vertraut ist und er einverstanden ist, dass wir damit arbeiten wollen, bitte ich ihn, seine Aufmerksamkeit nach innen zu richten. Ich erläutere ihm, dass wir Teiletherapeuten von der Grundüberzeugung ausgehen, dass jeder Erwachsene, sei er noch so verzweifelt, enttäuscht, erschöpft oder in seelischen Dingen unerfahren, ein Erwachsenen-Selbst hat.

Viele Patienten werten sich ab und können das Potential des Erwachsenen-Selbst, zum Beispiel die Fähigkeit zu denken, zu konzeptualisieren, Wissen und Fertigkeiten zu erwerben, sich um andere Lebewesen zu sorgen und Aufgaben zu erfüllen, gar nicht anerkennen, sie halten sich für unzureichend und sehen ihre Stärken und Ressourcen nicht. Dass der Patient all das, was passiert ist, überlebt hat und er hier und jetzt vor mir sitzt, zeigt, dass er eine stabile, gedankenvolle, funktionierende Einheit, ein Selbst ist – wie Janina Fisher es ausdrückt. Das bisher abgewertete »Erwachsenen-Selbst« wird so reframed und als etwas Wertvolles dem Patienten nahegebracht.

Strategie #4: Lernen, wie man ein Erwachsenen-Selbst von traumatisierten Anteilen unterscheidet

Nach diesem dritten Schritt muss er nun lernen, dass, wenn er sich klein und hilflos und ausgeliefert fühlt, das nicht sein Erwachsenen-Selbst ist, sondern ein anderer innerer Anteil, der sich gerade meldet. Dieses Gefühl, dieser Gedanke, diese Körperempfindung gehört zu einem anderen Innenteil und logischerweise zu einem traumatisierten Kind-Anteil – schreibt Janina Fisher 2019. Der Therapeut hilft dem Patienten, zu unterscheiden, welche Aktionen und Reaktionen typisch sind für die Kindheitsentwicklung, für unterschiedliche Altersstufen und Phasen der Kindheit, und betont immer wieder, wie wichtig die erwachsene Führerschaft ist, um heute Sicherheit und Stabilität zu erreichen.

Ein weiteres Lernziel (siehe Strategie # 5) wird hier schon kurz erwähnt: Der Patient wird in der Therapie lernen, dass das Erwachsenen-Selbst Möglichkeiten finden kann, wie es den jüngeren gestressten und traumatisierten Selbstanteilen zu Hilfe kommen kann, damit diese sich sicherer, stabiler und geschützter fühlen können und müssen. All das wird helfen, die autonome Erregung des vegetativen Nervensystems zu regulieren, präsent zu bleiben und die Symptome besser zu managen, damit sie das Leben im Hier-und-Jetzt nicht behindern.

Strategie # 5: Die Reizunterscheidungsfunktion im PFC stärken

Das Erwachsenen-Selbst muss ermutigt werden, seine Fähigkeiten zu verstärken, die chaotischen Gefühle und autonome Dysregulation, die durch die Defensiv-Kaskade hervorgerufen werden, in den Griff zu bekommen und sie nicht einfach weiter zu ignorieren (siehe Fisher 2014, S. 5 ff.). Diese traumabedingte spontane Aktivierung des autonomen Nervensystems und die damit einhergehende Deaktivierung des PFC, in Vorbereitung auf Mobilisierung (Flucht- und Kampfantwort) oder Immobilisierung (Einfrieren und sich unterwerfen), muss von den normalen Alltagsreaktionen des Nervensystems unterschieden werden – dazu braucht es eine Stärkung der Aktivität das PFC, der für diese Reizunterscheidung zuständig ist. So muss sich der Therapeut laut Janina Fisher (2014, 2019) in dieser ersten Phase der Therapie stark auf das Erwachsenen-Selbst fokussieren, als sei das der eigentliche »Patient«, und gleichzeitig immer bedenken, dass dieser Erwachsene ständig von den traumabezogenen Anteilen beeinflusst wird.

Zusammenfassung und Regel #1:
»Wie jeder Erwachsene im Leben, muss der Erwachsenen- Anteil seinen Job machen und jüngere Teile unterstützen, sicher, stabil und geschützt zu sein – dieser Job beginnt immer damit, das Ganze überhaupt zu verstehen. Nur wenn Kind-Anteile gehört werden und sich verstanden fühlen, dann können sie beginnen sich sicherer zu fühlen.« (Fisher 2014, S. 16)

23.3 Ziel 2: Die Sprache der inneren Anteile lernen, um zu verstehen und zu sprechen

Es ist ganz sicher eine Form der Verdinglichung, wenn ich behaupte, die inneren Anteile hätten eine Sprache, und diese müssten wir nun lernen. Aber diese Art, schwer benenn- und greifbare innere psychische Vorgänge zu verwörtern, kennen wir doch alle: Ich mag den Begriff »die Sprache der Teile«, weil es das ist, was wir Menschen bereits in der Alltagssprache verwenden. Es ist doch alltäglich zu sagen: »Ein Teil von mir fühlt …« oder: »Zwei Herzen schlagen auch in meiner Brust« usw. Und wenn wir das so ausdrücken, dann hilft uns das, eine Distanz zu schaffen zwischen uns und der Stimme, Gedanken und Gefühlen im Inneren – eine Art von doppeltem Bewusstsein. Ein Teil von mir hat Angst, einen Vortrag zu halten, und ich kann mir seine Ängste anhören, ohne mir gleich vorzustellen, dass er das ganze ICH ist. Anstatt von der negativen Botschaft »Ich fühle einen Anflug von Angst und das muss bedeuten, dass ich zu nichts fähig bin und versagen werde« überrollt zu werden, gehe ich mal in Distanz und versuche zu verstehen, was gerade in mir los ist und wer sich da meldet. Das hatte Gunther Schmidt in seinem »Seiten-Modell« schon als einen ersten heilsamen Therapieschritt beschrieben.

Richard Schwartz schrieb 1987 einen Artikel in einer Zeitschrift für Familientherapeuten und Networker mit dem Titel »Our Multiple Selves«. Er begann mit einem Zitat des Pulitzer-Preisträgers Douglas Hofstadter: »Welche der vielen Personen, die ich bin, der vielen inneren Stimmen in mir, wird dominieren? Wer, oder wie, werde ich sein? Welcher Teil von mir entscheidet?« (S. 25).

Es ist nun an der Zeit zu überlegen, was diese »Teile«, »Parts«, »Selbstanteile« oder »Ego-States« sein sollen, deren Sprache wir lernen sollen.

Im Kapitel 14 habe ich Ihnen unter der Überschrift »Was genau sind »Parts«? vier unterschiedliche Verstehensmodelle angeboten:

1. Eine **neurobiologische Erklärung,**
2. eine **entwicklungspsychologische Erklärung,**
3. eine **traumatherapeutische Erklärung – Erinnerungscontainer** und
4. eine **paläo-physiologische Erklärung – Tierabwehr und Überlebensstrategie.**

Diese verschiedenen Vorannahmen darüber, was Anteile/Parts überhaupt sind, bewirken, dass wir mit unterschiedlichen Ohren den Stimmen der Teile lauschen und ihre Sprache als Ausdruck »von etwas«, verstehen wollen. Für alle vier Verstehensmodelle gilt ganz allgemein:

Um die »Teilesprache« zu verstehen und zu sprechen, müssen wir die komplexe Fähigkeit zur inneren Wahrnehmung einüben, wobei die Verwendung der Teilesprache die Aufgabe sehr vereinfacht, um die Reaktionen im inneren System von Moment zu Moment wahrzunehmen und beim Patienten Neugierde zu wecken. Die Teilesprache erleichtert auch ein größeres Selbstmitgefühl: Wenn ein wütendes, einsames oder beschämtes Gefühl als Mitteilung eines jungen Anteils/Parts umgedeutet wird, wird der Erwachsene oft weicher und empfindet mehr Empathie.

Weil es in diesem Kapitel um das Top-Down-Modell geht, will ich im Folgenden Therapiestrategien vorstellen, welche die Kontrolle des PFC weiter stärken. Dabei lege ich den Fokus weniger auf traumatische Ereignisse, die ich versuche, über die Teilearbeit ans Licht zu bringen, sondern mehr auf die Rolle impliziter Erinnerungen.

> Der Patient soll lernen, »mithilfe des Vokabulars von Selbstanteilen oder ›Selbsten‹ seine oft verwirrenden und paradoxen Handlungen und Reaktionen zu beschreiben, wie sie von Augenblick zu Augenblick in ihm ablaufen, doch ohne ›sich mit ihnen zu identifizieren‹ oder sie als verlässliche Daten über das Hier-und-Jetzt zu deuten. Eine Identifizierung verstärkt die jeweiligen Emotionen zwangsläufig und löst Scham aus. Wenn der Patient lernt, eine Erfahrung zu beschreiben, ohne sich über sie zu definieren, versetzt ihn das in die Lage, die ›Bausteine‹ zu registrieren, aus denen er zusammengesetzt ist. (Fisher 2019, S. 29)

Strategie # 6: Den Teilen eine Sprache geben

Der Patient soll lernen, die Kommunikation der Teile in Form von konfliktreichen Gedanken, Gefühlen, Impulsen und körperlichen Reaktionen aufmerksam wahrzunehmen. Dabei ist die Aufgabe des Therapeuten, eine Art »Hilfs-Cortex« (Fisher) zu sein, um diese Muster zu beobachten und sie in einer einfühlenden und beschreibenden Sprache zu verbalisieren. Der Therapeut fordert den Patienten nicht einfach nur auf, diese Teile zu beobachten, sondern wir dienen ihm als ein Vorbild, wie man zu und über diese Teile sprechen kann. »Wenn sie an Ihren Chef denken, nehmen Sie dann wahr, dass plötzlich Ihr ›Wut-Teil‹ aktiviert wird und er Ihnen mitteilt, dass man dem Typen niemals trauen sollte? Mir scheint, es gibt aber auch Seiten in Ihnen, die gerne Harmonie hätten und sich fürchten.« An solchen alltäglichen Beispielen vertiefen wir ein Verständnis für die Botschaft, die diese Anteile ausdrücken und auf welchen Abwehrmechanismen von Gefahr (Defensiv-Kaskade) sie beruhen.

Strategie #7: blending und unblending

Wenn wir durch ein Vorkommnis im Alltag getriggert werden und unsere traumatisierten Anteile aktiviert werden, dann überfluten ihre Gefühle den Körper mit intensiven und überwältigenden Gefühlen und Impulsen. Dann besteht die Gefahr, auf eine Art und Weise zu agieren oder zu reagieren, die nicht »wir« sind oder wie wir gar nicht sein wollen. Diese Erfahrung wird bei Janina Fisher »Überblendung« (blending) genannt. Um unser erwachsenes Selbst wiederzufinden, müssen wir »entmischen« (unblending), uns achtsam von den intensiven Reaktionen der Teile trennen, bis wir ein gefühltes Gefühl von »Ich bin hier« und auch »Er oder sie ist auch noch hier« haben. Richard Schwartz würde sagen: Der Erwachsene muss aufhören, sich mit einem Teil zu verwechseln.

Die Patienten sollen nun lernen, ihre inneren Konflikte, die verschiedenen Stimmen als eigentliche Ambivalenzen oder Multi-Valenzen zu sehen. Ist dieses »Reframing« gelungen, dann ist es ein nächster wichtiger Schritt, hin zu den dahinter verborgenen traumabezogenen Themen zu gelangen. Wir fokussieren den Patienten darauf, dass bei einem Thema im Hier-und-Jetzt verschiedene »Körper-Erinnerungen« (= Parts) aktiviert werden, die er achtsam wahrnehmen kann. Dazu braucht der Patient aber wieder den PFC – das »wahrnehmende Gehirn« – und es entsteht eine Aufteilung: Es gibt jetzt Beobachter und Beobachtetes. Dabei steigt die Aktivität im linken PFC, und die des limbischen Systems nimmt ab.

Das Therapieziel ist »unblending« (siehe auch R. Schwartz 2020), sich also nicht mehr mit dem Emotionsteilen zu verwechseln.

Strategie #8: Eine neue therapeutische Haltung einüben

In der Ego-State-Ausbildung lernte ich die Haltung der empathischen Begegnung in Hypnose mit Ego-States, ihr wertschätzendes Kennenlernen und ihre Versorgung – das ist sicher alles gut und richtig, aber bei dem Top-down-Ansatz von Janina Fisher brauchen wir noch etwas anders.

Wir brauchen als Therapeuten eine andere Haltung: Anstelle uns in die Emotionen des Patienten einzufühlen und ihm zu helfen, sie auszuhalten, müssen wir dem Patienten zuerst beibringen, sich bewusst von den Affekten zu distanzieren, neugierig dafür zu werden, dass sie implizite, non-verbale Erinnerungen darstellen, die die Selbstanteile tragen. Wir helfen ihm, sich von ihnen abzugrenzen, indem wir die Teilesprache verwenden. So fördern wir das Verständnis des Patienten, was in ihm vorgeht und wie die Teile reagieren, und das alles in achtsamer Distanz. Auf diese Weise lernen unsere Patienten, getriggerte Reaktionen zu identifizieren und die Vergangenheit von der Gegenwart zu unterscheiden, sodass posttraumatische Symptome nicht mit aktueller Realität verwechselt werden.

Zusammenfassung und Regel #2:

»Wenn wir Klienten helfen, ihre Gedanken, Gefühle und Körpererfahrungen als Manifestationen von Teilen achtsam wahrzunehmen, fördern wir tatsächlich die integrative Aktivität des Gehirns. Daniel Siegel (2010) hat uns daran erinnert, ›Integration erfordert Differenzierung und Verknüpfung‹, was bedeutet, dass wir keine Aspekte von uns integrieren können, die wir nicht beobachtet, differenziert und dann mit anderen Aspekten verknüpft haben. Jedes Mal, wenn Therapeuten einem Klienten helfen zu bemerken, wie ein Gefühl mit einem bestimmten Teil verknüpft ist, ein Lebensalter oder ein Affektzustand mit diesem Teil verbunden wurde, wenn Neugierde darüber empfunden wurde oder es mit aktuellen Auslösern in Verbindung gebracht werden kann oder er bemerkt, wie andere Teile darauf reagieren, dann fördern sie die integrative Aktivität.« (Fisher 2014, S. 19)

23.4 Ziel 3: Lernen, wie man »therapeutische Dissoziation« einsetzt

Um dieses Ziel zu erreichen, versuchen wir die dissoziativen Fähigkeiten der Patienten positiv zu nutzen: Sie sollen lernen, wie man mehrere innere Anteile gleichzeitig im Bewusstsein hält, einen inneren Dialog mit ihnen führt, sichere Orte im Inneren schafft und den Kontakt zwischen den Teilen fördert. Diese Dinge sind den meisten von uns aus der Hypnotherapie bekannt und finden sich in vielen einschlägigen Lehrbüchern. Hier lernen wir, dass der Einsatz dissoziativer Techniken, mit deren Hilfe der Patient aus sicherer Distanz bedrohliche oder traumatische Bewusstseinsinhalte betrachten kann, eine effektive Methode darstellt, wahrnehmungsbezogenes Vermeidungsverhalten zu überwinden.

Strategie # 9: Distanzierung und Visualisierung fördern

Der Gebrauch von »therapeutischer Dissoziation« bedeutet, dass der Patient eine Kombination aus Distanzierungs- und Visualisierungstechniken einübt, um sich von der Überwältigung durch Teile zu distanzieren. Indem er diese auftauchenden intensiven Gefühle immer wieder als Gefühle, die inneren Stimmen und Gedanken, als Botschaften **seiner** Anteile benennt (reframing), kann er sich »entmischen« (unblending) und frei genug fühlen, um quasi aus der empathischen Beobachterposition seine Fähigkeit zum Mitgefühl weiterzuentwickeln und Lösungsstrategien für diese jüngeren Anteile in ihrem emotionalen Schmerz einzuüben. Janina Fisher meint, dass dem Patienten durch diese Distanzierung deutlich werden kann, dass er heute in einer Umgebung von Sicherheit und Kompetenz lebt und dass die im Hier-und-Jetzt auftauchenden Gefühle und Gedanken zu den Teilen des Dort-und-Damals gehören. Dazu sollen die Erinnerungen der Teile von früher, die diese schrecklichen Gefühle tragen, auf Empfehlung von Fisher nicht im Detail exploriert werden. Das Erwachsenen-Selbst wird in dieser Phase der Therapie ermutigt, **im Allgemeinen** darüber nachzudenken, wie es solchen Kind-Anteilen ergangen sein muss. Diese **distanzierte Visualisierung** ist ein entscheidender Unterschied zu allen Bottom-up-Strategien in der Arbeit mit traumatisierten inneren Anteilen, z. B. nach Kai Fritzsche und Sylvia Zanotta.

»Wenn die Klienten beginnen, die Not der Kind-Anteile achtsam wahrzunehmen und in der Distanz zu verstehen, werden sie gebeten, die für das Erwachsenen-Selbst charakteristischen Ressourcen zu nutzen, um den Kind-Anteilen, die so verängstigt sind und so viel Schmerz empfinden, zu helfen.« (Fisher 2014, S. 26)

Diese vorgeschlagene Form der Distanzierung hat einen entscheidenden Vorteil: Durch das bewusste und freiwillige »Abspalten« des Affektes und die Zuordnung zu einem viel jüngeren und verletzlicheren Selbstanteil gewinnt der Patient den nötigen Abstand, ohne auf Verleugnung oder Distanzierung als Abwehr zurückgreifen zu müssen, weil die Affekte, Bilder, Erinnerungen ihn überrollen. Das erinnert mich sehr an Sandra Paulsen und die affektive Mentalisierung der basalen Emotionen von Panksepp.

Strategie #10: Lernen, Mitgefühl zu zeigen

Wenn die Patienten nun gelernt haben, mit einem jüngeren verletzten Selbstanteil in Beziehung zu treten, empfinden die meisten spontan Mitgefühl für das innere Kind. Ich höre den Erwachsenen immer wieder sagen: »Ich fühle mich jetzt wirklich traurig – ich möchte ihn/sie einfach in den Arm nehmen und halten.« Die Rolle des Therapeuten ist es nun, den Patienten empathisch in diesem nahen Moment zu begleiten, ihn in diesem achtsamen Zustand zu halten und ihm zu helfen, sich voll und ganz auf das verletzte Kind in ihm zu konzentrieren: »Wie ist es jetzt für den Kleinen (den kleinen Paul, Ihr jüngeres Selbst), Ihre Traurigkeit zu spüren? Zu fühlen, dass sich da jemand für ihn interessiert, wie es ihm geht und was er gerade fühlt?« Oder: »Spüren Sie einmal in sich hinein, was passiert, wenn Sie die Hand nach ihm ausstrecken und ihn einfach nur festhalten?«

Durch diese Imagination der Reaktionen der jüngeren Selbstanteile transformieren sich diese Anteile: Sie fühlen etwas von Wärme und Geborgenheit des erwachsenen Anteils, die körperliche Anspannung kann zurückgehen und die Teile fühlen sich beruhigt. Nach Janina Fisher muss dieser Vorgang der Bergung der Anteile und ihrer Versorgung öfters wiederholt werden.

Zusammenfassung und Regel #3:

»Wenn wir als Therapeuten den Teil des normalen Lebens konsequent dazu ermutigen, immer wieder einen mentalen Schritt zurück zu machen, die Neugier auf den/die jüngeren Teil(e), die eine schwierige Zeit hatten, zu fördern und dann damit zu experimentieren, was ihnen helfen könnte, sich

sicherer, besser, beschützter und sich weniger beschämt zu fühlen, dann werden wir ein erhöhtes Selbstmitgefühl und innere Verbundenheit fördern – beides eine Besserung der posttraumatischen Symptome.« (Fisher 2014, S. 27)

23.5 Ziel 4: Lernen, wie man innere Kommunikation und Kooperation fördert

Dieses Ziel umfasst mehrere Teilziele, die man nach Janina Fisher so beschreiben könnte: Aufbauend auf dem schon im letzten Schritt geübten empathischen Umgang mit den Teilen,

- dem Erwachsen-Selbst helfen, dauerhaft mehr Vertrauen, Empathie und Mitgefühl zu entwickeln,
- die Fähigkeit steigern, die inneren Anteile zu beruhigen,
- Wege finden, innere Konflikte zwischen den Teilen wahrzunehmen und Lösungen zu finden.

Auch in diesem Punkt schlägt Janina Fisher keine Bearbeitung von traumatischen Erinnerungen vor, kein EMDR, kein »Innere-Kinder-retten« oder eine Reise zurück auf der Zeitlinie, um die traumatisierten/dissoziierten Kind-Anteile in die Gegenwart zu holen. Sie erinnern sich: Für Fisher sind die Selbstanteile oder Parts keine Erinnerungscontainer, sondern Kombinationen der klassischen **Überlebensreaktionen der Tierabwehr**: Kampf, Flucht, Erstarren oder Angst, Unterwerfung und Hilfeschrei (auch Anhaftung oder Anklammern zum Überleben genannt). »Daher sollten wir erwarten, dass wir einen oder mehrere verletzliche Teile des Kindes oder des Jugendlichen sehen, die in der Zeit eingefroren und eingekapselt sind mit den Gefühlen und Überlebensreaktionen, die mit dieser Zeit und diesem Ort verbunden waren.« (Fisher 2014, S. 29)

Der Kern der Arbeit, so schreibt es Janina Fisher selbst, ist, die Fragmentierung des Patienten zu nutzen und aus dem Abstand, den das »Normal-weiterleben-Selbst« gelernt hat, mit den Innenteilen zu verhandeln. Die Ziele sind,

- Empathie für sich selbst zu entwickeln,
- Affektmodulation und Selbstberuhigung zu lernen,
- Sicherheit zu stärken und
- im Gegenzug, das Erwachsenen-Selbst zu lehren, wie es die innere Stabilität besser aufrechterhalten kann.

Strategie # 11: Förderung innerer Kommunikation
Der direkteste Weg, um dem Patienten zu helfen, die innere Kommunikation zu verbessern, ist nach Janina Fisher, das Alltags-Selbst zu lehren, nach innen den Selbstanteilen Fragen zu stellen, um Informationen und Rückmeldungen zu bekommen. Entscheidend hierbei ist es aber, dass der Patient sich mit unserer Hilfe klar macht, dass seine jüngeren traumatisierten inneren Anteile meist nicht in Gedanken oder Worten kommunizieren, sondern durch Gefühle und Körperempfindungen. Diese Botschaften interpretieren wir nun so, dass sie Informationen enthalten, die an das Alltags-Selbst des Patienten gerichtet sind und die dazu dienen, dass der erwachsene Anteil etwas wissen soll oder etwas tun soll. »Wenn der Alptraum von heute Nacht eine Botschaft eines jüngeren Teils von Ihnen ist, der Ihnen etwas sagen will, was, glauben Sie, wäre das?« So versuchen wir, die gesamte innere Erfahrung der Symptome/Träume/Erinnerungen/Flash-backs/traumabezogenen Körperreaktionen in Kommunikation umzuwandeln – wahrlich keine leichte Aufgabe, die Zeit braucht.

Strategie # 12:
Um die Integration und Kooperation im inneren System zu vertiefen, schlagen wir dem Patienten die Arbeit mit dem inneren Konferenzraum, der inneren Bühne, Frasers »Table-Technique« (Martin 2012) vor und üben sie in Trance. Durch die Nutzung der Imagination von inneren Begegnungsorten zwischen dem Erwachsen-Anteil und den Anteilen/Parts fördern wir interne Zusammenarbeit und Kommunikation. Der Erwachsenen-Anteil lernt als Moderator oder Regisseur zuzuhören, sich einzufühlen und einen konsensorientier-

ten Führungsstil zu entwickeln. Die Anteile können lernen, sich wahrzunehmen, den Geschichten der anderen ohne Abwertung zuzuhören und miteinander zu kooperieren, um das System als Ganzes von Spannungen zu entlasten.

Zusammenfassung und Regel #4:
»Innere Kooperation und Kommunikation werden durch das Erwachsenen-Selbst gefördert, welches bereit ist zuzuhören, Empathie zu zeigen und einen auf Konsens beruhenden Führungsstil zu entwickeln, die letzten Entscheidungen aber am Realitätsprinzip auszurichten. Ziel ist es aber immer, für alle inneren Anteile Empathie zu entwickeln, auch wenn das manchmal sehr schwierig ist.« (Fisher 2014, S. 29)

Lassen Sie mich am Ende noch einmal zusammenfassen, worauf es im Top-down-Modell ankommt.

1. In dem von mir beschriebenen Modell der Behandlung liegt der Fokus zunächst auf der Differenzierung der Anteile, damit die dissoziative Distanzierung als therapeutische Intervention genutzt werden kann.
2. Dann auf dem Aufbau interner Kommunikation, Konsens und Führung und
3. schließlich die Entwicklung der Fähigkeit zu beruhigen und die Not im gesamten Selbstsystem zu lindern.
4. Ziel ist die Integration des inneren Systems.

> Jedes Mal, wenn der Patient eine kognitive, imaginative oder affektive Verbindung mit einem ›Teil‹ herstellt, macht er gleichzeitig Jahre der Trennung rückgängig und erhöht den Grad ihrer inneren Integration. Wenn die Fähigkeit, eine Quelle der Unterstützung, Stärke und Beruhigung für sich selbst zu sein, wächst, kann die Klientin die Arbeit, traumatische Erinnerungen zu verarbeiten, in der Gewissheit machen, dass sie weiß, wie sie sich sowohl distanzieren kann und ihr Selbstmitgefühl einsetzen kann, um die Intensität des Schmerzes zu titrieren oder zu lindern. (Fisher 2014, S. 31)

23.6 Jenseits des Top-down-Modells

Das war jetzt ganz konsequent die Darstellung eines Top-down-Ansatzes, wie ich ihn aus den Schriften von Janina Fisher ableiten und an meine Bedürfnisse als hypnosystemischer Therapeut anpassen konnte. Diese Struktur hat aber auch den Vorteil, dass man kreativ von ihr abweichen kann. Zum Beispiel fällt bei Janina Fisher auf, dass der Therapeut hauptsächlich mit dem Erwachsenen-Anteil des Patienten spricht und diesem hilft, in Kontakt mit den Anteilen/Parts zu kommen, ihn bei Kommunikation und Kooperation unterstützt usw. Das ist ja gerade der Charme dieser Top-down-Methode, dass alles über das Steuerungs-Ich (Normal-weiterleben-Selbst) läuft, aber auch seine Beschränkung: Ich finde es sehr hilfreich, auch auf Bottom-up-Strategien umzuschalten, um die Begegnung mit den Anteilen zu intensivieren. Sagen wir es einmal so: Aus didaktischen Gründen war es sicher gut, dass ich Ihnen so ein Top-down-Modell einmal konsequent dargestellt habe, aber das sollte keine sklavische Verpflichtung werden, es nur so zu machen. Bleiben Sie offen für Neues und achten Sie darauf, was für Sie stimmig ist.

Nun sind wir ans Ende unserer Erkundung der Teiletherapie-Landschaft gekommen. Viel gab es zu sehen, zu erkunden und zu erforschen. Das ursprünglich auf Janet (1889) zurückgehende Phasenmodell mit Stabilisierung, Konfrontation und Integration ist auch die Grundlage der Behandlung traumatischer und dissoziativer Störungen, sowohl nach van der Hart et al. (2008) im TSDP-Modell als auch generell in der aus der klassischen Ego-State-Therapie abgeleiteten Teiletherapie, wie ich sie Ihnen im zweiten Teil des Buches dargelegt habe. Ziel der Behandlung ist eine Erhöhung der Funktionsfähigkeit der Person durch Integration der traumatisierten und dissoziierten Persönlichkeitsanteile so weit wie möglich. Eine Voraussetzung für den Patienten ist, dass er

- die **REALISATION**: die den Patienten umgebende »Realität« wahrnehmen und sich anpassen

- **PERSONIFIKATION**: Gefühle, Gedanken und Handlungen als zu sich gehörig wahrnehmen und
- die **PRÄSENTIFIKATION**: mit seinen Erfahrungen in der Gegenwart präsent sein

im Behandlungsprozess erlernen kann.

Die Behandlung und damit auch die Anwendung des Phasenmodells sind auf die Schwere der Traumatisierung und auf das Ausmaß der Dissoziation abzustimmen.

Zum guten Schluss

Noch etwas Persönliches zum Ende dieses Buches: Vor ca. zwei Jahren hielt ich einen Vortrag in einer großen psychiatrischen Klinik im Süden der Republik und gab mir große Mühe, das Teilemodell und seine verschiedenen Verästelungen für die Therapie wie hier im Buch komprimiert vorzustellen. Am Ende kam ein netter Kollege zu mir und meinte: »Das war ja alles ganz interessant, aber im Grunde geht es doch nur um ›Musterunterbrechung‹« in einer Therapie. Genau – da hatte er aus seinem systemischen Verständnis sicher hundertprozentig Recht. Aber manchmal sind die scheinbar einfachen Sachen gar nicht so leicht hinzukriegen; ich hoffe, es hat sich für Sie als neugieriger Reisender gelohnt, einen kleinen Umweg zu gehen und das weite Feld der Teiletherapie mit mir zu durchstreifen. Vielleicht habe ich Sie mit dem einen oder anderen Gedanken begeistern können und Sie haben Lust, sich weiter damit zu beschäftigen. Vielleicht habe ich auch bisherige Grundfesten Ihrer Annahme, wie die Seele funktioniert, erschüttert, das würde mich freuen, denn es gilt weiterhin: Der Kopf ist rund, damit die Gedanken die Richtung ändern können.

Im dritten und letzten Teil möchte ich Sie mitnehmen in die Entstehungsgeschichte dieses Buches über die verschiedenen Teilemodelle. Es ist das Ergebnis eines E-Mail-Dialoges, den ich mit meiner geschätzten Kollegin Susanne Leutner aus Bonn im Herbst 2020 führte, in der Zeit von Corona-Blues und Lock-down. Beide wurden wir in verschiedenen Modellen von Psychotherapie im Laufe unserer Berufstätigkeit ausgebildet und ringen bis heute darum, Gemeinsamkeiten und Unterschiede zu verstehen und in der Praxis zu nutzen, ohne dem »Richtig«- und »Falsch«-Anspruch zu verfallen.

Wenn ich unser Gespräch heute noch einmal lese, dann spüre ich immer wieder das Ringen darum, die vielen Konzepte, Theorien und Glaubenssätze in eine innere Ordnung zu bringen, damit sie die Praxis bereichern und nicht ideologisch verengen und verwirren. Wahrheit ist ein Wort, das es nur im Plural gibt.

WIE ALLES ANFING

»Mit dieser Verwirrung sollten wir aufhören«

Ein E-Mail-Dialog mit Susanne Leutner in Coronazeiten

»Wer nur einen Hammer hat, für den sieht die Welt aus wie ein Nagel.« Dieses Zitat von Abraham Maslow überzeugt. Wer von uns Traumatherapeuten möchte eine Schraube oder einen Holzdübel schon mit einem Hammer bearbeiten? Je facettenreicher der Werkzeugkoffer, sprich das methodische Werkzeug, desto nachhaltiger ist die Wirksamkeit der Ideen, des Handelns und der Flexibilität, auf Veränderungen zu reagieren – so könnte unser professionelles Selbstverständnis aussehen. So weit, so gut.

So habe auch ich in den letzten 47 Berufsjahren verschiedene Theorierichtungen kennengelernt, habe mich darin ausbilden lassen und in der Praxis mit Patienten ausprobiert – mal mit gutem und mal mit weniger überzeugendem Erfolg. Fand ich die Erklärungsmodelle einer psychologischen Theorie vom Menschen in der Theorie X schlüssig, dann lichtete sich etwas in meinem Kopf, wenn nicht, spürte ich erst Unbehagen, dann Verwirrung. Dann versuchte ich mit Theorie Y die Leerstelle von X zu füllen, und oft ging es mir dann scheinbar besser. So umfasst mein Werkzeugkoffer heute Instrumente der Psychoanalyse, des EMDR, der Ego-State-Therapie, der Strukturellen Dissoziationstheorie und der hypnosystemischen Theorie von Gunther Schmidt. Überzeugend finde ich auch die Ideen und Überlegungen von Janina Fisher und Sandra Paulsen, Jaak Panksepp und Stephen Porges … und … und …

Das alles hätte gut so in meinem Kopf bleiben können für die nächsten paar Jahre, wäre nicht ein Gedanke aus der Tiefe meines

Hinterkopfes in Richtung Frontalhirn gewandert und hätte ich nicht gedacht: Ja, passt das denn alles so zusammen – kann man das denn einfach so mischen und schütteln, und fertig ist die persönliche Theorie?

Vor allem in unserer »Arbeitsgruppe Ego-State-Therapie-Deutschland«[54] haben wir in den letzten Jahren viel darüber diskutiert und gestritten. Sind »Ego-States«, wie sie John Watkins definierte, das Gleiche wie die »Parts« von Janina Fisher oder die »EPs« bei Nijenhuis? Meinen alle unter dem Terminus »Dissoziation« und »dissoziierte Selbstanteile« das Gleiche?

Der endgültige Anlass, das vorliegende Buch zu schreiben, war mein E-Mail-Gespräch mit Susanne Leutner[55] in Coronazeiten im Herbst 2020 genau zu diesem Thema der Vergleichbarkeit – für das ich mich an dieser Stelle noch einmal ausdrücklich bedanken möchte. Ich schätze Susanne als Kollegin und Freundin sehr und möchte Sie an unserem Dialog vom Herbst 2020 am Ende dieses Buches teilnehmen lassen.

Nürnberg, 2.10.2020

Liebe Susanne,

ich weiß nicht, ob ich dir schon mal erzählt habe, dass ich im November 2014 an einem Workshop von Ellert Nijenhuis in Nürnberg zur »Strukturellen Dissoziation« teilgenommen habe, der damals vom Traumahilfezentrum Nürnberg organisiert wurde. Ellert hat ja eine sehr gute Art, einen zu begeistern, und so haben ich und auch andere im Seminar damals sein Angebot angenommen und wir konnten sein neues Buch, welches 2015 im Sommer erscheinen sollte, zum Subskriptionspreis von € 50 bestellen. Als dann »The Trinity of Trauma: Ignorance, Fragility, and Control« kam, war ich erschlagen: 635 Seiten und dazu noch auf Englisch und die vielen philosophischen Querver-

54 Susanne Leutner, Elfi Kronauer, Kai Fritzsche und Helmut Rießbeck.

55 Zur Würdigung der Biographie von Susanne Leuten siehe am Ende des Buches.

weise auf Spinoza, Schopenhauer, Kant usw. Ich habe mich damals durchgebissen und sicher nur die Hälfte verstanden. Als wir jetzt vor zwei Wochen in den zweiten Corona-Lockdown gegangen sind, dachte ich, es ist doch eine gute Zeit, dicke Bücher zu lesen, und so habe ich mich an den zweiten Teil 2 von »Die Trauma-Trinität« gemacht – diesmal auf Deutsch, diesmal nur 593 Seiten, und alles ging besser. Drei Dinge sind mir aufgefallen, und von denen möchte ich dir schreiben. Als Erstes hat mich sehr berührt, wie liebevoll Ellert über und von seinen Patientinnen in den Fallgeschichten spricht, mit welcher Wertschätzung und welchem Engagement. Zum anderen war ich überrascht, wie positiv er Milton Erickson und die Hypnotherapie bewertet und dass er z. B. bei dem Fall Martha auf S. 306 mit ideomotorischem Signalisieren arbeitet, um direkt mit dem Unbewussten von Martha Kontakt aufzunehmen. Ich dachte, ich hätte so ähnliche Techniken gelernt wie er und wir würden, was das Arbeiten mit inneren Anteilen angeht, ähnlich ticken ... und war dann etwas geschockt – und das ist Punkt 3 –, wie heftig er das Ego-State-Konzept in Frage stellt. Die Stelle kennst du sicher auch: »Drittes besteht ein ›Ego State‹ in Wirklichkeit meistens aus mehreren ›States‹. Man sollte den Begriff besser ganz fallen lassen.« (S. 127) Auf alle Fälle hat es dazu geführt, dass ich angefangen habe zu überlegen, was uns Ego-State-Therapeuten, die wir von »inneren Anteilen des Selbst« sprechen, mit Ellerts Auffassung von den »dissoziativen Anteilen« in der »Strukturellen Dissoziation« verbindet und was uns trennt. Was mir als Erstes auffiel, ist, dass die Beschreibung, was eine Dissoziation ist, sehr unterschiedlich ausfällt. Mir war plötzlich ziemlich unklar, was denn ein dissoziativer Ego-State ist – verglichen mit Ellerts Konzept.

Was denkst du über die Unterschiede und Gemeinsamkeiten der beiden Teilekonzepte?

Herzlichen Gruß
Jochen

***

Bonn, 5.10.2020

Lieber Jochen,

darüber könnte man alleine ein 500-Seiten-Buch schreiben. Seit ich mich mit Teilekonzepten beschäftige, das heißt seit dem Jahr 2000, stelle ich mir diese Frage. Sie stand auch am Ausgangspunkt des Artikels, den ich gemeinsam mit Olivier Piedfort geschrieben habe (Leutner S. & Piedfort-Marin 2021).

Olivier stellte mir vor vier Jahren eine ähnliche Frage, wobei er mehr aus der Perspektive der TSDP (Theorie der Strukturellen Dissoziation der Persönlichkeit) auf das Thema schaute. Mich erinnerte diese Frage daran, dass ich während des Studiums beim Uni-Sport Shotokan-Karate machte und wir uns immer fragten, wie es wohl ausgehen würde, wenn wir unsere (streng reglementierten) Kämpfe gegen Vertreter anderer Stilrichtungen des Karate oder die Kommilitonen vom Taekwon-Do oder gegen die Leichtkontakt-Boxer oder noch andere Kampfsportler führen würden. Je länger wir uns die Köpfe heiß redeten, desto klarer wurde uns, dass wir die Regeln aneinander anpassen müssten. Dann wiederum wäre das Karate nicht mehr Karate usw. Wir erkannten:

Es sind verschiedene Systeme, die für sich stehen, auch wenn damit Vergleichbares praktiziert wird. Mit dieser Haltung haben Olivier Piedfort und ich dann den o. g. Artikel geschrieben.

Ich habe mich zuerst mit PITT von Luise Reddemann beschäftigt und mit der Hypnotherapie inklusive der Ego-State-Therapie. Dann war ich 2002 in Weiterbildung bei Ellert. Mit beiden stehe ich seitdem in fachlichem Kontakt und gehöre zu ihren »Kernteams«. Mich hat immer berührt, wie respektvoll und zugewandt beide arbeiten. Hier geht es nun um Ellert Nijenhuis, bei dem mir, wie dir, schnell klar war, dass er hypnotherapeutisches Herangehen einsetzt, auch z. B. eine ressourcenorientierte Haltung u. v. m. Weiterhin imponierte mir von Beginn an seine konzeptionelle Klarheit.

Und mich hat auch irritiert, dass er sich sowohl mündlich als auch schriftlich scharf vom Ego-State-Therapie-Konzept abgrenzt. Umgekehrt sagte Claire Frederick im Jahr 2004, dass die Theorie der Strukturellen Dissoziation der Persönlichkeit (TSDP) ihr nichts Neues biete, sie jedoch die Idee der Phobie der Anteile voreinander wertschätze.

Gleichzeitig beobachtete ich bei Maggie Phillips, dass sie in der praktischen Arbeit oft ganz ähnlich vorging wie Ellert Nijenhuis. Beide beriefen sich dabei sogar mal auf die Krimiserie »Columbo«. Neugierig forschend, respektvoll sein und nicht mehr wissen wollen, als die Klientin selber weiß.

Wenn du fragst, was ich für die wichtigsten Unterschiede hinsichtlich Dissoziation halte, muss ich sagen, dass das Konzept der Ego-State-Therapie eher anschaulich, aber verschwommen ist, und das der TSDP sehr klar und eindeutig.

John und Helen Watkins haben das Differenzierungs-Dissoziations-Kontinuum als ihre Grundlage beschrieben. Kurz gesagt bedeutet das, je undurchdringlicher die Grenzen der Ego-States sind, desto weniger wissen sie voneinander und desto stärker sind die Persönlichkeitsanteile dissoziiert. Der Vorteil des Spektrums ist, dass man dort auch innere Anteile verorten kann, die durch reguläre Entwicklungserfordernisse entstehen, nicht nur durch Trauma.

Dieser Begriff von Dissoziation auf einem Kontinuum ist rein beschreibend und ähnelt dem der Hypnotherapie, dass nämlich Dissoziation ein veränderter Bewusstseinszustand sei. Diesen Begriff habe ich zuerst kennengelernt und fand ihn meist wenig hilfreich. Irgendetwas ist »nicht da, nicht zugänglich«, dann ist es dissoziiert. Es kann auch vage spürbar sein, wie in einem Nebel. Wenn es hilfreich sein sollte, etwas nicht zu spüren, z. B. Schmerz, dann kann man in Hypnose lernen, ihn zu dissoziieren. Wenn es nicht hilfreich ist, ist es andererseits durch Hypnose möglich, das Dissoziierte wieder zu assoziieren. Das half mir in meiner Arbeit mit Traumatisierten nicht weiter.

Die Watkins haben sich zwar auf Janet berufen, der eine andere Auffassung vertrat, aber es schien ihnen wichtig zu sein, eine breitere Sicht auf die Entstehung und Verortung innerer Anteile einzunehmen. Durch die Experimente von Hilgard (1975, 1977, 1989) konnten sie ihr Vorgehen, auch bei »Normalen« mit Ego-States zu arbeiten, nochmal anders begründen. Sie waren hier pragmatisch. Hilgard hatte herausgefunden, dass Menschen, die nicht traumatisiert oder dissoziativ waren, dennoch auf das Induzieren von Schmerz in Trance verschiedene Empfindungen haben können, die ihnen zum Teil verborgen blieben. Die Geschichte dieser Experimente ging jedoch anders weiter, aber dazu vielleicht später.

Van der Hart, Nijenhuis und Steele hingegen bringen in diese Verwirrung eine glasklare Definition: Wo Trauma ist, ist immer Dissoziation. Alles andere sind Verengungen oder Verflachungen von Bewusstseinszuständen. Mir hat, außer der persönlichen Erklärung von Ellert Nijenhuis, hier am meisten der Artikel geholfen, den sie dazu schon sehr früh verfasst haben: Van der Hart, O. Nijenhuis, E., Steele, K., Brown, D. (2004): Trauma-related dissociation: Conceptual clarity lost and found. Die Unterstreichung ist von mir, denn genau so ging es mir.

Ich weiß noch, wie dankbar ich nach jedem Seminar der Fortbildungsreihe war, weil diese Definition ganz real in der Therapie mit traumatisierten und dissoziativen Menschen eine große Hilfe war. Es geht nämlich nicht um »Nebel« oder Ähnliches, sondern es geht darum, zu lernen: Wenn jemand scheinbar »weg« ist, dann ist jemand anderer da! Ein anderer Anteil taucht auf, auch nicht einfach so, sondern weil ihm Platz gemacht wurde, um die ganze Person vor Gefahr zu schützen, einer Gefahr, die früher real war und die heute (hoffentlich) vergangen ist.

Ich möchte mit dem Gesagten deutlich machen: Die TSDP geht von der Therapie bei Trauma aus, alles Weitere wird aus diesem Blickwinkel entwickelt, wie am Dissoziationsbegriff besonders deutlich wird. Die Ego-State-Therapie hat ein umfassendes Konzept von Entwicklung, bei dem das Trauma *auch* eine Rolle spielt.

Herzliche Grüße
Susanne

***

Nürnberg, 11.10.2020

Liebe Susanne,

erst mal ganz herzlichen Dank für deine schnelle Antwort. Ich möchte heute in meiner Mail nur auf zwei Punkte eingehen: (1) Die Erklärung der Ego-State-Theorie von John und Helen Watkins, was dissoziierte

Anteile sind, und das, was wir durch Ellert in der strukturellen Dissoziation der Persönlichkeit gelernt haben, sind zwei ganz unterschiedliche Herangehensweisen an ein Thema (»verschiedene Systeme«), und (2) »Konzeptionelle Klarheit« – wie du schreibst.

Zum Ersten:

Ja, ich denke auch, dass du damit Recht hast, dass der Begriff »Dissoziierter Ego-State oder Selbstanteil« von Watkins einerseits und Nijenhuis andererseits von unterschiedlichen Enden her gedacht ist.

Die Watkins definieren Ego-State »als organisiertes Verhaltens- und Erfahrungssystem, dessen Elemente durch ein gemeinsames Prinzip zusammengehalten werden und das von anderen Ich-Zuständen durch eine **mehr oder weniger durchlässige Grenze** getrennt ist«. Diese mehr oder weniger durchlässige Grenze wird dann als Wesen der »Dissoziation« definiert – Dissoziation ist der Grad der Kommunikation zwischen zwei Ich-Zuständen. Da muss ich als Mediziner an Amöben in einer Nährlösung denken, die über ihre Zellgrenzen hinweg Informationen austauschen – oder sich abschließen und abschotten. Das ist rein beschreibend und sagt mir nichts darüber, was die Ursache von Dissoziation ist, wie sie entsteht und welche Funktion sie bei Trauma hat. Dissoziation als Folge der Aufspaltung von angeborenen, fest verdrahteten Handlungs- oder Aktionssystemen zu betrachten, ist etwas völlig anderes. Ellert schreibt: »Dissoziation der Persönlichkeit umfasst eine anfängliche Auflösung und den nachfolgenden Wiederaufbau der Persönlichkeit in mindestens zwei dissoziative Anteile, wenn die ursprüngliche Persönlichkeit a priori ein weitgehend integriertes Organismus-Umwelt-System darstellt«. (S. 485) Das führt mich zum zweiten Punkt.

Punkt 2: Ja, diese Klarheit hätte ich mir in der Ego-State-Theorie in den letzten Jahren immer wieder gewünscht und wünsche es mir vor allem für die Zukunft. Vielleicht drückt sich in meinem großen Interesse für das in sich stimmige und kluge Theoriekonzept von Ellert auch meine Sehnsucht aus, die Ego-State-Theorie wäre auch so ein überzeugendes Theoriemodell. Luise Reddemann hat im Vorwort von »Ego-States. Theorie und Therapie« (2003) von Watkins & Watkins geschrieben, der Ego-State-Ansatz verbinde psychoanalytisches Wissen, Hypnose und die Theorie Janets. Das klang für mich damals sehr spannend, als ich 2004 in Rottweil meine Weiterbildung zum Ego-State-Therapeuten bei Woltemade Hartman begann. Ich war damals noch überwiegend psychoanalytisch geprägt und suchte nach einer Erweiterung meines Wissens im Umgang mit den Traumapatienten meiner Station am Klinikum Nürnberg. Parallel dazu machte ich ja auch die EMDR-Ausbildung bei Arne Hofmann. Das **Psychoanalyse-Modell**, das von Luise Reddemann beschrieben wurde, war völlig veraltet: ein Energie- und Besetzungsmodell (Cathexis) aus dem vorletzten Jahrhundert, das Freud spätestens mit »Das Ich und das Es« 1923 aufgegeben hatte. Eine **Hypnose**, die nur auf formale Trance setzte und die Ideen von Milton Erickson ausklammerte, die an den Untersuchungen zum »Inneren Beobachter« von Hilgard ansetzte, aber vergaß, dass er diesen Befund ausdrücklich nur für »hoch suggestive« Versuchspersonen verstanden wissen wollte (und noch andere Ungereimtheiten), und ein Verständnis des Watkins'schen Ansatzes von **Pierre Janet**, das mit seiner Auffassung von Dissoziation im völligen Widerspruch zu stehen scheint.

Du weißt, ich habe mich in den letzten Jahren in meinen Arbeiten bemüht, da mehr Klarheit und Weiterentwicklung reinzubringen. Auch wenn ich die Theorie mittlerweile für reformbedürftig halte, soll das nichts an meiner Wertschätzung für die Praxis der Ego-State-Therapie ändern. Erst mal so weit für heute.

Ich werde mir in der Zwischenzeit deine Arbeit mit Piedfort-Marin besorgen und lesen. Eine Frage hätte ich dann doch am Ende des Mails:

Was ist für dich der konzeptuelle Hauptunterschied zwischen der Anschauung der Ego-State-Theorie zur Dissoziation und dissoziierten Innenteilen und Ellert und der TSDP?

Herzlichen Gruß aus Nürnberg
vom Jochen

***

Bonn, 13.10.2020

Lieber Jochen,

zur Dissoziation habe ich am 5.10. geschrieben. Heute möchte ich auf die Sichtweise auf innere Anteile der Persönlichkeit eingehen, die damit zusammenhängt.

Aber vorweg noch zu deinem Begriff von Aufspaltung. Er kommt aus der Psychoanalyse und wird von Ellert Nijenhuis nicht verwendet, es ist immer die Dissoziation. Ebenso wenig verwendet er übrigens den Begriff Abwehr. So wurde in einem Artikel mal sein Begriff »Defense« als Abwehr übersetzt, was einen falschen Anklang mit sich bringt, denn es geht bei Trauma im wörtlichen Sinn um Verteidigung gegen Gefahr von außen.

Wie du schreibst, geht es bei der Sichtweise auf die Anteile um die Sichtweise auf Dissoziation. So gehört zum Thema Dissoziation bei der TSDP dazu, dass sich bei Lebensgefahr oder großer Bedrohung Anteile aus den Handlungssystemen der Verteidigung entwickeln. Dazu gehört aber auch, dass wir Menschen ebenso über andere Handlungssysteme verfügen, die in der normalen Entwicklung eine Rolle spielen, wie Spiel, Neugier u.v.m. Sie kommen natürlich in den Therapien auch vor. Aber sie sind, wie gesagt, nicht der Ausgangspunkt.

In der Ego-State-Therapie sind Anteile, die in der Entwicklung entstehen, der Ausgangspunkt. Hinzu kommen die traumatisierten Anteile (und die »Introjekte«, das lasse ich hier erst mal außen vor).

Warum wäre es dir wichtig, dass die Ego-State-Therapie ein überzeugendes Theoriemodell hat? Ich kann ganz gut mit diesen beiden parallelen Welten leben. Ich setze sie unterschiedlich ein, jede hat Stärken und Schwächen.

Mir ist etwas anderes wichtig, nämlich dass die beiden Konzepte nicht vermischt werden. Dazu muss ich etwas ausholen.

Folgendes passiert nämlich immer wieder:

Die Gleichsetzung dessen, was (fälschlich) als Ego-State angesehen wird, mit dem, was die Ego-State-Theorie umfasst. Als Ego-States werden, vielleicht umgangssprachlich und ohne das Konzept zu kennen, nur die Anteile bezeichnet, die nicht vollständig dissoziiert sind. Das kommt wahrscheinlich daher, dass in der Ego-State-Therapie eben *auch mit* Anteilen gearbeitet wird, die in der Entwicklung entstanden sind. Aber nicht nur!

Auch die Ego-State-Theorie enthält die Beschreibung und die Arbeit mit vollständig dissoziierten Ego-States. Sie haben eine eingeschränkte Perspektive, eine kindliche Logik, sind für eine bestimmte Aufgabe, z. B. während einer traumatischen Situation entstanden, kennen die anderen inneren Anteile nicht, sind eingekapselt und eingefroren in der Zeit. Dies ist der Fall, obwohl die Ego-State-Therapie eine andere Definition von Dissoziation vertritt als die TSDP. Es gibt ja gerade innerhalb der Ego-State-Theorie auf dem Kontinuum weniger stark dissoziierte und komplett dissoziierte Anteile. So entsteht aber aus der Verwendung des Kontinuums ein eingeschränkter Blick auf dessen Mitte.

Umgekehrt ist es nicht so, dass die TSDP ausschließlich mit Traumafolgen arbeitet. Es können innere Anteile der Persönlichkeit auch in der TSDP als leichter zugänglich, weniger amnestisch und z. B. mit mehr Co-Bewusstheit ausgestattet beschrieben werden. Sie beruhen auf den oben erwähnten anderen Handlungssystemen, die ganz einfach zur menschlichen Ausstattung gehören. Sie werden aber weniger beschrieben als die durch Trauma entstandenen.

Es ist also nicht die *Art* der inneren Anteile, die den Unterschied der beiden Theorien kennzeichnet, sondern andere konzeptionelle Unvereinbarkeiten, in erster Linie die sich gegenseitig ausschließenden Auffassungen, was Dissoziation ist.

Dennoch wird in der fachlichen Diskussion der Terminus »Ego-State« oft für Anteile verwendet, die weniger stark dissoziiert sind und vom Innensystem und der Außenwelt mehr mitbekommen, wohingegen »EPs« für Anteile verwendet wird, die nur im Innensystem einer Person mit vollständig dissoziierter Organisation der Persönlichkeit vorkommen. Aber nach der TSDP hat auch ein Mensch nach einem Fahrradunfall, manchmal sogar nur vorübergehend, einen traumatisierten EP.

So schreibt auch Ellert Nijenhuis (2016, S. 636:) »Ego-State-Störungen sind keine dissoziativen Störungen, weil Individuen mit Ich-Zuständen diese als Teil ihres Selbst begreifen. Obwohl diese Zustände unzureichend integriert sind, werden sie vom Individuum aus einer Quasi-Zweite-Person-Perspektive personifiziert.« Auch das von dir erwähnte Zitat von S. 127 setzt diese Sichtweise fort, ohne eine Quelle dafür zu nennen. Er sieht Ego-States als besser integrierte Anteile an und sagt nichts über diejenigen, die sich am »dissoziierten Ende« des Spektrums befinden.

Mit dieser Verwirrung sollten wir aufhören.

Du hast Recht, dass auch die beiden anderen Wurzeln der Ego-State-Theorie (Hypnose und Psychoanalyse) viel Verwirrendes enthalten. Spannend finde ich allerdings Federn und Schwing, aber das scheint mein privates Hobby zu sein.

So weit für heute!

Herzliche Grüße
Susanne

***

Nürnberg, 20.10.2020

Liebe Susanne,

in der Zwischenzeit habe ich deine Arbeit, die du mit Olivier Piedfort geschrieben hast, mit großem Interesse gelesen. Vieles wusste ich, einiges ahnte ich und war froh, dass es auch mal benannt wurde. Ich finde, ihr bringt es sehr gut auf den Punkt, wo die Unterschiede und Gemeinsamkeiten zwischen der Ego-State-Theorie und der Theorie der Strukturellen Dissoziation liegen. Ich werde sie gerne als wichtigen Beitrag in meinen Ausbildungsgruppen empfehlen. Danke euch dafür! Zu dem Punkt, dass bei aller Unterschiedlichkeit die Praxis von Ego-State und TSDP sehr ähnlich ist, sollten wir uns nochmal intensiver unterhalten.

Aber heute erst mal was anderes:

In deiner letzten E-Mail ist mir ein Satz besonders aufgefallen: »Ich kann ganz gut mit diesen beiden parallelen Welten leben. Ich setze sie unterschiedlich ein, jede hat Stärken und Schwächen.«

Das geht mir mittlerweile auch so und besonders nach unserem E-Mail-Austausch. Wenn ich das konsequent weiterdenke, dann nutze ich in Welt 1: nicht-traumatisierte, nicht-dissoziierte Ich-Zustände die Ego-State-Theorie zum Verständnis (alle in der Entwicklung entstanden und wohl alle Introjekte) und in Welt 2: traumatisiert und dissoziiert die TSDP von Ellert. Damit entscheide ich mich auch, dass ich die Dissoziation für qualitativ unterschieden von der Alltagsdissoziation halte (Taxon-Modell), und nicht, dass es nur quantitativ mehr ist. Das müssten wir in unseren Weiterbildungen dann auch so lehren und Stellung beziehen. So weit, so gut.

Bei der TSDP spielen ja die Handlungssysteme eine wichtige Rolle. Die für das langfristige Überleben (Alltag) zuständigen sind Bindung, Neugier/Erkundung, Energieregulation, Sexualität, Brutpflege usw. – das ist bei Ellert der ANP. Die Handlungssysteme für das kurzfristige Überleben (Verteidigung) sind Flucht, Kampf, Unterwerfung, Erstarrung, Bindungsschrei – das ist das EP-fragil und EP-control. Was mir da immer gut gefallen hat, war, dass diese einzelnen »emotional parts« die Stufen der Defensiv-Kaskade von Maggie Schauer und Thomas Elbert von der Uni Konstanz abgebildet haben: Es gibt eine EP-Flucht, eine EP-Kampf, ein EP-Erstarrung usw. So bin ich nun auf Janina Fisher gekommen und habe ihre Bücher gelesen, empfehlen möchte ich unbedingt »Die Arbeit mit Selbstanteilen in der Traumatherapie« (2019), falls du es noch nicht kennst. Sie kommt von der Schule um Pat Ogden – sensumotorische Psychotherapie – und baut auf der TSDP und der Theorie der Handlungssysteme explizit auf. Ich glaube, du hast mal von ihr gesprochen, oder war es Pat Ogden??

Sie sollte eigentlich letzten Herbst nach Hamburg zu »fortschritte« kommen, wo ich öfters Seminare gebe, und da wollte ich eigentlich hin ... aber leider Corona, Corona.

Was ich bei ihr sehr schön finde, ist, dass sie die einzelnen EPs genau beschreibt und dadurch Anteile mit Persönlichkeitseigenschaften verknüpft werden, die man dann bei dem Patienten gut erkennen kann. Den ANP von Ellert nennt sie das »Normal-weiterleben-Selbst«, weil ihr »anscheinend normaler Teil der Persönlichkeit« nicht gefällt. Die EPs nennt sie »traumaassoziierte Anteile der Persönlichkeit« und unterscheidet Kampf-Anteil, Flucht-Anteil, Erstarrungs-Anteil, Unterwerfungs-Anteil und Um-Hilfe-ruf-Anteil. Die »Rollen«, wie sie schreibt, in denen sich diese Teile im Alltag zeigen, finde ich sehr hilfreich: Ein Flucht-Anteil ist beschrieben als: »versucht sich zu entziehen«. Dadurch hat er folgende Eigenschaften: Distanz halten, ambivalent, sich nicht einlassen können, Suchtverhalten, Essstörungen.

Für mich ist die »Defensiv-Kaskade der Reaktionen auf Trauma« von Schauer und Elbert – auch Tierabwehr genannt – die Metatheorie zum Verständnis der Traumaphysiologie, und Janina Fisher ergänzt die einzelnen Defensivreaktionen mit dem Modell der **Parts** – übrigens kommt der Begriff »Ego-State« nur einmal im Buch vor, aber im Zusammenhang mit achtsamkeitsbasierten Therapien. Ich denke, hier gilt das zwei Welten-Modell von oben auch: die »traumaassoziierten Anteile der Persönlichkeit« sind EPs, aber keine Ego-States, auch wenn Fisher sie als Rollen beschreibt. Da haben wir wieder die Versuchung, daraus ein Ego-State-Konzept zu machen.

Oder was meinst du?

Herzliche Grüße
Jochen

***

Bonn, 27.10.2020

Lieber Jochen,

danke für das Weiterspinnen deiner Gedanken in unserem Austausch. Zu den zwei Welten: Für mich sind sie wirklich parallel und wenn ich in der Ego-State-Therapie-Welt bin, habe ich das Gefühl, ich kann das meiste ausreichend erklären und habe freie Wahl, worauf ich, geboren aus der ganz individuellen Interaktion der Klienten mit mir, eingehe, welchen Schwerpunkt ich setze und welches Ziel ich vereinbare. Wenn ich mit Ego-States, die in der Entwicklung entstanden sind, zu tun habe und kein Trauma vorliegt, ist es sogar einfacher und hilfreicher, in dieser Welt zu bleiben. Da wäre in der TSDP doch mehr vorgegeben durch die Entwicklungshierarchie. Durch den expliziten Bezug auf Trauma hätte sie auch engere Grenzen.

Ich »switche« in die andere Welt, wenn ich die Dissoziation der Klienten betrachte. Da hilft die Klarheit der TSDP einfach viel weiter. Sehe ich also Dissoziation oder berichtet der Klient darüber, untersuche ich gemeinsam mit ihm, woher sie kommt und von welchen Anteilen sie ausgehen könnte. Hier könnte ich Trauma übersehen, wenn ich Dissoziation lediglich als verändertes Bewusstsein betrachten würde. So gehe ich auch in der Supervision vor, und so mancher »Zwangsgedanke« hat sich als Intrusion entpuppt. (Hier übrigens sehr hilfreich: Jan Gysi: Diagnostik von Traumafolgestörungen! 2021).

In der praktischen Arbeit sehr versiert, unorthodox und auf die Intersubjektivität bezogen ist in der Tat Janina Fisher. Dabei geht es auch bei ihr explizit um *Trauma*. Ja, wir haben mal über sie und Pat Ogden gesprochen. Sie haben beide ein sehr gutes Auge für den Körper, Pat Ogden hat daraus die Sensorimotor Therapy entwickelt.

An Janina Fisher gefällt mir ihr Bezug aufs Individuum, ihre Bindungs- und Beziehungsfähigkeit, ihr klares Verständnis von Filtern und Dosieren und ein Therapieaufbau, der die psychische und mentale Kapazität der Klienten genau eruiert und entsprechend kleinschrittig vorgeht. Sie hat selber keine Angst vor dem, was auftauchen kann, und zeigt so den Klienten, dass es möglich ist, sich selber immer besser kennenzulernen, immer besser die Verbindungen zu ziehen zwischen ihren Symptomen und den zugrundeliegenden Verletzungen. Besonders gut gefällt mir ihr Satz: »Lassen Sie uns annehmen, es wäre eine Botschaft von einem Anteil.« Dabei ist sie nah an den Klienten und mahnt uns alle: »Bleiben Sie radikal akzeptierend. Lassen Sie nicht zu, dass Ihr Wunsch nach Veränderung größer ist als der des Klienten.«

Außerdem imponiert es mir, dass sie auf gute Art verschiedene Ansätze und Konzepte verbindet, weil ich das ja selber gerne tue. Sie tut es auf der Grundlage ihres fundierten Wissens und ihrer Erfahrung in diesen Ansätzen. Hierzu gehören auch EMDR und EFT sowie die IFS von Schwartz und die TSDP. Ich »lasse« ihr diese Teilemodelle und bewundere, wie sie sie in der Praxis einsetzt. Ich muss daraus keine »Ego-States« machen. Auch hier finde ich wieder, was ich meinen Seminarteilnehmern sage: Die Ansätze müssen passen. Zur Therapeutin ebenso wie zum Klienten!

Jetzt noch ein Punkt, der mich immer wieder beschäftigt: Was ist traumaassoziiert? Was verstehst du darunter? Mir gefällt dieser Begriff nicht. Wo ist darin das handelnde Subjekt? Wo ist dessen Bezogenheit zur Welt? Zur eigenen Physiologie? Wie soll durch diesen Begriff abgebildet werden, dass der Mensch in jedem Moment seines Seins ein biopsychosoziales Wesen ist, in Resonanz mit sich, den anderen und der Welt?

Oder anders ausgedrückt: Wer assoziiert hier? Assoziiert die Therapeutin, dass da mal Trauma gewesen sein muss? Assoziiert der Klient ein gegenwärtiges Problem mit einer früheren Traumatisierung? Assoziiert sich ein Ereignis an ein Körpergefühl von z. B. Erstarrung? Oder an einen Ort?

Ich bin gespannt auf deine Antworten.

Viele liebe Grüße
Susanne

***

Nürnberg, 2.11.2020

Meine Liebe,

die letzten zwei Abschnitte deiner Mail haben mich etwas ins Schleudern gebracht: Was wolltest du da für eine Diskussion anstoßen?

Ich bin nochmal in mich gegangen und habe mir überlegt, wie und wann ich »traumaassoziiert« gebrauche. Ich erinnerte mich an mehrere Workshoptitel von mir mit »Teiletherapie der traumaassoziierten Störungen«. Ich habe »traumaassoziiert« gebraucht, um den Teilnehmern zu sagen, es geht nicht um Ego-States, die in bindungsgestörten oder neurotisierenden Familienkontexten entstanden sind, sondern die Folge von Traumatisierung sind – traumatisierte oder traumatisiert-dissoziierte Ego-States.

Dann fiel mir noch ein, dass Janina Fisher, über die du mir in der letzten E-Mail viele interessante Sachen geschrieben hast, den Begriff auch verwendet. Im Buch »Die Arbeit mit Selbstanteilen in der Traumatherapie«, 2019, Seite 92 ff. regt sie an, den Begriff der TSDP von Ellert, der »Anscheinend normale Teil der Persönlichkeit« (ANP), nicht mehr zu verwenden, weil »anscheinend normal« etwas abwertend klingt, in Anbetracht dessen, was der Teil für einen Anpassungsleistung im Alltag erbringt. Ihr Vorschlag für den Alltagsteil: »Normal-weiterleben-Selbst« – klingt gut, wird aber ANP nicht ablösen, denn der Terminus ist eingeführt. Dann schlägt sie weiter vor, die EPs, die »Emotionalen Teile der Persönlichkeit« der TSDP auch umzutaufen in »traumaassoziierte Anteile der Persönlichkeit« – da haben wir es! Also unter diesem Oberbegriff firmieren dann all die Parts, die als Reaktion der Defensiv-Kaskade (Tierabwehr) entstanden sind: Kampf-, Flucht-, Erstarrungs-, Unterwerfungs- und Um-Hilfe-rufen-Anteil.

Für mich interessant: Das Buch kam 2017 in den USA in den Handel, da hatte Ellert schon lange sein EP-Konzept einer Revision unterzogen und es gab plötzlich EP-fragil und EP-control. Nach all dem Druck, den er von Kolleginnen und Kollegen bekam, weil er in den EPs nur die kindlichen Defensivreaktionen, die die traumatisierende Erfahrung verkörpern, beschreibt, und das, was wir als sogenannte »Täterintrojekte« bei Patienten beobachten, nicht erwähnt. Aber Ellert wäre nicht Ellert, wenn er nicht noch eine viel weiterreichende Diskussion über »EP-control« anfachte: Heute denke ich, EP-control ist etwas ganz anderes als der psychoanalytische Begriff des »Täterintrojektes« – auch wieder zwei Parallelwelten.

Aber zurück. Von Janina Fisher kein Pieps dazu. Oder habe ich etwas überlesen?

Zurück zu »traumaassoziiert«. Der Begriff »assoziiert« ist ja der Gegensatz von »dissoziiert«, und in der Hypnotherapie meinen wir: ein Bewusstseinsinhalt ist unserem Nachdenken und Empfinden usw. zugänglich (assoziiert) oder auch nicht: er ist dissoziiert. Es ist eine Raummetapher auf einem Bewusstseinskontinuum.

Das sind nun alles beschreibende und technische Begriffe, aber ich glaube, du meinst etwas anderes. Oder? Da scheint mir der Unterschied zu liegen: Du nimmst die Perspektive des Teils ein, nehmen wir einen »Erstarrungs-Anteil«, und versuchst ihn aus einer subjektiven Wahrnehmung heraus zu beschreiben: Du fragst: »Wo ist darin das handelnde Subjekt? Wo ist dessen Bezogenheit zur Welt?« Das aber tut Fisher: Dem »Erstarrungs-Anteil« ordnet sie die »Angst« als Basisaffekt zu und beschreibt ein typisches Rollenmuster: schreckensstarr; eingeschüchtert; wachsam; Angst davor, gesehen zu werden; agoraphobisch; Panikattacken.

War das dein Anliegen? Ganz herzliche Grüße aus der schrecklichen Corona-Lockdown-Zeit in Bayern nach Bonn …

Jochen

***

Bonn, 6.11.2020

Lieber Jochen,

die Kritik am Begriff traumaassoziiert ist ja vielleicht mein privates Anliegen. Jedenfalls spricht Janina Fisher im Englischen von den »Trauma-related Parts of the Personality« (S. 69). Ich finde, du hast gut erfasst, worum es mir geht: Um die Sicht des Individuums in seiner Beziehung zur Welt und umgekehrt. Ich betone gerne die Intersubjektivität nach Wolfgang Jantzen, das ist kein analytischer Begriff bei ihm, sondern ein entwicklungspsychologischer, weil er den Menschen immer als biopsychosoziales Wesen und handelndes Subjekt begreift. Ihn zu lesen ist schwere Kost. Aber mir haben seine Ideen seit Studentenzeiten gefallen. Und sie passen zur Sichtweise der TSDP. Ich meine mit Individuum auch nicht nur jeweils den einen Teil, sondern auch ihn in der Bezogenheit auf sein eigenes (inneres) System.

Vielleicht hat Janina Fisher ja ihr Buch geschrieben, bevor Ellert Nijenhuis sein Konzept der Trinität von ANP-EP-control und EP-fragil kreiert hatte. Und wenn nicht: Ihr geht es um ein praxistaugliches Konzept und die Begegnung mit der Klientin und ihren Anteilen. Dafür sind die Aufteilung und Beschreibung von S. 94 ja ausreichend. In ihren »Kampf: Vigilanz«-Anteil packt sie z. B. Handlungsweisen dessen, was auch als Kontrolle beschrieben wird: wütend, verurteilend, argwöhnisch, selbst-destruktiv, kontrollierend, suizidal, Kontrolle nicht aus der Hand geben können.

Ich finde den Begriff EP-control gut und hilfreich. Denn er betont eben auch das handelnde Subjekt. Im Gegensatz zum Introjekt, das mir eher als etwas Passives erscheint. Es wird in diesem Begriff deutlich, dass der traumatisierte Mensch sich und seine Persönlichkeit aktiv auf mehreren Ebenen um die Bewältigung der Traumatisierung, der Schädigung, des Schmerzes, der Todesnähe usw. herum organisiert.

Dass der Mensch aktiv mit dem erfahrenen Trauma umgeht, sieht Janina Fisher auch so, wie du ja schreibst. Insofern kann ich diese Begrifflichkeit nachvollziehen. Und ich finde das auch gut so. Dadurch verhilft sie der Klientin zu einer aktiven Haltung sich selbst gegenüber.

Aber das Begriffspaar assoziiert – dissoziiert, das auch von Sandra Paulsen verwendet wird, finde ich eben zu deskriptiv. Es macht die inneren Prozesse nicht verständlich. Es hat in der Hypnotherapie seinen guten Platz, wo es darum geht, Tranceprozesse zu beschreiben, die, je nach Notwendigkeit, beide Zustände nutzen oder hervorrufen können. Aber (nicht nur) bei Trauma kann man umso besser therapeutisch hilfreich sein, je besser man die Handlungen des Individuums in Extremsituationen verstehen kann.

Ich denke, im Zuge seiner Revision hat Ellert das weiter ausgebaut, was ihn schon zuvor ausgemacht hat: genau das aktive Handeln zu erfassen und die Sinnhaftigkeit dessen, was von außen betrachtet oft als skurrile Symptomatik erscheint. Die vormals etwas schematisch wirkenden EPs sind zu mehr Leben erwacht, und wie wir mit ihnen interagieren können, wird fassbarer. Was ihn dennoch wahrscheinlich umtreibt, ist die Tatsache, dass er sich mit der Definition, dass Trauma immer Dissoziation bedeutet und eben Dissoziation sich nur auf Trauma beziehen sollte, nicht durchsetzen konnte.

Zum Schluss noch die Idee, vielleicht anstatt traumaassoziiert den Begriff traumabezogen zu verwenden. Was hältst du denn von Gottlieb Fischers Idee des traumakompensatorischen Schemas? Ich habe außerdem die Idee, dass es in der therapeutischen Arbeit am Ende wieder nicht so wichtig ist, ob man es diagnostisch mit einer Traumatisierung zu tun hat oder mit einer belastenden Erinnerung. Letzten Endes ist im Therapieraum wichtig zu verstehen, wie der Mensch sich entwickelt, wie er in Kontakt und in Beziehung geht. Dennoch ist das Wissen, was sich durch Trauma in der Persönlichkeit tut und wie dessen Bewältigung alle ihre Bereiche durchzieht, unabdingbar.

Ich finde gut, dass du mein Hauptanliegen erfasst hast und grüße dich herzlich. Ich finde, dieser Dialog ist auch eine Corona-Lockerung!

Susanne

***

Nürnberg, 24.11.2020

Liebe Susanne,

ja, die Idee mit der Übersetzung von »Trauma-related Parts of the Personality« mit »traumabezogen« finde ich gut, sowohl Google-Translater als auch DeepL, was ich verwende, übersetzen so.

Das »Lehrbuch der Psychotraumatologie« von Gottfried Fischer und Peter Riedesser hatte ich früher gelesen, aber deren Ansatz mit den traumakompensatorischen Schemata nicht weiter vertieft. Ich weiß auch nicht, warum. Vielleicht, weil ich Fischer mit seinen Vorstellungen zu sehr an der Psychoanalyse vermutete und mich damals mehr für Hypnotherapie zu interessieren begann. Auf alle Fälle kann ich wenig dazu sagen.

Deine letzten Mails haben mir sehr geholfen zu verstehen, wo wir übereinstimmen und wo wir uns unterscheiden. Ich denke, es hat auch mit unserer Grundausbildung zu tun, die naturwissenschaftliche Prägung in der Medizin bei mir und die eher humanistische Prägung bei dir im Psychologiestudium (ich weiß, da gibt es auch »Versuchsplanung« und dröge Statistik) – aber du erwähnst in einer Mail den sogenannten Personzentrierten Ansatz nach Rogers, mit dem ich nie etwas anfangen konnte. Ich glaube, du hast eher ein »anwendungsorientiertes« und intersubjektives Verständnis von Theorie – wenn ich dein Koordinatensystem richtig verstehe. Für mich gibt es neben der Anwendungsfreundlichkeit von Theorieideen aber auch so etwas wie die Neugier, zu verstehen, wie alles mit allem zusammenhängt.

Wie auch immer: Unser Corona-2-Dialog hat mich angeregt, den Shutdown zu nutzen und mich vertieft mit den Themen zur Teilearbeit zu beschäftigen. Ich habe immer wieder überlegt: Auch wenn die Ego-State-Therapie, die TSDP, die Therapiekonzepte von Janina Fisher oder Sandra Paulsen wirklich zwei oder mehr Welten sind und es gut wäre, mit »der Verwirrung aufzuhören« (Zitat Susanne), so kann man sich doch ernsthaft fragen, ob die angewandten Methoden des Handelns in der Therapie bei allen Genannten nicht sehr ähnlich oder sogar sind? Und noch weiter: ob nicht hinter diesen Therapiestrategien fundamentale Metakonzepte stecken, wie eigentlich Veränderung und Heilung im Gehirn, im Menschen, im Leben eines Menschen passieren?

Einen grundlegenden Baustein für alle Traumatherapien habe ich bei Christof Eschenröder (2012) gefunden. Er schreibt: »Der Problem-Zustand wird aktiviert (durch reale Vorstellung der Problemsituation und den damit verbundenen Gedanken, Gefühlen und körperlichen Reaktionen); gleichzeitig wird ein damit inkompatibler oder positiver Zustand hervorgerufen. Die Intensität der belastenden Gefühle wird durch die wiederholende Koppelung der unvereinbaren Zustände geschwächt.« (S. 179) Das heißt vereinfacht: Wenn ich bei der Übung »Ein Kind aus der Vergangenheit in die Gegenwart holen« ein Traumanetzwerk aktiviere (z. B. den traumatisierten Kind-Ego-State aus dem fünften Lebensjahr) und im Arbeitsgedächtnis des Hier-und-Jetzt mit einem Ressourcen-Netzwerk kopple (der Erwachsene von heute reist in die Vergangenheit mit dem Memory-Train), dann wird über die Träume diese Verkopplung neu abgespeichert und das Trauma schwächt sich ab. Die »Kohärenztheorie« von Bruce Ecker und Robin Ticic beschreibt das sehr schön. Leider ist sie in Deutschland nicht sehr bekannt.

Aber mit diesem Theoriebaustein über die »Mechanik von Veränderung«, die hinter all dem steckt, arbeite ich oft in der Traumatherapie, wenn ich Methoden der Hypnotherapie einsetze. Ich glaube, es gibt noch mehr universelle Grundannahmen, und mir juckt es in den Fingern, das herauszufinden. Ein paar Ideen habe ich schon dazu ...

Noni Höfner, die wie keine in Deutschland für die Provokative Therapie von Frank Farrelly steht, hat mal auf einer Tagung gesagt: »Wenn ich von etwas nichts verstehe und will das ändern, dann schreibe ich ein Buch dazu.«

Vielleicht sollte ich das auch tun ... Zeit ist ja jetzt genug.

Herzlichen Gruß
Jochen

***

Bonn, 28.11.2020

Lieber Jochen,

ja, es hat sicher mit unseren Grundausbildungen zu tun, dass wir einige Schwerpunkte unterschiedlich setzen. Aber: Ich arbeite anwendungsorientiert und intersubjektiv, nicht jedoch beliebig in der konzeptionellen Orientierung. Besonders interessiert mich, ob und wie einzelne Konzepte zusammenhängen. Dass wir beide diese Neugier teilen, hat zu diesem Dialog geführt und hat mir Freude gemacht.

Wenn es fundamentale Metakonzepte hinter den von uns besprochenen Theorien gibt, sind sie m. E. eher weit zu fassen und müssen dann wieder auf die einzelnen therapeutischen Grundprinzipien heruntergebrochen werden. Spannend finde ich die Frage, ob aus den unterschiedlichen konzeptionellen Akzenten auch unterschiedliche Therapie*strategien* folgen. Ich denke ja. Auf der Ebene der *Interventionen* gibt es jedenfalls die von uns erörterten Ähnlichkeiten.

Das Zitat von Eschenröder sehe ich durch die Brille der Dialektik. Sie erklärt z. B., warum Gegensätze auf einer höheren Ebene eine Einheit bilden können. Diese Metatheorie finde ich persönlich in der Traumatherapie sehr hilfreich. Sie wäre beispielsweise eine der von dir vermuteten weiteren universellen Grundannahmen. Eine andere wäre eine Theorie, wie es gelingen kann, Intersubjektivität therapeutisch zu operationalisieren. Es stimmt, das ist eine spannende Frage!

Du solltest auf jeden Fall dazu ein Buch schreiben. In meinem eigenen Schreibprozess für mein erstes Buch, das bald erscheint, habe ich jedenfalls viel Klarheit gewonnen.

Ganz herzliche Grüße und auf weitere Dialoge zu solchen interessanten Themen!

Susanne

Dank

Zuerst möchte ich mich bei Frau Dr. Christine Treml-Begemann bedanken, die mich als Lektorin des Klett-Cotta-Verlages seit meinem ersten Buch »Innere Kinder, Täter, Helfer & Co« (2007) begleitet. Ich habe immer Ihren fachkundigen Rat und Ihre freundlichen Hinweise auf Veränderungen im Text und Aufbau des Buches als hilfreich empfunden – ohne Sie wären meine Bücher nicht so erfolgreich geworden. Danke!

Ein besonderer Dank gilt auch Susanne Leutner, mit der mich die Faszination für Menschen, für das Teilemodell und das Ringen um Verstehen und empathisches Begleiten in der Therapie – bei aller Unterschiedlichkeit – verbindet. Vieles davon ist in unserem E-Mail-Dialog im Herbst 2020 schon angeklungen und im dritten Teil des Buch nachzulesen.

Hier noch ein paar Dinge, die Sie über Susanne wissen sollten:

Susanne Leutner – Praxis für Psychotherapie (TP), Diplom-Psychologin und Psychologische Psychotherapeutin. Sie leitet zusammen mit Elfi Cronauer das »Ego-State-Therapie Institut Rheinland«.

Berufliche Tätigkeit: Psychotherapie mit Erwachsenen, Kindern und Jugendlichen, Supervision, Fortbildung und Beratung für Psychologen und Pädagogen seit 1980. Supervisorin EMDR Europe, Trainerin Ego-State-Therapie. Dozentin und Supervisorin an verschiedenen Weiterbildungsinstituten. Spezielles Interesse: Verbindung verschiedener Behandlungsmodelle mit Schwerpunkt auf Ressourcenintegration, besonders in der Arbeit mit traumatisierten Menschen.

Susanne Leutner und Elfie Cronauer: Traumatherapiekompass. Göttingen: Vandenhoeck & Ruprecht 2022

Literatur

Adenauer, H.; Catani, C.; Keil, J.; Aichinger, H. & Neuner, F. (2009): Is freezing an adaptive reaction to threat? Evidence from heart rate reactivity to emotional pictures in victims of war and torture. Psychophysiology: 1–8.

Bauer, J. (2006): Prinzip Menschlichkeit: Warum wir von Natur aus kooperieren. Hamburg: Hoffmann und Campe.

Barabasz, A.; Barabasz, M.; Christensen, C.; French, B.; Watkins, J. (2013): Efficacy of single-session abreactive Ego State Therapy for Combat stress injury, PTBS and ASD. Intl. Journal of Clinical and Experimental Hypnosis; 61(1): 1–19.

Bateson, G. (1985/2021): Ökologie des Geistes. Frankfurt a. M.: Suhrkamp.

Berne, E. (1957): Ego States in Psychotherapy. Am. J. Psychother. 11: 293–309.

Biondi, F. (2014): Verortung und Dynamik von Persönlichkeitsanteilen bei der Strukturellen Dissoziation. https://www.praxis-institut.de/fileadmin/Redakteure/Sued/Praxis-Dialog/2014BiondiStrukturelleDissoziationlangeWeb-Version.pdf

Bovin, M. J.; Ratchford, E.; Marx, B. P. (2014): Peritraumatic Dissociation and Tonic Immobility: Clinical Findings. In: U. F. Lanius, S. L. Paulsen, F. M. Corrigan: Neurobiology and Treatment of Traumatic Dissociation. Springer Publishing Company: New York: 51–68.

Bowlby, J. (1969/1982): Attachment and loss. 1. u. 2. Aufl., New York: Basic Books.

Boyd, J. E.; Frewen, P. A.; Lanius, U. F.; Jetly, R.; Richardson, D.; Lanius, R. A. (2016): A review of the relation between dissociation, memory, executive functioning and social cognition in military members and civilians with neuropsychiatric conditions. Neuropsychologia 90: 210–234.

Braun, B. G. (1988): The BASK model of dissociation. Dissociation: Progress in the Dissociative Disorders, 1(1): 4–23.

Damasio, A. (1999): The feeling of what happens: Body and emotion in the making of consciousness. New York: Harcourt Brace.

Davis, K. L.; Panksepp, J. (2018): The Emotional Foundations of Personality. New York/London: Norton & Company.

Deissler, K. G.; Gergen, K. J. (Hrsg.) (2004): Die wertschätzende Organisation. Bielefeld: Transcript.

DiSalvo, D. (2016): Brain Changer – Denken Sie Ihr Leben neu. Heidelberg: Springer.

Doidge, N. (2007): The brain that changes itself: Stories of personal triumph from the frontiers of brain. New York, NY: Viking.

Eschenröder, C. T. & Wilhelm-Gößling, C. (Hrsg.) (2012): Energetische Psychotherapie – integrativ. Tübingen: dgvt.

Eberwein, W. (2016): Das Selbst. https://werner-eberwein.de/was-ist-das-selbst/

Ecker, B., Ticic, R., Hulley, L. (2016): Der Schlüssel zum emotionalen Gehirn. Paderborn: Junfermann.

Fanselow, M. S. & Lester, L. S. (1988): A functional behavioristic approach to aversively motivated behavior: Predatory imminence as a determinant of the topography of defensive behavior: In: R. C. Bolles & M. D. Beecher (Eds.), Evolution and learning. Hillsdale, NJ: Erlbaum: 185–212.

Federn, P. (1956/1978): Ich-Psychologie und die Psychosen. Frankfurt a. M.: Suhrkamp.

Fisher, J. (2003): Working with the Neurobiological Legacy of Early Trauma. Paper presented at the Annual Conference, American Mental Health Counselors. https://janinafisher.com/pdfs/neurobiol.pdf

Fisher, J. (2014): The Treatment of Structural Dissociation in Chronically Traumatized Patients. In: T. Anstorp & K. Benum: Trauma treatment in practice: Complex trauma and dissociation. Oslo: Universitetsforlaget. https://janinafisher.com/pdfs/structural-dissociation.pdf

Fisher, J. (1917): Trauma-Informed Stabilisation Treatment: A New Approach to Treating Unsafe Behavior. Australian Clinical Psychologist. Vol. 3 (1).

Fisher, J. (2018): Janina Fisher on Innovations in Treating Trauma. Interview by Ruth Wetherford. https://www.psychotherapy.net/interview/janina-fisher-trauma-ptsd

Fisher, J. (2019): Die Arbeit mit Selbstanteilen in der Traumatherapie. Paderborn: Junfermann.

Frederick, C. (2007): Ausgewählte Themen der Ego State Therapie. Hypnose 2 (1+2). Abrufbar unter http://www.meg-stiftung.de: 5–100.

Freud, S. (1923): Das Ich und das Es. Studienausgabe Bd. III. Leipzig, Wien, Zürich: Internationaler psychoanalytischer Verlag.

Fritzsche, K. (2021). Ego-State-Therapie bei Traumafolgestörungen. Heidelberg: Carl-Auer.

Fuchs, U. (2015). Eine Einführung in die hypnosystemische Therapie nach Dr. Gunther Schmidt, Heidelberg. Zusammengestellt von Ursula Fuchs, wilob AG, Hendschikerstrasse 5, CH-5600 Lenzburg. https://files.wilob.ch/e-learning/therapie-und-beratung/wahlmoeglichkeiten/Schmidt-Hypnosystemische-Therapie-Beratung.pdf

Galliano, G.; Noble, L. M.; Travis, L. A. & Puechl, C. (1993): Victim reactions during rape/sexual assault: A preliminary study of the immobility response and its correlates. Journal of Interpersonal Violence, 8(1): 109–114.

Gast, U. (2017): Dissoziation und Trauma. Intrusionen als Indikator für dissoziatives Funktionieren nach Trauma. Psychotherapie im Dialog 18 (3): 44–48.
Goddard, S. (2004): Greifen und Be-Greifen. Freiburg: VAK Verlag.
Goldman-Rakic, P. S. (1994): Das Arbeitsgedächtnis. In: Gehirn und Bewusstsein. Heidelberg: Spektrum Akademischer Verlag: 68–77.
Gregory, R. (Ed.) (2004): The Oxford Companion to the Mind (2. Ed.). Oxford: Oxford University Press.
Gysi, J. (2021): Diagnostik von Traumafolgestörungen. Bern: Hogrefe Verlag.
Hantke, L. (1999): Trauma und Dissoziation. Modelle zur Verarbeitung traumatischer Erfahrungen. Berlin: Wissenschaftlicher Verlag.
Hantke, L. (2002): Zur Überwindung der Hilflosigkeit – Traumatherapie aus hypno-systemischer Sicht. https://www.institut-berlin.de/fileadmin/user_upload/institut-berlin/Publikationen/hantke_zur-ueberwindung.pdf
Hartmann, H. (1997): Ich Psychologie. Studien zur psychoanalytischen Theorie. Stuttgart: Klett-Cotta.
Heidt, J. M.; Marx, B. P.; Forsyth, J. P. (2005): Tonic immobility and childhood sexual abuse: A preliminary report evaluating the sequela of rape-induced paralysis. Behaviour Research and Therapy 43(9): 1157–1171.
Herman, J. (1992): Die Narben der Gewalt: Traumatische Erfahrungen verstehen und überwinden. München: Kindler Verlag.
Hilgard, E. R. (1965): Hypnotic Susceptibility. New York: Harcourt Brace Jovanovich.
Hilgard, E. R. & Hilgard, J. R. (1975): Hypnosis in the relief of pain. Los Altos: Kaufmann.
Hilgard, E. R. (1977): Divided Consciousness: Multiple Controls in Human Thought and Action. New York: Wiley & Sons.
Hilgard, E. R. (1989): Eine Neo-Dissoziationstheorie des geteilten Bewusstseins. Hypnose und Kognition Bd. 6 (2): 1–22.
Hofstadter, D. (1986): Gödel Escher Bach. Stuttgart: Klett Cotta
Hüther, G. (2017): Was wir sind und was wir sein könnten. Frankfurt a. M.: Fischer Taschenbuch, 8. Auflage.
Janet, P. (1889): L'automatisme psychologique. Paris: Alcan.
Janet, P. (1907): The major symptoms of hysteria. New York: Macmillan.
Kachler, R. (2020): Die Therapie des inneren Kindes. Stuttgart: Klett Cotta.
Kalaf, J.; Vilete, L. M. P.; Volchan, E.; Fiszman, A.; Coutinho, E. S. F.; Andreoli, S. B.; et al. (2015): Peritraumatic tonic immobility in a large representative sample of the general population: association with posttraumatic stress disorder and female gender. Compr. Psychiatry 60: 68–82.
Kleine, R. A., Hagenaars, M. A., and van Minnen, A. (2018): Tonic immobility during re-experiencing the traumatic event in posttraumatic stress disorder.Psychiatry Res. 270: 1105–1109.
Kluft, R. P. (1984): Treatment of multiple personality disorder. A study of 33 cases. Psychiatric Clinics of North America (9): 9–29.

Kluft, R.P. (1991): Clinical Presentation of Multiple Personality Disorder. In: R.J. Loewenstein (Ed.): Psychiatric Clinics of North America, Philadelphia: Saunders, 21: 605–629.

Kluft, R.P. (1999): An Overview of Psychotherapy of Dissociative Identity Disorder. American Journal of Psychiatry 153: 289–319.

Kluft, R.P. (2013): Pacing in der Traumatherapie. Verarbeitung der traumatischen Erinnerungen bei dissoziativen Störungen mit der Technik der fraktionierten Abreaktion. Lichtenau/Westfalen: G.P. Probst Verlag.

Kozlowska, K.; Walker, P.; McLean, L.; Carrive, P. (2015): Fear and the defense cascade. Harv.Rev.Psychiatry 23: 263–287.

Krystal, H. (1968): Massive psychic trauma. New York: International University Press: 201–269.

Lanius, U. (2014): Dissoziation and Endogenous Opioids: A Foundamental Role. In: U. Lanius, S. Paulsen, F. Cottigan: Neurobiology and Treatment of Traumatic Dissociation toward an embodied Self. New York: Springer Publishing Company: 81–104.

Lanius, U., Bergmann, U. (2014): Dissociation, EMDR, and Adaptive Information Processing: The Role of Sensory Stimulation and Sensory Awareness. In: U. Lanius, S. Paulsen, F. Cottigan: Neurobiology and Treatment of Traumatic Dissociation toward an embodied Self. New York: Springer Publishing Company: 213–242.

Lanius, U.; Paulsen, S.; Cottigan, F. (2014): Neurobiology and Treatment of Traumatic Dissociation toward an embodied Self. In: U. Lanius, S. Paulsen, F. Cottigan: Neurobiology and Treatment of Traumatic Dissociation toward an embodied Self. New York: Springer Publishing Company: 5–28.

Levine, P. (1999): Traumaheilung – das Erwachen des Tigers. 2. Aufl., Essen: Synthesis.

Leutner, S. & Piedfort-Marin, O. (2021): The concept of ego state: from historical background to future perspectives. European Journal of Trauma and Dissociation 5/4.

Lichtenberg, J.D. (1990): On motivational systems. Journal of the American Psychoanalytic Association 38: 517–518.

Lichtenberg, J.D.; Lachmann, F.M. & Fosshage, J.L. (2000): Das Selbst und die motivationalen Systeme: Zu einer Theorie psychoanalytischer Technik. Frankfurt a.M.: Brandes & Apsel.

Lima, A.A.; Fiszman, A.; Marques-Portella, C.; Mendlowicz, M.V.; Coutinho, E.S.; Maia, D.C.; Berger, W.; Rocha-Rego, V.; Volchan, E.; Mari, J.J.; Figueira, I. (2010): The impact of tonic immobility reaction on the prognosis of posttraumatic stress disorder. Journal of Psychiatric Research 44(4): 224–228.

Liotti, G. (1999): Disorganization of attachment as a model for understanding dissociative psychopathology. In: J. Solomon and C. George (Eds.). Attachment and disorganization. New York: Guilford Press.

Maia, D.B.; Nóbrega, A.; Marques-Portella, C.; Mendlowicz, M.V.; Volchan, E.; Coutinho, E.S.; et al. (2015): Peritraumatic tonic immobility is associated with PTSD symptom severity in Brazilian police officers: a prospective study. Braz. J. Psychiatry 37: 49–54.

Martin, K. (2012): How to Use Fraser's Dissociative Table Technique to Access and Work With Emotional Parts of the Personality. Journal of EMDR Practice and Research Vol 6 (4): 179–186.

Metzinger, T. (2009): Der Ego-Tunnel: eine neue Philosophie des Selbst: von der Hirnforschung zur Bewusstseinsethik. Berlin: Berlin Verlag.

Moseley, G. L. (2004): Graded motor imagery is effective for long-standing complex regional pain syndrome: A randomised controlled trial. Pain 108 (1–2): 192–198.

Moseley, G. L. (2005): Is successful rehabilitation of complex regional pain syndrome due to sustained attention to the affected limb? Pain 114 (1–2): 54–61.

Mucha, R. F. (1980): Effect of naloxone and morphine on guinea pig tonic immobility. Behavioral and Neural Biology 28 (1): 111–115.

Müller-Schwefe, R. (2015): Der primäre Rückzug: Depression, Dissoziation und Resignation nach schweren Traumata. Trauma – Zeitschrift für Psychotraumatologie und ihre Anwendungen, Heft 2: 78–93.

Nathan, D. (2011): Sybil Exposed. The Extraordinary Story Behind the Famous Multiple Personality Case. New York: Free Press.

Nijenhuis, E.; van der Hart, O.; Steele, K. (2004): Strukturelle Dissoziation der Persönlichkeitsstruktur, traumatischer Ursprung, phobische Residuen. In: L. Reddemann, A. Hoffmann, U. Gast: Psychotherapie der dissoziativen Störungen. Stuttgart, New York: Thieme: 47–72.

Nijenhuis E.; van der Hart, O. (2011a): Dissociation in trauma: A new definition and comparison with previous formulations. Journal of Trauma and Dissociation 12: 416–445.

Nijenhuis, E.; van der Hart, O. (2011b): Defining dissociation in trauma. Journal of Trauma & Dissociation 12: 469–473.

Nijenhuis, E. (2015c): Boundaries on the concepts of dissociation and dissociative parts of the personality: required and viable. Psichiatria e Psicoterapia 34 (1).

Nijenhuis, E. (2015a/2016): The trinity of trauma: Ignorance, fragility, and control. Volume I, The evolving concept of trauma. Göttingen: Vandenhoeck & Ruprecht. Dt. 2016.

Nijenhuis, E. (2015b/2018): The trinity of trauma: Ignorance, fragility, and control. Volume II, The concept and facts of dissociation in trauma. Göttingen: Vandenhoeck & Ruprecht. Dt. 2018.

Ogden, P.; Minton, K. & Pain, C. (2010). Trauma und Körper. Ein sensumotorisch orientierter psychotherapeutischer Ansatz. Paderborn: Junfermann.

Overkamp, B.; Hofmann, S. A.; Huber, M.; Dammann, G. (1997): Dissoziative Identitässtörung (DIS) – eine Persönlichkeitsstörung? In: Persönlichkeitsstörungen 2: 74–84.

Overkamp, M. (2005): Differentialdiagnostik der dissoziativen Identitätsstörung (DIS) in Deutschland – Validierung der Dissociative Disorders

Interview Schedule (DDIS). Inaugural-Dissertation zur Erlangung des Doktorgrades der Philosophie an der Ludwig-Maximilians-Universität.
Panksepp, J. (1998): Affective Neuroscience. The foundation of human and animal emotion. Oxford, New York: Oxford University Press.
Panksepp, J.; Biven, D. (2012): The Archaeology of Mind. Neuroevolutionary Origins of Human Emotions. New York, London: Norton & Company.
Panksepp, J.; Solms, M. (2012): What is neuropsychoanalysis? Trends in Cognitive Science 16: 6–8.
Paulsen, S. O'Shea, K. Lanius, U. F. (2014): Alexithmia, affective Dysregulation, and the imaginal: Resetting the subcortical affective circuits. In: Neurobiology and Treatment of Traumatic Dissociation: Toward an Embodied Self. New York: Springer Publishing Company: 341–366.
Paulsen, S. (2017): When there are no words. Repairing early trauma and neglect from the attachment period with EMDR Therapy. Washington: Brainbridge Island.
Peichl, J. (2006): Die inneren Traumalandschaften. Stuttgart, New York: Schattauer Verlag.
Peichl, J. (2012): Hypno-analytische Teiletherapie. Ego-State-Therapie mit inneren Selbstanteilen. Stuttgart: Klett-Cotta.
Peichl, J. (2014): Rote Karte für den inneren Kritiker. München: Kösel Verlag.
Pessoa, F. (1932/2006): Das Buch der Unruhe des Hilfsbuchhalters Bernardo Soares. 5. Aufl., Frankfurt a. M.: Fischer Taschenbuch.
Peter, B. (1987): Dissoziation in kognitiven Therapien. Hypnose und Kognition Bd. 4/1: 22–40.
Phillips, M.; Frederick, C. (2003): Handbuch der Hypnotherapie bei posttraumatischen und dissoziativen Störungen. Heidelberg: Carl-Auer.
Porges, S. W. (2001): The polyvagal theory: phylogenetic substrates of a social nervous system. Int J of Psychophysiology; 42: 123–46.
Porges, S. W. (2003): The Polyvagal Theory: phylogenetic contributions. to social behaviour. Physiology and Behaviour 79: 503–13.
Porges, S. W. (2017): Die Polyvagaltheorie und die Suche nach Sicherheit. Lichtenau/Westf.: G. P. Probst.
Putnam, W. P. (1989/2003): Diagnose und Behandlung der Dissoziativen Identitätsstörung. Paderborn: Junfermann.
Rabenstein, S. (2015): Was vom Aggressionstrieb bleibt … eine alte Diskussion – neu aufgerollt anhand neurowissenschaftlicher Erkenntnisse. Zeitschrift für freie psychoanalytische Forschung und Individualpsychologie 2. Jahrg.: 1–23.
Ratner, S. C. (1967): Comparative aspects of hypnosis. In: J. E. Gordon (Ed.): Handbook of clinical and experimental hypnosis. New York: Macmillan.
Reddemann, L. (2003): Vorwort der deutschen Ausgabe. In: John & Helen Watkins: Ego-States. Theorie und Therapie. Ein Handbuch. Heidelberg: Carl-Auer.
Reddemann, L. (2004): Psychodynamisch imaginative Traumatherapie. PITT – Das Manual. Stuttgart: Klett-Cotta. Überarb. Neuausgabe 2021.

Revenstorf, D. (Hrsg.) (1990): Klinische Hypnose. Berlin, New York: Springer.
Rossi, E. L. (1986): The psychobiology of mind-body healing: New concepts of therapeutic hypnosis. New York: Norton.
Roth, G. (2003): Aus Sicht des Gehirns. Frankfurt a. M.: Suhrkamp.
Rothschild, B. (2002): Der Körper erinnert sich. Essen: Synthesis.
Rowan, J. (2004) von der Mansfield Library der Universität von Montata/Missoula führte am 20.9.2004 ein langes Interview mit John »Jack« G. Watkins.https://scholarworks.umt.edu/cgi/viewcontent.cgi?filename=0&article=1025&context=umhistory_interviews&type=additional
Sachsse, U. (2003): Disstress-Systeme beim Menschen. PTT-Persönlichkeitsstörungen, Theorie und Therapie (1): 4–15.
Sack, M.; Gromes, B. (2020): Schonende Traumatherapie. Stuttgart: Schattauer.
Schandry, R. (1988): Lehrbuch der Psychophysiologie. 2. Aufl., Weinheim: Psychologie Verlags Union.
Schauer, M., Elbert, T. (2010): Dissociation following traumatic stress: Etiology and treatment. Journal of Psychology, 218(2): 109–127.
Schmidt, G. (2004). Liebesaffäre zwischen Problem und Lösung. Hypnosystemische Konzepte für schwierige Kontexte. Heidelberg: Carl-Auer.
Schmidt, G. (2005): Einführung in die hypnosystemische Therapie und Beratung. Heidelberg: Carl-Auer.
Schmidt, G. (2014): Curriculum Klinische Hypnose (B1–B8) der MEG. Milton-Erickson-Institut Heidelberg
Schmidt, G. (2017a): Team-Coaching als Fokussierungs-Strategie für die Aktivierung zieldienlicher Kompetenzen und Kulturoptimierung. https://docplayer.org/82395639-Team-coaching-als-fokussierungs-strategie-fu-r-die-aktivierung-zieldienlicher-kompetenzen-und-kulturoptimierung-dr.html
Schmidt, G. (2017b): Selbsthypnose und hypnosystemisches Selbstmanagement. C-Seminar Klinische Hypnose; Milton-Erickson-Institut Heidelberg.
Schmid, G. B. (2009): Tod durch Vorstellungskraft: Das Geheimnis psychogener Todesfälle. 2. Aufl., Wien: Springer.
Schore, A. (2001): The effects of early rational trauma on right brain development, affect regulation, and infant mental health. Infant Mental Health Journal 22: 201–269.
Schore, A. N. (2007): Affektregulation und die Reorganisation des Selbst. Stuttgart: Klett-Cotta.
Schreiber, F. G. (1973): Sybil. The True Story of a Woman Possessed by Sixteen Separate Personalities. Chicago: Regnery.
Schreiber, F. G.: Sybil. Eine Frau mit vielen Gesichtern. Bern/München: Scherz, Bern/München 1974, und als Taschenbuch: Sybil. Persönlichkeitsspaltung einer Frau. Kindler (Geist und Psyche 2178), München 1977.
Schwartz, R. (1987): Our multiple selves. Family Therapy Networker, 11(2): 25–31 und 80– 83.

Schwartz, R. C.; Sweezy, M. (2021): Systemische Therapie mit der inneren Familie. Überarb. Neuaufl., Stuttgart: Klett-Cotta.

Siegel, D. J. (1999): The Developing Mind: Toward a Neurobiology of Interpersonal Experience. New York: Guilford Press.

Singer, W. (2005): Das Gehirn – ein Orchester ohne Dirigent. Max Planck Forschung 2: 15–18.

Solms, M.; Panksepp, J. (2012): The »Id« Knows More than the »Ego« Admits: Neuropsychoanalytic and Primal Consciousness Perspectives on the Interface Between Affective and Cognitive Neuroscience. Brain Science 2(2): 147–175.

Stechler, G.; Halton, A. (1987): The emergence of assertion and aggres-sion during infancy: A psychoanalytic systems approach. J. Amer. Psycho-anal. Assn. 35: 821–838.

Steele, K.; van der Hart, O.; Nijenhuis, E. (2005): Phase-Oriented Treatment of Structural Dissociation in Complex Traumatization: Overcoming Trauma-Related Phobias. Journal of Trauma & Dissociation 6(3): 11–53.

Stierlin, H. (1994): Ich und die anderen. Psychotherapie in einer sich wandelnden Gesellschaft. Stuttgart: Klett-Cotta.

Storch, M. (2002): Die Bedeutung neurowissenschaftlicher Forschungsansätze für die psychotherapeutische Praxis. Teil 1: Theorie. Psychotherapie 7. Jahrg., Bd. 7, Heft 2. © CIP-Medien, München.

Thomä, H.; Kächele H. (1985): Psychoanalytische Therapie: Grundlagen. Berlin: Springer.

Tulving, E. (2006): Das episodische Gedächtnis: Vom Geist zum Gehirn. In: H. Welzer, & H.-J. Markowitisch: Warum Menschen sich erinnern können. Fortschritte der interdisziplinären Gedächtnisforschung. Stuttgart: Klett-Cotta.

Volchan, E.; Rocha-Rego, V.; Bastos, A. F.; Oliveira, J. M.; Franklin, C.; Gleiser, S.; et al. (2017): Immobility reactions under threat: a contribution to human defensive cascade and PTSD. Neurosci. Biobehav. Rev. 76, 29–38.

Volchan, E.; Souza, G. G.; Franklin, C. M.; Norte, C. E.; Rocha-Rego, V.; Oliveira, J. M.; et al. (2011): Is there tonic immobility in humans? Biological evidence from victims of traumatic stress. Biol. Psychol. 88: 13–19.

van der Kolk, B. (2018): Verkörperter Schrecken. Traumaspuren in Gehirn, Geist und Körper und wie man sie heilen kann. Lichtenau/Westf.: G. P. Probst.

van der Hart, O.; Nijenhuis, E.; Steele, K. & Brown, D. (2004): Trauma-related dissociation: conceptual clarity lost and found. Australian and New Zealand Journal of Psychiatry 38: 906–914.

van der Hart, O.; Nijenhuis, E. & Steele, K. (2006): The haunted self: Structural dissociation and the treatment of chronic traumatization. New York: Norton.

van der Hart, O.; Nijenhuis, E.; Steele, K. (2008): Das verfolgte Selbst. Strukturelle Dissoziation und die Behandlung chronischer Trauma-tisierung. Paderborn: Junfermann.

Wagner, E.; Russinger, U. (2016): Emotionsbasierte systemische Therapie: Intrapsychische Prozesse verstehen und behandeln. Stuttgart: Klett Cotta.

Waller, N.; Putnam, F.W.; Carlson, E.B. (1996): Types of dissociation and dissociative Types: A taxometric analysis of dissociative experiences. Psychological Methods 1 (3): 300–321.

Watkins, H. (1993): Ego-State Therapy: An Overview. American Journal of Clinical Hypnosis Vol. 35/4: 232–240.

Watkins, J. (1992): Psychoanalyse, Hypnoanalyse, Ego-State-Therapie. Hypnose und Kognition, Bd. 9, (1): 85–97.

Watkins, J. (2009). Hypnosis: Seventy years of amazement, and still don't know what it is! Am. Journal of Clinical Hypnosis 52 (2): 133–145.

Watkins, J.; Watkins, H. (1996): Psychodynamic interactions in overt and covered ego states. In: B. Burkkhard, B. Trenkle, F.Z. Kinzel, C. Duffner & A. Lost-Peter (Eds.): Hypnosis International Monographs 2. Munich lectures on hypnosis and Psychotherapy, Munich: M.E.G.-Stiftung.

Watkins, J.; Watkins, H. (2003): Ego-States. Theorie und Therapie. Heidelberg: Carl Auer.

Weiss, E. (1960): The structure and dynamic of the human mind. New York: Grune and Stratton.

Weiss, E. (1966): Paul Federn (1871–1950): Theory of the psychoses. In: F. Alexander, S. Eisenstein, A.M. Grotjohn (Eds.): Psychoanalytic pioneers. New York: Basic Books.

Wöller, W. (2006):Traumaspezifische Behandlungstechniken. PiD 4–7. Jahrg.

Wöller, W. (2006/2013): Trauma und Persönlichkeitsstörungen. 2. Aufl., Stuttgart: Schattauer.

Young J.E. (1999). Cognitive Therapy for Personality Disorders: A Schema-Focused Approach. Sarasota, Fl: Professional Resource Exchange.

Young, J.E.; Klosko, J.S.; Weishaar, M.E. (2005): Schematherapie. Paderborn: Junfermann.

Zanotta, S. (2018): Wieder ganz werden. Traumaheilung mit Ego-State-Therapie und Körperwissen. Heidelberg: Carl-Auer.